ガイドライン準拠
エキスパート 管理栄養士養成シリーズ

公衆栄養学

赤羽正之 編

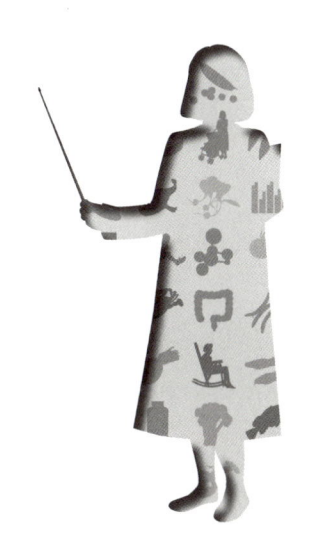

化学同人

シリーズ編集委員

小川　　正（京都大学名誉教授）
下田　妙子（天使大学看護栄養学部 教授）
上田　隆史（元 神戸学院大学名誉教授）
大中　政治（関西福祉科学大学名誉教授）
辻　　悦子（前 神奈川工科大学応用バイオ科学部 教授）
坂井堅太郎（広島女学院大学人間生活学部 教授）

執筆者一覧

赤羽　正之	（東京農業大学名誉教授）	編集
飯樋　洋二	（前 東京聖栄大学健康栄養学部 准教授）	7章
井上　剛輔	（東京都東村山老人ホーム診療所内科 前 東京農業大学短期大学部栄養学科 教授（嘱託））	8章
金子　　俊	（文教大学教育学部 教授）	9.4, 9.6
菊地　　勉	（文教大学情報学部， 　文教大学女子短期大学部 非常勤講師）	2章, 3.1, 3.2, 3.5, 4.1, 4.2
佐々木　敏	（東京大学大学院医学系研究科 教授 （独）国立健康・栄養研究所 　栄養所要量策定企画・運営担当リーダー）	6.1～6.3, 6.5, 6.6, 9.3
辻　　悦子	（前 神奈川工科大学応用バイオ科学部 教授）	4.4
坪野　吉孝	（東北大学公共政策大学院 教授）	5章
等々力英美	（琉球大学医学部 准教授）	6.4
中原　澄男	（前 盛岡大学栄養科学部 教授）	9.1, 9.2
中村　丁次	（神奈川県立保健福祉大学学長）	10章
藤沢　良知	（実践女子大学名誉教授， 　日本栄養士会名誉会長）	3.3, 3.4, 4.3
丸井　英二	（順天堂大学医学部 教授）	1章
吉池　信男	（青森県立保健大学健康科学部 教授）	9.5, 9.7

（五十音順）

はじめに

　平成 12 年 4 月,「栄養士法の一部を改正する法律」の公布に伴い,管理栄養士の業務が明確化され,高度な専門知識や技術をもつ管理栄養士が要求されるに至った.その教育目標と管理栄養士国家試験出題基準(ガイドライン)が当該改訂検討会により定められ,その内容は次のようである.

　教育目標：地域や職域等の健康・栄養問題とそれを取り巻く自然,社会,経済,文化的要因に関する情報を収集・分析し,それらを総合的に評価・判定する能力を養う.また,保健・医療・福祉・介護システムの中で,栄養上のハイリスク集団の特定とともにあらゆる健康・栄養状態の者に対し適切な栄養関連サービスを提供するプログラムの作成・実施・評価の総合的なマネジメントに必要な理論と方法を修得する.さらに各種サービスやプログラムの調整,人的資源など社会的資源の活用,栄養情報の管理,コミュニケーションの管理などのしくみについて理解する.

　出題のねらい：集団の栄養問題あるいはニーズを把握し,適切な公衆栄養プログラムを計画・実施・モニタリング・評価・フィードバックするための知識と技能を問う構成としている.

　まず第一に,公衆栄養マネジメントの概念,既存の理論的枠組み,コミュニケーション理論を理解し,それらを使った公衆栄養マネジメントの枠組みの組み立て.第二に,公衆栄養プログラムの計画策定・実施する手法や技能を問うとともに,具体的な公衆栄養プログラムについての理解.第三に,公衆栄養学の基本となる栄養疫学では,食事摂取量の測定方法,とくに食事調査法を重視し,さらに栄養疫学的アセスメントの理解,栄養問題と健康問題の把握方法の理解.それらの公衆栄養プログラムの策定に際しての具体的活用.第四に,公衆栄養プログラムを評価するための指標,情報収集の方法,目標達成状況の検証方法の理解と,それらの活用.さらに,わが国および諸外国の健康・栄養問題の現状,課題およびそれらに対応した栄養政策についての理解,食事摂取基準(DRIs)の概念および活用の理解,「日本人の栄養所要量(食事摂取基準)」の概略.

　以上のことを踏まえ,本書の編集にあたった.執筆には公衆栄養学の第一線で教育・研究に携わっておられる新進気鋭の専門の方々にお願いした.新しいカリキュラム構成を一つの流れにそった視点から捉えると,まだ若干の問題が残されているかもしれない.これらについては今後,十分な検討を加えさらに改訂を試みていきたい.終わりに臨み,ご多用のところ多大なるご協力をいただいた執筆者の方々に厚くお礼申し上げるとともに,終始出版に向かって種々ご配慮いただいた編集部山本富士子氏はじめ編集部諸氏に深甚の謝意を表する次第である.

2005 年 6 月

執筆者を代表して
赤羽正之

エキスパート管理栄養士養成シリーズ　シリーズ刊行にあたって

　社会環境とライフスタイルの著しい変化により飽食化が進み，生活習慣病が大きな社会問題となるにつれて，栄養指導概念を見直す必要に迫られてきた．科学の世界では，ヒトゲノムの全容が解明され，生命現象や多くの疾患が遺伝子レベルで解明されようとしている．これらを背景として，年々進行する少子・高齢化社会にも対応した栄養指導を行える管理栄養士の養成が望まれるようになった．

　平成14年4月に「栄養士法の一部を改正する法律」が施行されるとともに，制度と教育についての検討が行われ，管理栄養士の位置づけが明確にされた．新しいカリキュラムの修了者には，新制度による管理栄養士国家試験（平成18年3月実施予定）が課せられ，すでに出題基準（ガイドライン）も提示されている．

　【エキスパート管理栄養士養成シリーズ】は，こうした状況に応えるべく企画された教科書シリーズである．新ガイドラインに含まれる項目をすべて網羅し，各養成施設校では新カリキュラムの講義がどのように行われているか，その実情を先生方にうかがいながら構成を勘案し，まとめ上げた．かなりの冊数のシリーズとなったが，管理栄養士養成校における教科書の範ともいえるかたちを示せたのではないかと考えている．

　このシリーズでは，各分野で活躍しておられるエキスパートの先生方に執筆をお願いした．また，さまざまな現場で実務に従事しておられる方がた，学生の教育に携わっておられる方がたからアドバイスを多々いただき，学生にもまた教師にも役立つ情報を随所に挿入した．さらに，学ぶ側の負担を必要以上に重くしないよう，また理解を少しでも助けるために，全体にわたって平易な記述を心がけた．こうしてできあがったシリーズの各冊は，高度な知識と技術を兼ね備えた管理栄養士の養成に必須の内容を盛り込んだ教科書だと考えている．

　加えて，各分野で研究に携わっている専門の先生方に細部にわたって検討していただき，それぞれが独立した専門書として利用できる，充実した内容となるようにも努めた．学生諸君が卒業後も使うことができるシリーズであると信じている．

　栄養指導の業務がますます複雑多様化していくと考えられるいま，この教科書シリーズが，これらの業務に対応しうる栄養士・管理栄養士のエキスパート育成に役立つことを期待している．

エキスパート管理栄養士養成シリーズ
編集委員

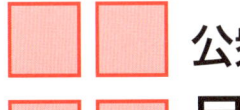

公衆栄養学
目次

1章 公衆栄養学の概念

1.1 公衆栄養学とは ……………………………………………… 1
1.1.1 人間と環境との関係を知ること ……………………………… 2
1.1.2 人間集団を対象とする栄養学であること …………………… 7
1.1.3 公衆栄養学と保健・医療・福祉・介護システム …………… 9

1.2 公衆栄養活動 …………………………………………………… 10
1.2.1 「食べ物」に対する働きかけ：生態系保全のための公衆栄養活動 …… 10
1.2.2 「ヒト」に対する働きかけ …………………………………… 11
1.2.3 「食べ物とヒトとの関係」に対する働きかけ ……………… 16
予想問題 ……………………………………………………………… 16

2章 公衆栄養アセスメント

2.1 栄養改善活動：パブリック・リレーションズとヒューマン・リレーションズ 17
2.2 社会ニーズの把握と広聴活動 ………………………………… 17
2.2.1 社会調査法 ……………………………………………………… 18
2.2.2 社会ニーズの把握 ……………………………………………… 18

2.3 公衆栄養アセスメントの方法 ………………………………… 19
2.3.1 国民健康・栄養調査の歴史と目的 …………………………… 19
2.3.2 栄養評価の方法 ………………………………………………… 20

2.4 既存資料の活用 ………………………………………………… 21
予想問題 ……………………………………………………………… 22

3章 公衆栄養プログラム計画

3.1 計画立案 ………………………………………………………… 23
3.1.1 計画策定の体制づくり ………………………………………… 23
3.1.2 計画プログラムの作成と実施 ………………………………… 24
3.1.3 コミュニティオーガニゼーション …………………………… 27
3.1.4 住民参加 ………………………………………………………… 27
3.1.5 健康・栄養問題(課題)の必要性と優先性 …………………… 28
3.1.6 課題の実施可能性 ……………………………………………… 28
3.1.7 栄養行政組織と役割分担 ……………………………………… 29

3.2 運営面のアセスメント ………………………………… 29
   3.2.1 時間，人的資源，予算 ………………………………… 29
   3.2.2 実施の障害となる要因 ………………………………… 30
3.3 政策面のアセスメント ………………………………… 31
   3.3.1 政策，法規，行政機関 ………………………………… 31
   3.3.2 現行関連計画との調整 ………………………………… 33
   3.3.3 各種制度による保健事業との調整 ………………………………… 35
   3.3.4 既存公衆栄養プログラムとの調整 ………………………………… 36
3.4 計画書の作成 ………………………………… 36
3.5 目標設定と指導カリキュラム ………………………………… 37
   3.5.1 短期・中期・長期目標設定 ………………………………… 37
   3.5.2 指導カリキュラムの作成 ………………………………… 38
   予想問題 ………………………………… 39

4章 公衆栄養プログラムの実施

4.1 地域社会資源の管理 ………………………………… 41
   4.1.1 人的資源の発掘，予算の確保 ………………………………… 41
   4.1.2 連携 ………………………………… 42
4.2 コミュニケーションの管理 ………………………………… 43
   4.2.1 高度情報化社会 ………………………………… 43
   4.2.2 メディアと情報 ………………………………… 43
   4.2.3 コミュニケーションとプレゼンテーション ………………………………… 44
   4.2.4 プレゼンテーションのためのテクニック ………………………………… 44
4.3 プログラムの実施と関係者・機関の役割 ………………………………… 46
   4.3.1 保健所 ………………………………… 46
   4.3.2 地域における行政栄養士による健康づくり，栄養・食生活改善 ………………………………… 47
   4.3.3 市町村保健センター ………………………………… 48
   4.3.4 保健医療従事者 ………………………………… 50
   4.3.5 ボランティア ………………………………… 51
   4.3.6 住民 ………………………………… 52
   4.3.7 民間企業，関係団体，非営利団体（NPO） ………………………………… 55
   4.3.8 社会資源の活用，共同体制づくり ………………………………… 56
4.4 公衆栄養プログラムの実施 ………………………………… 58
   4.4.1 母子の公衆栄養プログラム ………………………………… 59
   4.4.2 学童・思春期の公衆栄養プログラム ………………………………… 62
   4.4.3 成人の公衆栄養プログラム ………………………………… 63
   4.4.4 高齢者の公衆栄養プログラム ………………………………… 66
   4.4.5 障害者の公衆栄養プログラム ………………………………… 67
   4.4.6 生活習慣病の公衆栄養プログラム ………………………………… 67
   4.4.7 生活習慣病ハイリスク集団の公衆栄養プログラム ………………………………… 69
   4.4.8 特別用途食品・保健機能食品の公衆栄養プログラム ………………………………… 70
   4.4.9 栄養成分表示制度の公衆栄養プログラム ………………………………… 72

	4.4.10	給食施設指導プログラム	74
	4.4.11	食環境づくりプログラム	74
	4.4.12	健康づくりプログラム	75
	4.4.13	人材育成と活用プログラム	78
	予想問題		78

5章　公衆栄養プログラムの評価

5.1　評価の種類 …… 79
5.1.1　評価の指標 …… 79
5.1.2　価値判断としての評価 …… 80
5.2　評価のデザイン …… 81
5.2.1　評価研究の構成要素 …… 81
5.2.2　比較群の設定方法 …… 82
5.2.3　評価研究のデザイン …… 84
5.2.4　研究デザインの選択 …… 88
5.3　評価研究の計画と実施 …… 89
5.3.1　評価研究の手順 …… 89
5.3.2　研究計画書の作成 …… 91
5.3.3　調査票による測定 …… 92
5.3.4　データの集計と分析 …… 93
予想問題 …… 95

6章　栄養疫学

6.1　栄養疫学の概要 …… 97
6.1.1　疫学の概要 …… 97
6.1.2　歴史上の栄養疫学の業績に学ぶ …… 98
6.1.3　栄養疫学が取り扱う分野 …… 99
6.2　疫学の方法 …… 100
6.2.1　記述研究の具体例 …… 100
6.2.2　分析研究の具体例 …… 101
6.2.3　バイアスと交絡 …… 105
6.2.4　疫学研究結果の解釈上の注意点 …… 107
6.3　曝露情報としての食事摂取量 …… 107
6.3.1　食品と栄養素 …… 107
6.3.2　食事の個人内変動と個人間変動 …… 108
6.4　食事摂取量の測定法 …… 114
6.4.1　食事測定の意義 …… 115
6.4.2　調査対象者に関わる諸問題 …… 115
6.4.3　食物測定に必要な基本的な技術 …… 116
6.4.4　24時間思い出し法 …… 116

6.4.5　食事記録法 ·· 118
　　　6.4.6　食物摂取頻度調査法 ·· 118
　　　6.4.7　食事摂取量を反映する生化学的指標 ·················· 123
6.5　総エネルギー摂取量の栄養素摂取量に及ぼす影響 ············ 124
　　　6.5.1　栄養密度法 ·· 126
　　　6.5.2　残差法 ·· 126
6.6　疫学指標 ··· 128
　　　6.6.1　疾病頻度の指標 ··· 128
　　　6.6.2　曝露効果の指標 ··· 129
　　　予想問題 ··· 131

7章　わが国の健康・栄養問題の現状と課題

7.1　健康・栄養問題 ·· 133
7.2　食事の変化 ··· 133
　　　7.2.1　栄養素等摂取量の変化 ····································· 134
　　　7.2.2　食品群別摂取量の変化 ····································· 137
　　　7.2.3　料理・食事パターンの変化 ······························· 137
7.3　食生活の変化 ·· 139
　　　7.3.1　食行動の変化 ··· 140
　　　7.3.2　食知識・食態度・食スキルの変化 ····················· 145
7.4　食環境の変化 ·· 148
　　　7.4.1　人口の増加と食料問題 ····································· 148
　　　7.4.2　日本の食料自給率の変化 ································· 148
　　　7.4.3　食品の流通面の変化 ·· 148
　　　7.4.4　食情報の提供面における変化 ··························· 150
　　　7.4.5　生活情報の変化 ··· 151
　　　7.4.6　自然・社会・経済・文化的環境の変化 ·············· 153
　　　予想問題 ··· 154

8章　わが国の高齢社会の健康・栄養問題の現状と課題

8.1　社会的背景 ··· 157
　　　8.1.1　わが国における高齢社会の進展 ························ 157
　　　8.1.2　平均余命と健康余命 ·· 157
　　　8.1.3　高齢社会と栄養士 ··· 160
8.2　健康寿命の延伸法としての栄養指導 ···························· 161
　　　8.2.1　壮年期以降の死因と主要疾患の影響 ·················· 161
　　　8.2.2　寝たきりや認知症(痴呆)に対する援助 ··············· 162
8.3　高齢期の栄養指導 ··· 164
　　　8.3.1　高齢者の一般的特徴 ·· 164
　　　8.3.2　高齢者の低栄養とその背景 ······························ 164

	8.3.3　高齢者の栄養評価（アセスメント）	165
	8.3.4　老化に伴う一般的な栄養障害（老化因子）	166
	8.3.5　高齢者の病的老化（病的老化因子）	166
	8.3.6　自立度の障害（栄養摂取障害因子）	166
8.4	**高齢者の栄養指導と食環境**	**166**
	8.4.1　法的な支持	166
	8.4.2　高齢者の栄養教育	167
	予想問題	168

9章　わが国の栄養政策

9.1	**わが国の公衆栄養活動の歴史**	**169**
	9.1.1　戦前の公衆栄養活動	169
	9.1.2　戦後の公衆栄養活動	170
9.2	**管理栄養士・栄養士養成制度**	**172**
	9.2.1　管理栄養士・栄養士養成制度	172
	9.2.2　管理栄養士・栄養士養成制度の沿革	173
9.3	**食事摂取基準**	**176**
	9.3.1　食事摂取基準（2005年版）の概要	176
	9.3.2　背景	176
	9.3.3　総論	176
	9.3.4　まとめ	180
9.4	**食事摂取基準の沿革**	**180**
9.5	**国民健康・栄養調査**	**182**
	9.5.1　調査の目的	182
	9.5.2　調査の沿革	183
	9.5.3　調査の内容	184
	9.5.4　調査の実施	185
	9.5.5　国民健康・栄養調査のこれから	188
9.6	**健康づくりのための指針**	**189**
	9.6.1　食生活指針	189
	9.6.2　健康づくりのための食生活指針（対象特性別）	189
	9.6.3　健康づくりのための休養指針	190
	9.6.4　健康づくりのための運動所要量	191
	9.6.5　健康づくりのための運動指針	191
	9.6.6　新しい食生活指針	192
	9.6.7　健康づくりのための睡眠指針	192
9.7	**健康日本21と地方計画策定**	**192**
	9.7.1　健康日本21の策定の背景，意義，目的	192
	9.7.2　健康日本21における目標項目	193
	9.7.3　健康増進法と健康日本21および地方計画の推進	197
	9.7.4　中間評価	198
	予想問題	199

10章　諸外国の健康・栄養問題の現状と課題, および健康・栄養政策

- 10.1　食物の獲得方法と食事 …………………………………… 203
- 10.2　諸外国の健康・栄養問題の現状と課題 …………………… 204
- 10.3　諸外国の食料と栄養の摂取状況 …………………………… 206
- 10.4　健康政策, 栄養政策に関する国際機関 …………………… 208
  - 10.4.1　世界保健機構 ………………………………………… 208
  - 10.4.2　国連食料農業機構 …………………………………… 209
  - 10.4.3　国連児童基金 ………………………………………… 209
  - 10.4.4　FAO/WHO合同食品規格委員会 …………………… 209
- 10.5　諸外国の栄養・食糧政策 …………………………………… 210
  - 10.5.1　アメリカの栄養・食糧政策 ………………………… 210
  - 10.5.2　その他の国ぐにの食生活指針, 食品ガイド ……… 212
  - 予想問題 …………………………………………………………… 214

参考書 ………………………………………………………………… 215

巻末資料：日本人の食事摂取基準(2005年版), 健康づくりのための指針 217

索　引 ………………………………………………………………… 229

章末の予想問題の解答・解説は, 小社ホームページ上にて掲載されています.
→　http://www.kagakudojin.co.jp/library/ISBN4-7598-1219-9.htm

1章 公衆栄養学の概念

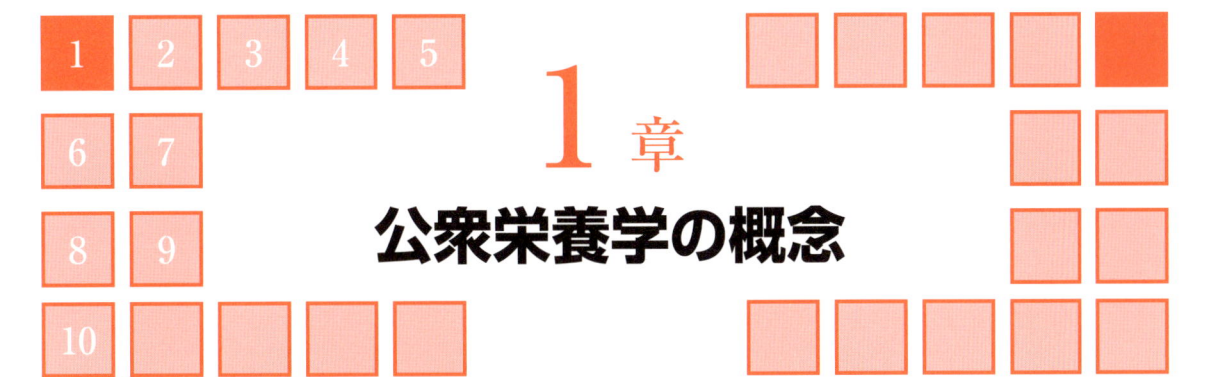

　公衆栄養(public health nutrition)は，栄養学全般と同じように，二つの側面をもっている．すなわち，理論的なサイエンス(科学)としての側面，そして現場での活動の具体的実践であるアート(実践における技術)としての側面である．

　科学として理論的に構築された公衆栄養は公衆栄養学とよばれている．また，実践技術の側面は公衆栄養活動(community nutrition activity)と名付けられ，そのための方法論が現場で役に立つアートとして存在する．これらは一方だけで機能するのではなく，両者が車の両輪のように補い合いながら機能する．現場を失って，実践と結びつかない理論は単なる空理空論にすぎない．また，科学としての理論に裏付けられない実践は道のないところを走る自動車のようなもので，方向を失って何のために活動しているのかわからなくなってしまう危険に満ちている．

　最近，EBN(evidence based nutrition：根拠に基づいた栄養学)という言葉が使われ，証拠あるいは根拠が重要視されるようになってきた．これは決して新しく，難しい理論ではない．以前からの成功した地域活動がそうであるように，現場での栄養活動が適切な根拠に基づいた理論によって支えられて進められることである．理論と実際とが密接に結び付くことを常に意識していきたい．

　この章では，公衆栄養の理論と実践という二つの顔をおおまかに見ていきたい．概念の項では科学としての公衆栄養学について考え，さらに実際に公衆栄養活動ではどのようなことをするのか，いくつかの領域を見ていく．

1.1　公衆栄養学とは

　栄養学は，人間と食べ物の関係を明らかにしていくことを目的とする．本来，食べ物は人間にとっては体外に存在する「異物」である．その異物が人間に摂取され，消化され，吸収されて，さまざまな身体活動に活用される．そうした，自然界の物質から始まり，生命活動に必須な活動として機能するようになるまでの一連の過程をよく知り，各段階で何が起こっているのかを理解して，問題となることや障害があればそれを改善していこうとするものである．

そのために，まず人体の機能と構造を知ることが前提である．同時に，環境中のさまざまな物質が人間にとって食べ物として位置付けることができるのかということ，および，その過程，すなわち何が食べ物なのか，どのように入手するのか，それをどのように食べるのかを学ぶ．さらに，その食べ物とよばれる化学物質が人体に及ぼす効果と影響を知ることが必要となる．そうして初めて，人間にとっての食べ物の意義を知ることができる．

公衆栄養学はこうした広範な領域にわたる栄養学の中でも，ちょっと変わった領域であるといえるかもしれない．それは生活する人びとを，個人としてではなく，集団として対象とする点である．一般的に，栄養学あるいは栄養活動は，個人の生命維持のために必要不可欠と考えられ，一人一人の人間の栄養に関する構造や機能を対象とするのが当然であると認識されることがある．

ここに公衆栄養学の特徴が二つの側面で現れている．すなわち，まず「ヒトと環境」の関係に注目しながら，その上で「ヒトとヒト」というヒトの間に生じる関係にも目を向けなければならない点である．

ともすれば，栄養学は人間を対象とするのだから個人も集団も同じようなものだと思われがちである．しかし，個人を対象とするのと集団を対象とするのとでは，方法論も違い，個人と集団とは社会における役割も異なっていることに注意を向ける必要がある．

また，「ヒトと環境」という側面については考えておかなければならないことがある．人間を対象として考えたとき，人間は自分たちを取り巻く環境の中で生活しているので，人間と環境をワンセットとして捉えて，初めて人間の生活の全体的な把握が可能となる．食べるという行為を基本とする栄養学にとって，個体を取り出して対象とするのではなく，人間と環境のシステム全体の中で把握していくことが重要であることを強調しておきたい．

1.1.1 人間と環境との関係を知ること

（1）主体環境系（host-environment system）

われわれが「食べる」という行為を行うまでは，食べ物は他の自然界の物質と同じように人間を取り囲む環境の一部に過ぎない．食べるというのは環境の一部を人体に取りこむ過程であり，その先に栄養摂取がある．食べ物を必要とする生物として，われわれを取り囲む環境を無視しては栄養学を学ぶことはできない．

人間は自己という存在を認識することから，まず出発する．私たち自身を見直すと，自分自身（主体：host）とそれを取り囲む環境（environment）との間の関係の中で生存していることがわかる（図1-1）．まず，個人と環境との関係について考えてみよう．そうすると，それぞれの個体がそれぞれの個体の存在に対応した環境をもっていることにまで，視野を広げていくことになる．そうした二つの段階を順次，見ていきたい．

まず，私たちの身体を基本的につくり上げているのは，両親から半分ずつ受け継いだ遺伝子に基づく一組のセット（ゲノム）としての<u>遺伝子型</u>（genotype）である．この生まれつき与えられた条件によって，個体差が生じ，ある意味では私たちはすでに決定されている

1章　公衆栄養学の概念

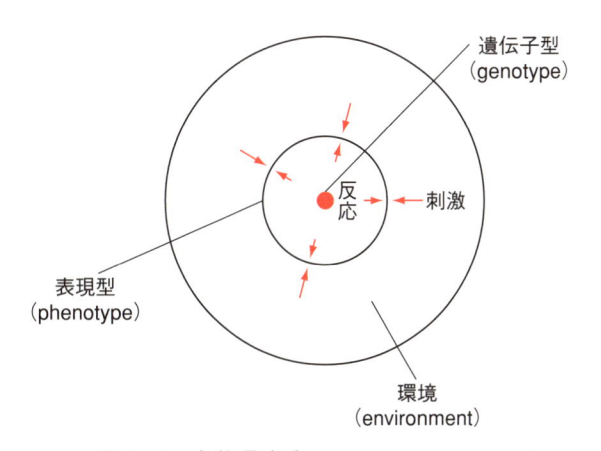

図1-1 主体環境系 (host-environment system)

ことになる．

　遺伝子型とは，人間が生まれつきもっている素因の中心をなすものである．たとえば性染色体であれば，XX あるいは XY というように与えられる．ふつうは，これが女性と男性という表現型(phenotype)に対応することになる．両親から受け継いだ遺伝子の型は一生にわたって変えることはできない．

　変えることが可能なのは，その表現型である．ヒトの表現型は遺伝子型そのままではなく，環境からのあらゆる影響に対して生体がさまざまな形で反応する，その過程で形成されていく．たとえば，ごく短期的な影響による身体的反応でいえば，暗いところから明るいところへ行くと瞳孔がとても小さくなる．あるいは，夏の1日，海水浴に行くと皮膚が真っ赤になり，やがて色素の沈着によって肌が黒くなる．遺伝子型がまったく同じ一卵性の双生児でも，日焼けによって翌日はひと目で違いがわかるようになる．これが表現型である．もちろん，こうした過程では人体の生体防御機構としての免疫系がさまざまなレベルで関与している．

　もう少し拡張して考えれば，こうした外部からの刺激とそれに対する個体の反応によって表現型が形づくられていくという現象は，身体的だけでなく精神的な側面でも同じように起こっていることがわかるだろう．

　われわれは生まれる前，母親の胎内にいるときからずっと環境による作用を受け，それに反応し続けている．環境といっても，それはさまざまに異なる影響をヒトに与える．図1-2に示すように，ヒトを取り囲む環境は，いくつかに分類することができる．

　外側の円で示されている環境は，大きく三つに分けられている．すなわち，非生物学的環境(物理的環境，化学的環境)，生物学的環境，および人間の行動に関わる環境(政治・経済的，社会・文化的，習慣的環境)である．

　このうち，はじめの非生物学的環境には光，熱，水，音など，そして薬品や化学物質を始めとするさまざまな要因が含まれる．次の生物学的環境には動物，植物が含まれる．とくに健康に関連のある要因としては，身近なほ乳類，昆虫類，細菌，ウイルスなどがある．

1・1 公衆栄養学とは

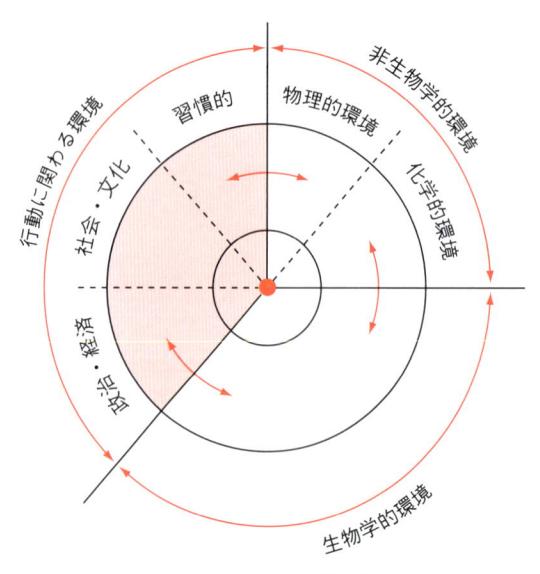

図1-2　さまざまな環境要因

　たとえば、日本脳炎にかかった豚を刺した蚊が日本脳炎ウイルスを媒介して、ヒトを刺して日本脳炎に罹患させるというように、実際には複数の多くの要因が絡み合ってヒトに影響を与えている．そして、行動に関わる環境には、法律や社会体制などから文化的な要因や経済状況、個人の生活習慣に関する事柄までが入る．喫煙習慣や飲酒習慣もその一例である．

　過去には物理的環境や化学的環境が最重要視されたこともある．また、生物学的環境とくに細菌やウイルスが重要視された時代もある．しかし、近年ではこの最後の行動に関わる環境が人びとの健康に与える影響がとても大きいことが認識され、環境中のモノ（物質や生物）よりも人びとの生活のあり方がより重視されるようになってきている．

　もちろん、食べ物は化学的環境要因として人への作用をもたらし、同時に生物学的要因としても作用するというように、複合した役割を果たしている．そして、公衆栄養学が対象とする人びとの食生活は、人間の重要な行動要因としても位置付けられる．こうした関係の中で、環境要因同士あるいは環境と個体の間では、不断の相互作用が生じており、これがダイナミックな健康現象をつくり上げている．

　私たちの健康状態は、健康と不健康の間に明確できちっとした境界があるわけでなく、その時々によって、あるいは人によってさまざまである．ヒトと環境とをワンセットで考えることは、ある基準を設けた健康観ではなく、環境の変化に応じて適応することのできる柔軟性のある人間こそ健康である、と考える生態学的健康観の立場につながっている．

　環境の変化とそれに適応するヒトの間には、常に変化が生じている．それがダイナミックな健康現象である．そうしたゆるやかな恒常性（ホメオスタシス：homeostasis）にこそ、生物としてのヒトが長い歴史の中で経験してきたさまざまな環境変化にも関わらず生存し

てくることができた秘密もありそうである.

こうした生態学的に健康を捉える考え方は，健康の定義をもっと緩やかに捉えようとしている．そこからは，「障害」もまた多様な人間のかたちの一つなので，決して異常なものではないと見ていく立場（ノーマライゼーションなど）とつながっていく契機がある．

(2) 生態系と食料・栄養

生物は周りの環境と切っても切れない関係をもっている．前項で見たように，個体を中心とした主体環境系からさらに視野を広げていくと，生物の環境との関係すなわち相互依存関係の全体システムである生態系(eco-system)が見えてくる.

私たちが食料とし，栄養源とする源はすべて自然界にある．人間が何かを食べるということは，自然の一部を破壊することである．すなわち，人間は自分たちの生存のために生態系を破壊して食料を入手せざるを得ない運命にある．人間の生存を確保しながら，生態系をどのように保持していくのか，あるいは復元していくかが将来にわたっての課題である．豊かに生きるために自然の破壊だけを続けていけば，私たちの生存基盤そのものが失われてしまうというパラドックスが待ちかまえているからである．

人体に細胞，組織，器官，個体という階層があるのと同様に，生態系にも階層がある．まず，目に見える形での，ある地域内の同種の個体からなる集団を生態学では「個体群」とよぶ．また，ふつうは必ずしもその全体を見ることはできないが，交雑が可能で，その後も子孫を残すことができるような集団を「種」とよぶ.

さらに，一種類ではなく，ある地域に住むいろいろな個体群からなる集団を「生物群集」という．個体群の間には捕食・被食関係などがあり，相互に関わり合いながら生活している．さらに大きな範囲を考えていくと，地球上の生物とその生活圏を合わせて「生物圏」とよぶ．もちろん，地球には生物圏だけではなく大気圏，水圏，岩石圏などがあり，それらは有機的に関連し合っている．

このように，微生物から大きな動植物まで，地球上のあらゆる生物は単独で生きているわけではない．生物と生物，あるいは生物と環境は複雑に絡み合って互いに影響を及ぼしている．

ふつう，ある地域に生息する生物群集は生産者・消費者・分解者からなり，これらはそれぞれ植物・動物・微生物に対応している．そして，生態系で最も大切な概念である生態的地位(niche：ニッチ)を保ちながら相互依存的な生活を営んでいる．生態的地位は，それぞれの生物が生物群集の中で占める位置や役割を指す言葉であり，「捕食と被食(食う－食われる)」の関係を中心とする生物系内の相互関係や，そこからでき上がる生活様式のことである．生態的地位の相互関係は，次に述べる食物連鎖として現れることになる．

(3) 食物連鎖（食べ物と健康）

前項にあげたように，植物・動物・微生物はそれぞれ生産者・消費者・分解者とよばれ，それぞれの役割を果たしながら食物連鎖関係(food chain あるいは food web)を形成している．

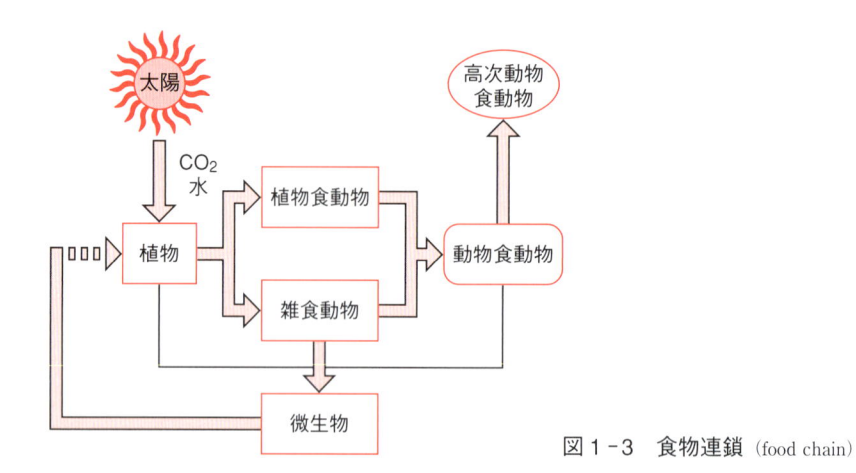

図 1-3 食物連鎖 (food chain)

　植物は根から吸い上げた水と空気中の二酸化炭素を結合して炭水化物を合成する．このとき，植物は自身の葉緑素を触媒として太陽エネルギーを固定すると同時に酸素を排出している．これが光合成作用である．動物に食物を供給するという意味で，植物は生産者とよばれる．

　一方，動物は植物によって生産された炭水化物を食物とするので，消費者と名付けられている．この炭水化物が分解されるときにエネルギーが放出されるが，このとき酸素を取り入れると同時に水と二酸化炭素が排出される．草食動物を捕食する肉食動物も間接的に植物を消費しているので，もちろん消費者である．そして，「食う-食われる」の生態学的関係の中で，人間は最終的な消費者と位置付けられることになる．

　また，微生物は枯死した植物や動物の排泄物や死骸などの有機物を分解し，再び水と二酸化炭素の無機物に還元するという働きをしている．こうして，微生物は植物に養分を供給する役割を果たす．分解者としての微生物は生物界では表面には現れにくいが，物質循環への寄与が大きいので，地球環境問題を考える上で欠くことのできない存在である．

　一般にはこうした循環を考えるのではなく，一方向の流れだけを考えることが多い．そうすると，図1-3のように食物連鎖の中で，（現在は）人間が連鎖の最後にいることになる．しかし，これこそ，単に人間が存在するためだけに必要な食べ物や栄養だけを考えるのではなく，広い視野で長期的に食の問題を取り上げ，食物循環として捉え直していくことの重要性である．

　生物界の食物連鎖が提示している問題は濃縮の問題である．これは図1-4のような食物連鎖ピラミッドを描くと理解しやすい．海の中を例にとると，オキアミのようなごく小さな生物が数の多い小型魚に大量に食べられ，その小型魚が数の少ない中型魚に食べられる．さらに，小型魚や中型魚がより数の少ないマグロのような大型魚に食べられるというプロセスがある．海水中に低濃度で存在する物質は，最初のオキアミの体内では低濃度であったが，次つぎと濃縮されていき，ピラミッドの頂上にいるヒトが大型魚を食べるときには，ピラミッド底辺の生物や魚に含まれていた物質すべてを取り込むことになることが

1章　公衆栄養学の概念

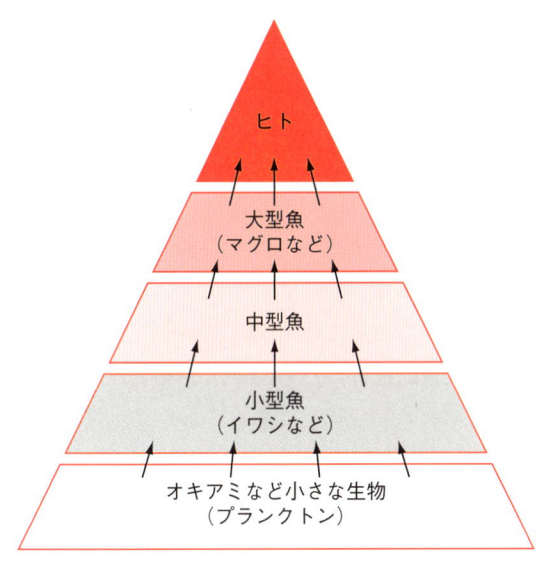

図1-4 海の食物連鎖ピラミッド

ある．

したがって，食物連鎖の過程で物質が濃縮されていき，最終的に人間の口に入るときには危険なほどの濃度になっている場合もある．たとえば，食物連鎖の過程で水銀が濃縮され蓄積されて水俣病が発生したことなど，人類の食を生態学的に考えなければならないことを強く示唆している．

この水俣病は，1956（昭和31）年に熊本県水俣湾周辺で原因不明の「奇病」とよばれた病気が報告されることに始まった．水俣病は漁村の人びとに多く見出され，神経が侵され，手足の感覚障害と運動失調，口，目，耳への障害が現れる疾患であった．その原因物質は有機水銀（メチル水銀）である．工場から無処理のメチル水銀が水俣湾に排出され，そのメチル水銀が水俣湾内の魚介類で濃縮され，沿岸住民がその魚介類を食べて有機水銀中毒になったものであった．しかし，問題はそれだけでは終わらなかった．1965（昭和40）年に新潟県阿賀野川流域でもまた患者が発生したのである．一度ならず起きた水俣病は私たちにとって教訓として忘れてはならない出来事である．

1.1.2　人間集団を対象とする栄養学であること

栄養学が必要とされ，あるいは活用される場面はさまざまである．人間を対象とすることはいうまでもないが，そこでは，一人の人間を対象として理解すると同時に，その個人の抱える問題も理解し解決しようとすることなのである．そのときに，重要なことがある．人間は一人きりで暮らしているのではない．人間は社会的動物である，といわれるように人間同士で互いに影響を与え合って生活しているということである．

したがって，個人を対象とする栄養学，とくに病気や障害をもつ個人を対象とする臨床栄養学から，健康な人びとと病気をもつ人びととからなる人間集団を対象とする公衆栄養学

1・1　公衆栄養学とは

へと視点を広げることが，より広い視野で人びとの栄養，健康そして健康を実現するための活動や政策を考えていく上で大事なことである．

　個人の場合には，病的な状態を想定しがちである．集団の場合には，病的な状態の人びとと健康な人びととの両方を含んでいるところが，そのアプローチの違いにも影響している．公衆栄養学を支える方法として，一般的な栄養学の知識を活用するとともに，次の三つの切り口を組み合わせていきたい．

(1) 数量的把握：疫学的知識の活用

　公衆栄養学の対象が人間集団であると理解すれば，まずは一つの人間集団として把握することが必要である．その数量的把握のための手法が疫学的方法である．

　疫学は「人間集団の健康についての研究」である．とくに，健康問題とその要因の分布から特定の健康問題の原因を探ることを目的としている．集団を扱うという性格上，統計学的な手法を用いることも多いが，統計学とは違って，あくまでも現場の健康問題に即して，その集団としての解決を目指すことが目的である．統計学的方法は必要な場合の一手段と位置付けておきたい．

　公衆栄養学で使われる疫学的手法をとくに**栄養疫学**（nutritional epidemiology）とよんでいる．栄養疫学については第6章で紹介するが，地域における公衆栄養活動の最初の段階で重要な情報を得るため，また客観的な評価のために不可欠な方法論である．

　疫学研究で大切なのは，分数の概念である．分母は対象とする人間集団の全体であって，これには健康問題をもつ人びとも健康な人びとも含まれる．一方，分子は健康問題をもつ人びとである．この分子と分母の両方を見ながら，実態を把握する調査を行い，対策に結び付けていかなければならない．

　もう一つの重要な視点は，「比較」である．どのような場合にも，対象とする一つのグループだけにこだわってはいけない．健康問題を抱えている人びとはたしかに存在する．しかし，同じように生活しているように見えるにもかかわらず問題を生じない人びともいる．そうした二つのグループの人びとは何が異なるのか，それを見つけていかなければならない．問題をもっている人びとだけを見ていても，それでは対症的治療はできたとしても，人間集団全体で起こっている健康問題の原因を解明し，解決していくための予防対策にはつながらない．科学的な基盤の上で，実践的な活動をしていくためには「比較」し，どのような人びとが活動対象として適切なのかをいつも考えなければならない．これも疫学的思考の大事なところである．

(2) 質的把握：人類学的・社会学的知識

　数量的な把握は栄養疫学の手法によって可能となるが，それとともに人類学的あるいは社会学的な認識が必要である．一般に，ある一つの社会の中で生活する人びとについて認識する場合は社会学的なアプローチといわれ，異文化間を理解する場合は人類学的な研究とよばれる．

　疫学が人びとの集団の健康状態について量的把握を行うのに対して，こちらは質的な把

握ということができる．対象とする人びとの生活がどのようになっているのか，歴史的に形成されてきたある地域の文化や習慣の中で生活するということを，実感として理解することも大事なのである．

(3) 人間関係の把握：政治・経済的知識

さらに，ある特定の人びとの集団の健康と栄養について，研究としての関心だけであれば数量的あるいは文化的な背景を明らかにするだけでいいかもしれない．しかし，地域の健康づくりにつなげていこうとするならば，その地域の政治的背景，経済的背景を知っておくことは不可欠である．

実際に地域で活動を始めると，そこには必ず人間関係があり，誰に働きかければ誰が動くかというような地域独特のつながりがある．また，原因への対策を実施しようとすれば，地域に関する経済的知識がなければ失敗することになる．活動を進めるためには一体いくら費用がかかるのか，それは誰が負担するのか，その財源をどうするか，対策を実施したら一体どれほどの経済的効果があるのか．そしてその結果，どのような政治的影響があるのか．そうした政治的，経済的な状況把握を前提にして初めて効果的な活動となる．

1.1.3　公衆栄養学と保健・医療・福祉・介護システム

世の中にはさまざまな人びとがいて生活している．そうした社会の中での公衆栄養学の役割を認識することは，その必要性を考えるためにも，また実際に活動をしていくためにも重要なことである．

疾病の自然史（natural history of disease）という考え方がある．これは図1-5に示すように，健康な状態からある疾病に罹患すると，どのような経過がありうるかを図示したものである．自然状態では，罹患すると，治癒するか，死亡するか，障害を残して生き延びるかのいずれかの結末（outcome）になる．

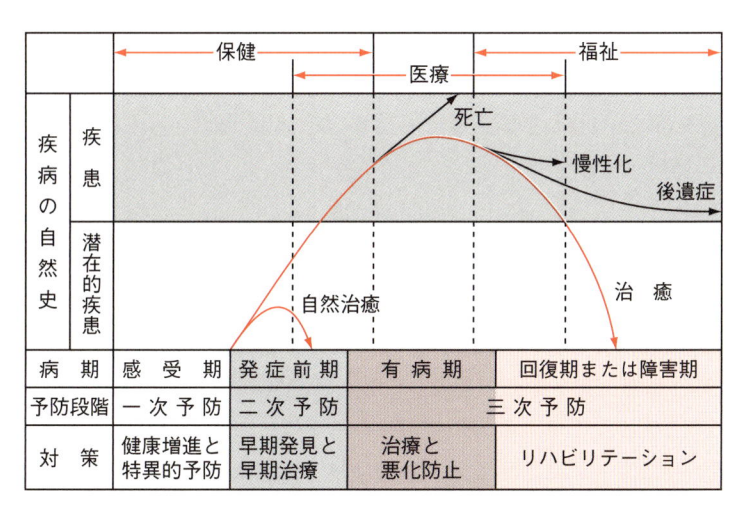

図1-5　保健・医療・福祉の関わり方と疾病の自然史

ここから広義の予防の概念が出てくる．罹患以前の健康な状態のときに発病を防ぐのが**一次予防**であり，さまざまな健康増進活動や予防接種などがこれに相当する．次に，発症した場合にはできるだけ早く発見し，治療するなど対処が必要である．これを**二次予防**といい，早期発見・早期治療のためのがん検診などがこれにあたる．そして，医療の対象である患者がそれ以上に悪化することを予防し，障害が残った場合には社会復帰を促すようにする．これが**三次予防**とよばれ，リハビリテーションなどがこれに相当する．

かつては，一次予防を中心とする保健，二次予防の考え方に近い治療を中心とする医療，そして障害をもった人びとを対象とする三次予防としての福祉あるいは介護は，それぞれ別々に考えられ，制度上も異なっていた．しかし，とくに**介護保険法**（平成12年4月施行）の制定後は保健医療福祉としてほとんど一語で語られるようになりつつある．

そうしたシステムの変化の中で，公衆栄養学の役割も健康な状態から，病気さらには障害にいたるまで一連の連続した出来事として対応することが求められるようになっている．前項のように，広範な状態の人びとを包括的に把握し，対応できることが必要となっている．

病気をもつ人びとと，障害をもつ人びとを含んだ人びと全体を対象として，状況を把握し，その原因を探り，社会システムの中で対策を企画して，実際に人びとの中で活動する．これが公衆栄養学に求められている．

1.2　公衆栄養活動

私たちの公衆栄養活動は，科学としての公衆栄養学に理論的に支えられながら実践される．その実践の活動は，「食べ物」に対する働きかけ，「ヒト」に対する働きかけ，そして「食べ物とヒトとの関係」に対する働きかけとに分けて考えることができる．

1.2.1　「食べ物」に対する働きかけ：生態系保全のための公衆栄養活動

すでに述べたように，私たちは食料をすべて自然界から入手している．私たち自身の存在を含めて「自然界」は一つの生態系を形成している．私たちにとっては食べ物であっても，それは生物界で何らかの位置を占めている存在である．この食べ物に向けた活動の一つとして，長い目で見たときの生態系保全の問題がある．

食べ物については，新たな食料の開発も重要な分野であるが，循環型のシステムを意識的に構築していく努力が必要になってきている．かつて人びとの食生活が単純に自然依存だった時代には，廃棄物が自然に還っていくことが可能であった．しかし，人口は急激に増加し，多くの人口を支える必要が生じ，また人びとがより豊かな食を求めるようになり，食に関連してさまざまな工業生産物が使用されるようになり，同時により多くの動物性たんぱく質を摂取するようになってきた．その結果，同じ熱量を摂取するためにより多くの植物資源を使用するようになり，環境への負担が大きくなっている．こうして，食物連鎖ピラミッドの上のほうにある消費者（動物）を食料とすることによって，われわれ人間自身

も生物学的濃縮などのリスクを負うことにもなっている．

さらに私たちの社会の中でも飢餓を経験した世代とそうでない世代，あるいはアフリカなどに住む飢餓状態にある人びとと先進諸国の飽食状態にある人びとの間に，大きな格差がある．また，肉食をすることは食物連鎖ピラミッドの上位にいることになり，地球上の資源を著しく消費している．たとえば，アメリカ人1人分の食事量はアフリカ人の200人分に相当するといわれている．

このような環境の荒廃につながる食生活は，地球を維持していくことには到底つながらない．現在の人びとが将来の人びとの生存を危うくしているということもできる．そこで，考えなければならないことの一つが，できるだけ環境を崩すことの少ない食生活を目ざすことである．

1人の食ではなく，自分の食だけでなく，人びとの食を考えることは，広く地球全体の食を考えることにつながっていく．もちろん以下に述べていくように，公衆栄養学の主たる任務はヒトを対象とする活動であり，それとともに食べ物の供給や流通を考えることも公衆栄養学として必要なことである．

1.2.2 「ヒト」に対する働きかけ

(1) 公衆栄養活動による地域づくり

公衆栄養の主たる任務はヒトを対象とする活動である．食を切り口として，地域の人びとの生活を見つめ直す契機となる可能性のある豊かな広がりをもった活動である．

ところで，日本語でいう「地域」とはコミュニティ（community）のことである．コミュニティは決して土地と関連して地理的に規定される概念ではなく，（意図的であるとないとに関わらず）ある目的をもった人びとの集まりのことを指す．したがって，一定の行政区画をもつ県や市町村だけでなく，会社や学校もコミュニティである．伝統的な，最も小さな規模のコミュニティは家族であった．一方，近年ますます活発になりつつあるコンピュータのネットワークで結び付けられた人びとのバーチャルな集まりなども，コミュニティとよぶことができる．別のいい方をすれば，コミュニティは人間集団の別称であるともいえる．「地域」という言葉にとらわれることなく，もっと広い概念で考えることが公衆栄養学の活用を広げていくことになる．

地域がコミュニティであり人間集団であると理解すれば，まずは一つの人間集団として把握することが必要である．

地域やコミュニティを客観的に知るためには，さまざまな情報源がある．いきなり調査を始めるのではなく，既存資料の収集などを行い，よく状況を把握してから独自の調査や活動を始めたい．そうでないと，自分のしようとしていることがすでに行われていて無駄になることもあるからである．

現在ではさまざまなホームページから豊富な情報を得ることができる．とくに国が実施している調査の多くは公開されており，印刷された報告書を入手しなくてもすむようになってきている．たとえば，国勢調査，人口動態統計を始めとして，家計調査，国民健康・

栄養調査，食料需給表，学校保健統計，物価指数などはインターネットでごく容易に入手できる．また，農業，畜産など経済状態に関わる周辺の情報も手に入れておきたい．ときには国内のデータだけでなく，国際的情報源も必要となるであろうが，これについても同じように考えて積極的にアクセスしたい．

(2) 実際に始めるために

さて，実際に対象集団を把握し，活動をするためには数量的に把握する手法として疫学的方法がある．さらに質的に地域を見るための社会学的視点と，そこでの生々しい人間関係を把握するための政治・経済学的視点とが欠かせない．

疫学的アプローチで大切なのは，分母に全体集団を置き，分子に対象となる人びとを置く分数の概念である．そして，もう一つの重要な視点は，「比較」であることはすでに述べた．

たとえば，ある町の住民健診をしたところ，40歳以上の人びとのうち高血糖の割合が20％だったとする．この事実だけでは，情報としての価値や面白さはほとんどないといってよいだろう．事実を述べただけである．しかし，となり町では同じ健診で，同じ年齢層の人びとで高血糖の割合が10％だということがわかると，とたんに問題がはっきりして，何をしなければならないのかがわかってくる．

「比較」してみると，初めて問題がどこにあるのか焦点が絞られて，「この差は，なぜ起こっているのだろう？」という現実的な問題に転化する．こうしてようやく，その原因について考える手がかりが出てくるのである．

また，疫学的に食品摂取状況を調査しただけでは数量的事実の関連がわかるだけである．二つの町で，なぜ違う食生活をしているのかを知るためには，地域の人びとの伝統的な考え方を知ることが必要なときもある．旧住民と新住民の間の文化的背景の違いなどにも注目するのが役立つこともある．外食が多いために摂取エネルギーが多くなるのであれば，なぜ外食が多いのか，仕事の種類が違うせいなのか，それとも同じ仕事でも何か違うところがあるためなのか，などチェックしておかなければならない点は多い．

もし高血糖の割合が高いことが，昔は農作業をしていた人びとが工場の誘致で一日中座ったままの仕事になりながらも，食生活だけは変わっていないために起こっているとしたら，地域の工業開発や経済との関連が現れてきたりするのである．そこには政治や経済あるいは人びとのさまざまな思惑などが絡んでいる．そうした広い視野で公衆栄養活動を進めていくことを心がけておかないと，活動が頓挫したり，思わぬ人間関係の中に巻き込まれたりすることがある．

しかし，公衆栄養学的活動を実践する中から，より広範で着実な地域づくりが栄養問題を契機として進められる可能性がある．栄養問題は身体的な問題であるよりは，社会的あるいは文化的問題であり，さらには政治や経済の問題である．食品流通が広域化して，われわれの食卓が世界経済と直結するような時代であるからこそ，公衆栄養活動も広い視野をもって進めていきたい．

(3) ヘルスプロモーションとエンパワーメント

　より良い健康に向けた活動であるヘルスプロモーション(health promotion)は，1986年のWHOのオタワ会議(オタワはカナダの首都)で採択された健康達成運動のモデルである．そこでヘルスプロモーションは，「人びとが自らの健康をコントロールし，改善することができるようにするプロセスである」と定義された．また，1991年にグリーンは「ヘルスプロモーションとは，健康的な行動や生活状態がとれるように教育的かつ環境的なサポートを組み合わせることである」と述べている．ここには，個人中心の健康増進活動にとどまらず，地域の人びとの健康や健康意識を高めることで集団全体としての健康水準を上げていこうとする意図がある．

　これに先行した1978年のWHOとユニセフによるアルマアタ宣言(Declaration of Alma-Ata. アルマアタは旧ソ連カザフスタン共和国の首都.)は，途上国での保健医療を人びとが中心になって進めていくための宣言であった．しかし，先進国の人びとは必ずしもこれに満足することはできず，さらにより高い健康を求めていた．そのために，ヘルスプロモーションは，ある意味ではPHC(プライマリ・ヘルスケア)の先進国版ともいわれている．

　また，ヘルスプロモーションはプライマリ・ヘルスケアの概念を前提とした戦術としての具体的方針，あるいは，その行使のためのモデルであるともいわれる．とはいうものの，そうした区分ではなく共通した精神が流れていることを見るべきである．

　したがって，ヘルスプロモーションが意味しているのは包括的な社会・政治的プロセスであり，それは単に，個人のスキルや能力の強化だけでなく，公衆衛生や個人の保健への悪影響を緩和するように社会，環境，経済的状況を変化させるような活動を含んでいる．その理念は以下のような原則にも現れている．

① 特定の病気をもつ人びとに焦点をあてるのではなく，日常生活を営んでいるすべての人びとに目を向ける．
② 健康を規定している条件や要因に向けて行われる．
③ 相互に補完的な多種類のアプローチあるいは方法を必要とする．
④ 個人あるいはグループによる効果的かつ具体的な住民参加を求める．
⑤ ヘルスプロモーションの発展は，保健・医療の専門家の役割発揮に大きく依存する．

　すなわち，ヘルスプロモーションとは人びとが，健康の決定因子をコントロールすることができ，それによって，さらによりよい健康へと改善できるようにするプロセスである．ヘルスプロモーション活動の維持には，人びとの参加が欠かせない．ここにもまた地域づくりの契機がある．

　また，オタワ憲章では，エンパワーメント(enpowerment)という言葉を導入し，それを「人びとや組織，コミュニティが自分たちの生活への統御を獲得する過程である」と定義している．

　よりよい生活をつくり上げる力を育てるための活動，そのための一つの概念がエンパワ

ーメントなのである．人びとが自分自身ならびに自分たち自身の生活を正当に認識し，環境の中で，さらに良い健康を目指して自己の生活と環境を管理し変化させていくための力を自分たちのものにすることである．あるいはそうした変革が可能であることを信じることである．

　これまでの公衆衛生に対しては，専門家や行政機関などが主導となって行うという側面が強い，という批判があった．たしかにそうした傾向はあった．だからこそ，専門家と当事者，行政機関とコミュニティとの関係についても改めて考え直していかねばならない．その点でもエンパワーメントの考え方は，コミュニティや住民を中心に据えたヘルスプロモーション活動の一つの鍵となる概念である．

　もちろん，自分の個人的な生活に対して，意思決定を行い統御する能力に関するエンパワーメントもある．また，コミュニティ・エンパワーメントという人びと総体に対しての概念もある．これは個人や組織にとって必要な協調的な努力に対してコミュニティの社会的・政治的・経済的資源をより大きな社会が整備し，利用しやすくすることなどである．

　人びとが単に一人，あるいは集団として現れるだけでなく，個人，組織，コミュニティといった広がりの中で生活をつくり上げていくための力をつくり上げるのがエンパワーメントの思想である．

(4) 疾病予防への公衆栄養活動

　前項のような人びとのエンパワーメントを前提として，人びとがより良い方向へ自分たちの生活習慣を変えていき，さらに疾病予防につながっていく過程を支援する役割を担うのが公衆栄養活動である．個人としてではなく，それぞれの属しているコミュニティで変化を実現していくための活動として，公衆栄養学に基づいた公衆栄養活動がある．

　疾病予防が意味するものは，単に，疾病の原因となるリスク要因の減少といった，疾病の発生を予防することだけでない．すでに述べたように，慢性化したときに，その進行を止めたり，後遺症を減らすような活動まで含む．そう考えると，単に疾病予防という概念だけでは十分ではなくなってくる．

　たとえば，一次予防は病気の初期の発生を防止することを中心課題としている．二次予防や三次予防は，早期発見や適切な治療によって，すでにある病気や障害の進行を止めたり，遅延させることを目的としたり，再発を防いだり，効果的なリハビリによって慢性状態の固定化を減少させたりする．

　疾病予防という用語は，通常，さまざまなリスク行動を伴ったり，明白なリスクファクターの存在が認められるような個人や集団を扱う活動と考えられている．公衆栄養学の対象を分数で考えると，人口集団は分母となり，健康問題をもつ分子への活動が疾病予防とよばれる．それに対して，ヘルスプロモーションは，むしろ健康者も含めた分母である人びと全体へのアプローチである．

　とくに，かつて「成人病」とよばれていた糖尿病，がん，脳卒中，心筋梗塞，高脂血症など一連の疾患群が**生活習慣病**(life-style related diseases)というよび方に変わったことは，

個人が社会の中で自分の努力によって予防し，改善していくことができるという概念の転換であった．それまでの伝統的な健康増進の要因の一つである栄養はさらに重要性を増した．しかも，単に個人の知識を増加させる健康教育や栄養教育だけでなく，個人を取り巻く社会全体の認識の改善もさらに重要と考えられるようになった．

疾病予防，とくに生活習慣病予防に対しては臨床栄養学だけでなく，公衆栄養学が対象とすることで，人びと全体のヘルスプロモーションという立場から見ていっそう重要になっている．集団の中の一人として個人を位置付け，「人びとがともに健康にならなければ個人一人が健康になることはできない」という認識を新たにして活動を進める，というきわめて基本的な事実が目標となっている．

一方で，感染症を忘れることはできない．とくに新興・再興感染症とよばれるエイズや結核や鳥インフルエンザなどは，一人の人間の努力では予防できない．社会全体を俯瞰して感染症への予防活動を進めなければならない．

(5) 高齢社会における健康増進

健康増進は QOL（quality of life）を高めていく活動である．単に疾病予防というだけでなく，疾病や障害によって生活の質が低下することを予防し，現在の状況をよりよくすることが必要であるという理念から，個人だけでなく社会全体の健康状態を高めていくことが目標とされるようになった．その一つの実現が 健康日本 21 である．

健康日本 21 は 2000（平成 12）年から国の事業として始まった．一次予防を重視し，ヘルスプロモーションの思想を基盤にして，健康づくり支援のための環境整備をうたって，生活習慣を改善し，健康づくりに取り組もうとする個人を社会全体として支援していく環境を整備することを中心に置いている．さらに，具体的に数値目標の設定を行い，それを評価しようとしている．

健康日本 21 の対象は，生活習慣病およびその原因となる生活習慣などの課題について，9 分野（栄養・食生活，身体活動と運動，休養・こころの健康づくり，たばこ，アルコール，歯の健康，糖尿病，循環器病，がん）に及ぶ．その目的のために，さまざまな実施主体による連携のとれた効果的な運動の推進をあげているので，国レベルでの施策が 2010 年までに地方レベルで実現していくことが期待されている．

健康日本 21 に代表されるような，高齢社会での健康増進活動の対象は誰だろうか．疾患の中でも，とくに生活習慣病が注目されるのは，それが高齢社会を促進し，その中での主たる疾患となっているからである．糖尿病や高血圧に代表される生活習慣病は成人や高齢者だけの病気ではない．高齢者に見られる問題は長い期間にわたって継続された問題のあるライフスタイルが蓄積して，その結果として現れたものである．したがって，生活習慣病に関しては中高年になってからその対策を考えても，もう遅い．

これからは単に高齢者のケアや健康増進を考えるのでは十分ではない．人びとのライフサイクルを前提として，一生の中で考えなければならない．生まれたときから，あるいは誕生以前から栄養を考えていくことが高齢社会における一歩進んだ健康増進である．

1.2.3 「食べ物とヒトとの関係」に対する働きかけ

　食べ物は歴史的に変遷してきた．近年では加工食品の使用が著しく増加し，それとともにファミリーレストランに代表される外食産業，コンビニエンスストアや弁当屋のような中食産業が急成長している．たとえば，飲食店の市場は過去25年間に3兆3千億円（1975年）から13兆円（2000年）へと4倍近くになっている．かつては食事は家庭で摂るものとされていたが，このように人と食べ物との関係は常に変化し，食事の外部化は続いている．

　こうした状況の中で，食の安全・安心の問題が注目されるようになってきた．とくに食品表示は人と食べ物とをつなぐ情報の役割をしている．生産地と消費地が離れてくるようになり，販売の形式も対面販売が少なくなると，人間同士のコミュニケーションのない場で食品が売買される．本来，公衆栄養学では人と食べ物の関係が重要であったが，伝統的には口頭の説明で行われたメッセージ伝達が，現代では文字による食品表示によってなされるようになった．このような情報伝達方法はときとして誤解を生むことになる．

　こうした食に関わるリスクコミュニケーションの問題は，食べ物の側の問題ではなく，人の側の問題でもない．両者の関係として現れてくる新たな種類の問題である．今後，公衆栄養学として取り組むべきさらに大きな課題である．

予想問題

1. ヘルスプロモーションが提唱されたのはどれか．
    a. アルマアタ宣言．
    b. オタワ宣言．
    c. ヘルシンキ宣言．
    d. リオデジャネイロ宣言．
2. 一次予防でないのはどれか．
    a. 禁煙．
    b. 予防接種．
    c. がん検診．
    d. 栄養指導．

2章 公衆栄養アセスメント

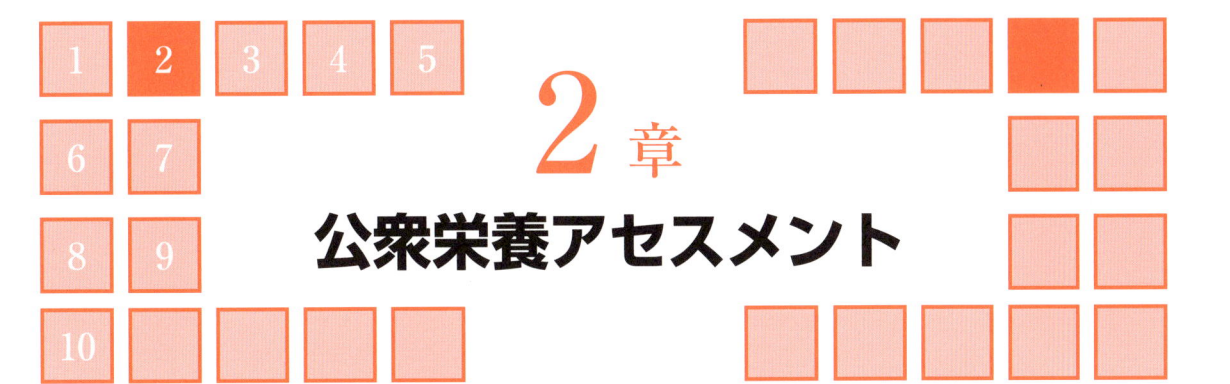

2.1 栄養改善活動：パブリック・リレーションズとヒューマン・リレーションズ

　今日行政が政策を決定する上で最も重要なことは，何よりも行政と市民の間によい人間関係をつくることである．そこで，地方自治体が行政活動の中心に据えて市民向けに行っているものにPR（パブリック・リレーションズ，広報広聴．public relations）活動がある．PR活動の目的は行政と市民の間によい人間関係をつくることで，よい人間関係から生まれてくるものは理解と信頼である．これがなければどんなに立派な行政施策をつくっても施行の段階で多くの困難に直面し，ときには実行不可能となり政策の実施に至る前に消滅する危険性さえある．したがって，地方自治体が行うPR活動では市民の意思の把握に力を注ぐ．市民のニーズを把握するための広聴活動がそれで，広聴活動から得られた情報を整理分析することで市民が行政に本当に望んでいることを的確に把握し，そこから得られた市民ニーズを政策決定の過程で効果的に活用しようというのが狙いである．

　公衆栄養の改善活動には教育・指導に携わる栄養士を中心とした指導員のほかに，公衆栄養の意味を理解して活動に参加してくれる地域住民の協力が何よりも必要である．その意味で，改善活動のキーワードは公衆関係をベースにしたヒューマン・リレーションズ（人間関係，human relations）にある．したがって，公衆栄養の改善活動にとってまず必要なことは教育・指導する側と地域住民との間によい人間関係をつくり，その上で互いの理解と信頼を深め，協力体制を築くことが活動を成功に導く最善の方法であり，それがまた活動の最重要課題といえる．

2.2 社会ニーズの把握と広聴活動

　地域住民との間によい人間関係をつくり，互いに理解と信頼を深めながら協力体制を築き，地域社会の実態と住民の意思の把握から開始していく．その結果，地域社会に提供される公共サービスとしての栄養改善活動の目指す方向が，地域住民の意思に沿ったものであるのか，栄養改善の方法が地域住民の健康増進に真に役立つものなのかどうか，をよく

見極める必要がある．

2.2.1　社会調査法

住民の意識・意思確認のために用いられるのが社会調査法で，その方法にはおよそ以下の四つがあり，それぞれを簡単に説明する．

① アンケート調査
② 個別広聴(聞き取り調査)
③ 集会広聴
④ モニター制度

① アンケート調査

調査用紙に必要な質問項目を設定して回答を求める方法．書き込み欄も設けて，質問以外のことも自由に記入してもらうという最も一般的なものである．アンケート調査の欠点は一般的，表面的な質問になりがちでなかなか切り込んだものになりにくいことである．また自由な書き込み欄を設けても，少し質問項目が多くなると質問者の顔が直接見えない分だけ手抜きになりがちである．

② 個別広聴(聞き取り調査)

個人の相談に応じる形で進められる．フェイス・トゥ・フェイスなので気持ちが通じ合えば何でも自由に話し合うことができる．欠点は人が来てくれるのを待つだけでは時間がかかるだけで効果は出ないことで，調査側が労力を惜しまず積極的に出かけてゆく努力が必要である．

③ 集会広聴

地域住民に呼びかけて公民館や市民会館などに集まってもらい，設定したテーマに沿って自由な立場で住民に話してもらい，それらを情報として収集する方法．欠点は呼びかけの方法が難しいことで，テーマに関心があるだけで集まってくれる人は少なく，テーマに関係なく集会に参加してくるのはいつも同じ人ばかりという難しさがある．いつも集まる人は地域社会の問題に高い意識をもっている人が多く，過激な発言も飛び出すのが特徴といえる．

④ モニター制度

地域別，職業別，年齢別など一定の約束事の中で人選して調査目的に従って定期的に情報を提供してもらう方法．一度ですませることもできるが，定点観測の傾向が強いので数週間あるいは数か月の時間をかけて行うことになる．

2.2.2　社会ニーズの把握

今日，地方自治体が行うPR(広報広聴)活動の到達点は社会ニーズ(民意)の実現にある．その意味では地域住民が日頃必要としているものは何なのか，日常の暮らしの中でどのようなことに不満をもっているのかなどを正確に把握し，住民が真に求めているものを知るということは，公共サービスを提供する者にとっては社会ニーズを確実に実現するためのトップマネージメント(最重要業務)である．今日のように成熟した社会では価値観も人そ

れぞれで大きく違い，必ずしも常識の範囲で推し量れない状況にある．それだけに社会ニーズも多様化・高度化・複雑化しており，高度情報化社会にあってこの傾向はさらに強まるものと予想される．

　また人は必ずしも自分が思っているほどはっきりと問題を整理して，それを明確に意識しているとは限らない．質問してみるとよくわかることだが，いつも気になっているがそれが何だかはっきりしない，疑問に思っているものや不満に思っているものがあるがそれが何だかよくわからない，これは何か問題ではないかといつも心に引っかかるものがあるがそれもよくわからない，というように問題の核心をつかみ切れない人のほうが多く見かけられる．

　このような状況から社会ニーズを正確に把握するために必要なことは，調査段階で収集した情報をもう一度同じ意味や内容をもつ情報ごとに分類し，分類した情報を再度整理することである．情報を整理し直すと分類した情報同士に共通した問題点が見えてくるので，それを起点にして推論することができる．推論ができれば次に仮説を立てて，仮説に従って検証し実証できればそれが社会ニーズと定義づけられる．もちろん仮説段階で十分な情報が収集されているとは限らないので，推論に至るまでの段階で問題点に関わる徹底した情報収集が必要なことはいうまでもない．この問題点発見の手法は，元東京工業大学の川喜田二郎教授によってKJ法として発表され，今日では広く企業でも利用されている．

2.3　公衆栄養アセスメントの方法

　国民の健康維持・増進を目的とする栄養改善活動を進めるにあたっては，① 栄養実態を解明し，② 将来予想される生活習慣病などへの影響を予測し，③ その予防と健康維持・増進対策を立案・実施する，の三つの側面を考慮することが肝心である．2000(平成12)年に厚生労働省は21世紀の新たな国民の健康づくり施策として，**健康日本21**を発表した．さらに国民の健康状態や生活習慣を把握するために，国民の健康や生活習慣の実態をモニタリングする国民健康・栄養調査を行っている．

2.3.1　国民健康・栄養調査の歴史と目的

　国民健康・栄養調査は第二次世界大戦後の1945(昭和20)年に，アメリカなど戦勝国から食糧援助を受けるために必要な基礎データを得る目的で，連合軍最高司令部(GHQ)の指令で行われたものである．1952(昭和27)年に栄養改善法が制定されてからは法律に基づく調査として，国民の健康状態や栄養素摂取量を把握する役目を担うようになった．その後，高度経済成長時代に入ると国民の食生活は様相を一変し，豊かな食料の供給に加えて肉類中心のアメリカ型の食生活が好まれるようになり，それまでの栄養摂取不足から一転して脂肪分の過剰摂取や栄養素摂取の偏りが，肥満や生活習慣病と関連して大きな社会問題として認識されるようになった．その結果，国民健康・栄養調査の項目に各種血液検査，飲酒，喫煙，運動習慣などが追加され，調査の目的が国民の健康状態や生活習慣の把

握から国の健康増進対策や生活習慣病対策に拡大されて行われるようになった．

2.3.2 栄養評価の方法

　健康日本21では10項目にわたり食生活のガイドラインが示されている．「食事を楽しみましょう」，「1日の食事のリズムから，健やかな生活リズムを」，「主食，主菜，副菜を基本に，食事のバランスを」，「ご飯などの穀類をしっかりと」，「野菜・果物，牛乳・乳製品，豆類，魚なども組み合わせて」，「食塩や脂肪は控えめに」，「適正体重を知り，日々の活動に見合った食事量を」，「食文化や地域の産物を活かし，ときには新しい料理も」，「調理や保存を上手にして無駄や廃棄を少なく」，「自分の食生活を見直してみましょう」の10項目で，それぞれに実践方法が併記されている（巻末資料2参照）．健全な肉体と精神が食事によってつくられるようにきめ細かく配慮されているので，栄養評価はこのガイドラインを十分意識して，可能な限り活動前と活動後の二度行い，改善状態の変化を知るようにすることが望ましい．栄養評価のさまざまな方法について，表2-1に示す．

表2-1　栄養評価のさまざまな方法

活動前調査	
問診，調査，観察	栄養状態を決めている背景，要因，症状を探る 　既往症，現病歴，食歴，栄養補給歴，体重歴 　栄養関連疾患による自他覚症状 　摂食行動，摂食・咀嚼・嚥下能力，消化吸収力，味覚 　食習慣，嗜好
食事・栄養調査	栄養の摂取状態を見る 　食品・栄養剤摂取量 　栄養素摂取量 　栄養所要量 　充足率
身体計測	身体を測定することにより，身体の構成成分を調べる 　身長，体重，体格指数，変化率 　皮下脂肪，ウエスト／ヒップ比，上腕脂肪
生理・生化学的検査	全身の栄養状態を総合的に判定する 　脂肪率，脂肪量，除脂肪量，骨密度 　間接熱量（安静時エネルギー消費量）
活動後調査	
食生活改善状況	食生活，栄養の摂取状態の変化を見る
身体状況の変化	身体を測定して変化を見る
健康状況の変化	栄養状態を総合的に判定する

中村丁次氏の講演，「栄養アセスメントの概念」，2002年12月19日より．

2.4 既存資料の活用

　地域性を特色づける食習慣などは，それ自体ででき上がるものではない．古い歴史をもつ地域であればあるほど，そこには今日的な感覚ではとうてい理解できないものが内在されていると考えられる．土地柄などというようにその土地の気候風土が長い時間をかけてつくり上げてきた住民の意識，習慣，風習，因習，歴史，文化，宗教などが，地域の食習慣の元になっていることはしばしば見られる．

　したがって栄養改善活動を進める上で最初に始めることは，地域を理解し，住民の生活ぶりを知ることである．それには地域の人口動態から地域の社会，歴史，文化などに関連する一連の資料の収集が活動を始める際に必要である．次に，資料を扱う際のポイントについて述べる．

■思いつき調査はエネルギーのむだ使い

　何か新しく行動を起こすときに必要なのが関連資料であるが，作業を急ぐあまりとかく見失いがちなのが既存資料である．行動開始と同時に猛然と基礎データ集めを始める人をよく見かけるが，基礎データ集めから始めるのは時間とエネルギーの大きなむだ使いにつながることもある．自治体資料室や市町村図書館などにはそのまま利用できる資料がおよそそろっているので，まず必要な資料が何かを冷静に考えてから行動を開始する．もちろん自分で基礎データ集めをして自前の資料をつくらなければならないこともあるが，活動の前提は既存資料を最大限に活用することである．

■資料の事前チェックは厳しく行う

　最初から活動目的に合った資料だけを集めることができればよいが，資料収集は意外に労力を要し，しかも結局不要な資料まで集めることもある．そこで集め終わった段階で改めて資料の読み直しをする．その上で活動にとって本当に必要なものだけを残す．このときに残すかどうかの判断がつかない資料があればそのまま残しておき，改めて作業の過程で見直しをする．せっかく集めた資料だからといっていい加減に選別すると作業過程で混乱を招く原因になることもある．

■資料と実態との誤差を見分ける

　資料の鵜呑みは禁物である．資料によっては作成されたときのままでその後整備されていないものや，すでに時間的にずれてしまっているものなどがある．現代のように目まぐるしく変わる時代では，データ上の基礎数字が古くなっていて現状に照らして見るとまったく使い物にならないこともある．古い時代を知るために必要な資料と，現状を把握するための資料とは混同しないことである．資料は時代を知らせるための重要な情報源だが，資料の読み違いは活動の方向を左右することを肝に銘じておく．資料が教えるものと実態との誤差を見分けることが肝心である．

■資料の整合性をチェックする

　地域の実態を知る上で，手元の資料がこれから進める活動の方向を正しく示すものであ

るのかどうかを見定めるための整合性チェックである．そのためには資料が発信する情報の中身を正確に読み取ることが，重要なポイントになる．地域住民の食生活上の問題点を見つけ出す，もとになる資料を取り違えるようなことがあれば，活動の方向も大きくずれてしまうので，整合性チェックには十分注意を払う．

予想問題

1 公衆栄養活動に関する記述である．正しいものの組合せはどれか．
   a．地域公衆栄養活動は短期間では効果が現れにくいので，評価を行わなくてよい．
   b．栄養評価を行うにあたっては，食生活のガイドラインに十分注意する．
   c．公衆栄養活動の評価は，計画に対する目的の達成度を見る過程で，関連するすべてについて行う．
   d．計画策定にあたっては対象集団の状況を把握するのみでよい．
   e．国民健康保険・栄養調査の項目は戦後始まって以来，大きく変更されていない．
   （1）aとb　　（2）bとc　　（3）bとe　　（4）cとd　　（5）cとe

2 国民・健康栄養調査の実施に関する組合せである．正しいものはどれか．
   a．根拠法─────地域保健法
   b．目的──────国民の食料供給計画策定
   c．実施者─────都道府県知事
   d．調査地区の選定──厚生労働大臣
   e．費用負担────調査地区対象を管轄する市町村

3章 公衆栄養プログラム計画

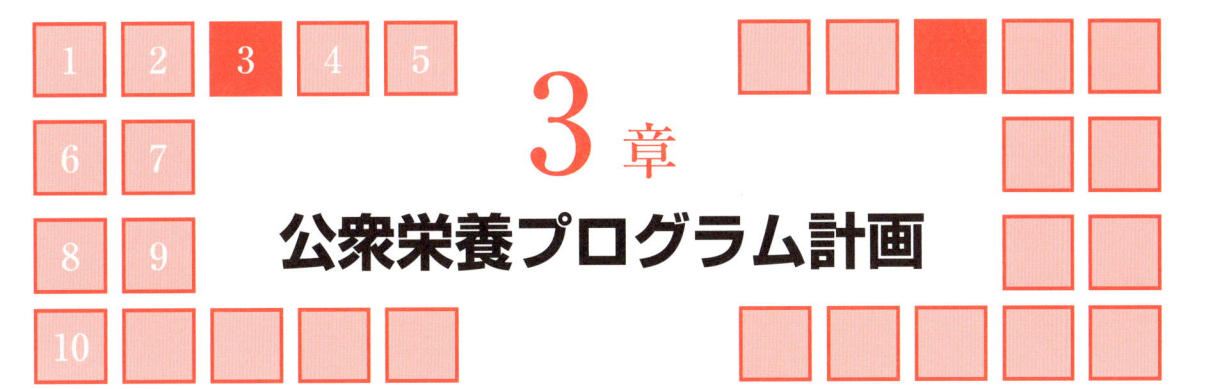

　価値観の多様化により個性を重視する今日の社会で，公衆栄養の普及を進める際に留意しなければならないことに，長い歴史をもつ地域の食習慣の特殊性が上げられる．とくにそうした地域の歴史と伝統に裏打ちされた食習慣は，地域社会のDNAそのものといえる．それが栄養学上から見て相当偏りのあるものでも長年そこに住み慣れた地域住民にとっては何物にも変えがたい身に染みこんだお袋の味であり，お袋の味そのものが地域の遺伝子なのである．

　したがって，地域住民の健康の維持・増進を目的として新しく始める公衆栄養の普及活動は容易でない．また一方では高度情報化社会の中で錯綜する情報が情報過多の様相を呈し，その選択にとまどう人たちのテレビ離れ，活字離れ現象が指摘されるようになった．そのような環境の下で国が目指す適正な栄養情報をどのように伝えるか，その上でいかに住民の理解を得るか，さらにはその栄養情報に興味をもたせて具体的な行動へ導くかが公衆栄養普及活動の今日的課題であり，栄養士の社会的使命といえる．

3.1　計画立案

3.1.1　計画策定の体制づくり

　栄養バランスを考えた食事を摂ることで健康の維持・増進をはかり，健全な生活を送ることは誰しも一様に願うところである．しかし日本の高度経済成長の裏側で起こった自然環境の破壊は，地球規模で動植物の生態系にさまざまな形で影響を与え，食料の生産にも重大な影響を及ぼしている．食生活への影響も当然懸念される．しかし食生活の改善といっても，個人の努力だけでは経済的にも肉体的にも限界がある．活動の継続性を考えるならば，個人の努力に併せて地域の活動組織をバックアップする公的機関の体制づくりが必要である．地域社会全体を見通した組織的な地域住民の健康維持・増進のサポート体制づくりが急がれるゆえんである．

　また地域社会の栄養改善活動にあたっては，栄養士の所属する保健センターを中心に，関連自治体や協力機関と連携しながら医師，健康・栄養分野の専門家，施設，財源などいわゆる人，もの，金の社会資源を効率的に活用することがキーポイントとなる．その上で

直接栄養指導に携わる栄養士個々の強い職業的信念と熱い情熱に加えて，何よりも長期間困難な作業に耐えうる強靭な肉体と精神力が要求されてくる

3.1.2 計画プログラムの作成と実施

　計画プログラムの作成と実施にあたっては，プランニング・プランの実施・効果測定（plan：計画，do：実施，see：評価）の手法を使って行うのが最も効率的で効果的である（図3-1）．

(1) 計画プログラム作成の流れ

plan（計画）
- 地域・環境・生活者分析
    - 活動地域の設定
    - 地域の環境調査
    - 地域の保険・医療状況
    - 地域住民からの聞き取り調査
    - 食生活・栄養実態の分析・診断
    - 課題の発見
- 健康・栄養改善計画案の作成
    - 活動目標の設定　長期目標
    　　　　　　　　　　中期目標
    　　　　　　　　　　短期目標
- 活動計画案の作成
    - チーム編成
    - 行政の協力体制
    - 外部協力者
    - 利用設備・施設
    - 活動期間（長期，中期，短期）
    - 活動方法
    - 運営方法
    - 広報計画（住民への呼びかけ）
    - 実施予算

do（実施）
- 活動開始
- 目標の達成度をチェック

see（評価）
- 効果測定
- モニタリング

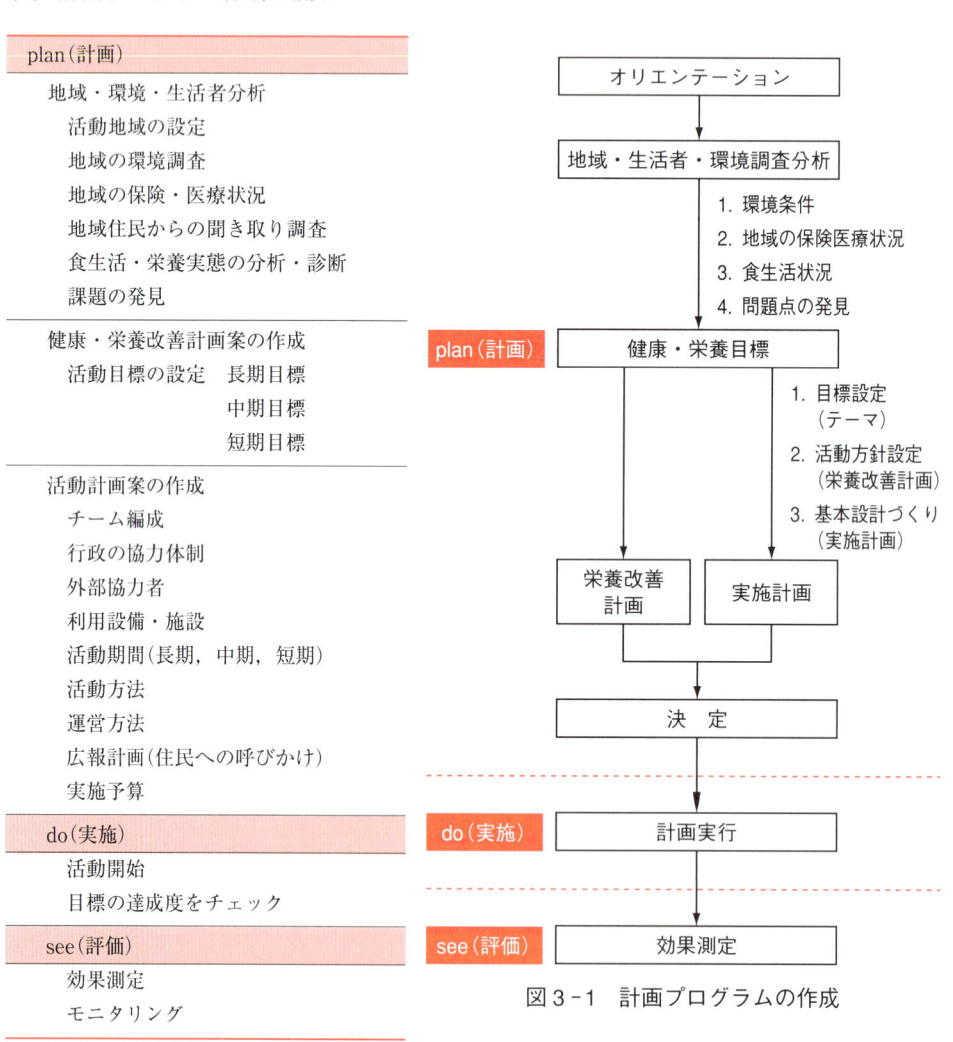

図3-1 計画プログラムの作成

オリエンテーション
↓
地域・生活者・環境調査分析
1. 環境条件
2. 地域の保険医療状況
3. 食生活状況
4. 問題点の発見

plan（計画）→ 健康・栄養目標
1. 目標設定（テーマ）
2. 活動方針設定（栄養改善計画）
3. 基本設計づくり（実施計画）

栄養改善計画　実施計画
↓
決　定
↓
do（実施）→ 計画実行
↓
see（評価）→ 効果測定

(2) 計画プログラム作成要領（表3-1〜3-3）

plan（計画）	
①地域・環境・実態調査と実施計画案（地域の栄養実態の把握）	
活動地域の設定	・対象となる地域を設定し活動範囲を明確にする
地域の環境調査	・対象地域の健康・衛生状態，食生活について，資料の収集や関係者の話など詳細に調査する
	・地域の歴史的な背景がわかると，地域の特性が把握できる
地域住民からの聞き取り調査	・全世帯対象に食生活・食習慣についてアンケート調査を行う．食材や料理法などを含めて可能な限り直接住民から聞き取りをする
栄養実態の分析・診断	・収集した栄養情報から地域の栄養実態を分析し問題点を洗い出し，住民の栄養実態を診断する
課題の発見	・問題点を発見し，その原因を究明する．地域の栄養実態に対応した課題を見つけ出す
②健康・栄養改善計画案の作成	・課題の解決に向け目標となるテーマを設定し，具体的な改善計画案を作成する．
	・改善計画のポイントは「どこで」，「誰の」，「何を」，「なぜ」，「いつから」，「どのように」変えるのかを明確にする
③活動の基本設計づくり	・計画案に沿って活動に必要な枠組みをつくる
実施計画案の作成	長期計画　実現したい目標
	中期計画　目標実現のための活動方針
	短期計画　活動方針に沿った個別作業計画
チーム編成	・チームのまとめ役，調査・分析・診断・教育を担当する専従・準専従スタッフの編成
	・栄養士，医師，看護師，健康・栄養の専門家，自治体関連職員，調査会社，地域のリーダー，ボランティアなど
行政の協力体制	・地方自治体の関連部門と協力体制をつくる
	とくに自治体の担当者はチームのスタッフに組み入れる
外部協力者	・調査会社スタッフ，地域のリーダー，ボランティアの確保
利用設備・施設	・備品・設備・施設，教育教材，検診用器材，検査機関の確保
活動期間	・活動期間の設定（短期，中期，長期）
活動方法	・調査から地域の組織化・指導までのスケジュール作成と指導方法の設定
運営方法	・役割分担，予算配分，時間配分，指導内容および指導方法，活動の手順確認
広報計画	・伝えるだけの広報から住民との直接対話による地域栄養活動への参加呼びかけと周知徹底
	・個別対話，グループ対話，家庭訪問
実施予算	・人件費，調査費，備品などの購入および設備・施設使用など経費の予算化
レビュー（照らし合わせ）	・計画案と活動戦略との整合性のレビュー
	・設定した目標を達成できるか
	・活動の進め方に無理・矛盾はないか
	・法的な問題はないか
計画案の決定	・決定にあたり活動の主体が住民であることを再度確認しスタッフの意識の統一をはかる

次ページへ続く

3・1　計画立案

do（実　施）	・計画案にそって作業を開始する ・各項目ごとに作業記録を作成し，作業の進行状況をチェックする ・随時アンケート調査を行い住民の反応をチェックする
see（評　価） モニタリング	・計画案作成から活動終了までを活動項目別に効果測定を行い目標達成度を判定する ・地域住民の健康・栄養意識および食生活の変化を調査する ・判定資料は次の活動の参考にする

表3-1　地域の実態把握のための調査項目

1. 環境条件
   ① 自然条件：気候，地勢，交通など
   ② 社会条件：人口構成，職業構造，教育環境
   ③ 経済的条件：食品の価格，流通状況，地域の産業など
   ④ 人口動態統計：死因，出生数，人口動態など
2. 地域の保険・医療状況
   ① 疾病状況：罹患率，生活習慣病，食中毒の発生状況など
   ② 健康状態：検診結果，体位，体力など
   ③ 健康づくりの意識：母子保健・学校保健・労働衛生の状態など
3. 食生活に関する状況
   ① 食物摂取状況：食品摂取状況，摂取栄養素量，食習慣など
   ② 生活活動状況：運動の種類，運動時間，休養状況など

表3-2　地域の実態把握のための情報収集方法

(1) 調査：食生活・食習慣の調査，栄養状態の調査，アンケート調査など
(2) 既存の資料の収集・分析：統計データ，論文，いままでの別の記録など
(3) 聴き取り：食品事業担当者や管理者あるいは関係者一同から話を聞く
(4) 現場の観察：自分で地域の実態を目で見て確かめる
(5) 検診の利用：市町村などが実施する健康診査の場へ参画する

3章　公衆栄養プログラム計画

表 3-3　公衆栄養活動の評価項目と評価方法

評価項目
1. 食生活改善状況 　① 食品・栄養摂取状況 　② 食習慣・嗜好の変化 　③ 栄養知識・健康に対する意識や行動の変化 　④ 運動・休養の改善 2. 身体状況，健康状況の変化 　① 血液など検診結果の改善状況 　② 体脂肪率・肥満度・体格などの変化 　③ 罹患率・死亡率などの変化 　④ 医療費の状況 3. 活動状況 　① 事業の実施回数 　② 参加人数の変化 　③ 健康づくりへの関心度

評価方法
1. 資料に基づく評価 2. 面接調査 3. 直接活動に参加し観察する 4. アンケートや調査票などによる評価

3.1.3　コミュニティオーガニゼーション

　公衆栄養活動では，地域住民が自らの意思で地域の組織化をはかり問題解決に臨むのが最も望ましい方法である．しかし先にも述べたとおり，住民だけの力でつくられる組織では，専門知識や活動資金に乏しく活動範囲もごく限られたものになる．また継続性の点からしても多くを期待することは難しい．しかも日本の高度経済成長に伴い急激に進んだ全国的な都市化が，地域住民の連帯感までも希薄にしている．飽食の時代を経験した今日の日本社会では大きな集団で結束する大衆意識は失われ，同一の価値観をもつ少数の人びとが集まり小さな集団を形成する小衆（分衆）社会である．地域住民個々の意識に頼るだけでは地域の組織化がきわめて困難な原因が，ここにある．

　地域の組織化には，関係する保健センターの栄養士，医師，健康・栄養の専門家，関連自治体，外部の協力機関，関連施設，財源など多くの社会資源を組織的に活用していくことが必要となってくる．

3.1.4　住民参加

　住民の意識を高め地域の組織化をはかるためには，栄養改善活動に対する住民の理解を深めることから始めねばならない．しかし，かけ声だけで人の心を望む方向に向けさせることは困難である．直接人命に関わることならばまだしも，地域住民の健康の維持・増進のために素直に耳を傾ける人がごく少数にすぎないことは予想される．肥満が大きな社会

問題になっているが，戦後欧米型の食生活に慣れ親しんできた今日の日本では，短時間で活動の意味合いを住民に浸透させることはなかなか困難であろう．知識を押し付けるだけで住民の理解を得ることは，ほとんど不可能に近い．住民の参加意識を育てるには，栄養指導に携わる栄養士の熱意と使命感と何よりも強い忍耐力が要求される．活動のスタートは，人の心をつかむプレゼンテーションから始めたいものである．

3.1.5　健康・栄養問題（課題）の必要性と優先性

　1980年代以降，日本は飽食の時代といわれる豊かさを経験した．中でも習慣化された欧米型の肉中心の食生活が，日本人の健康と病気の質に大きな変化をもたらした．生活習慣病による患者数の増大とそれによる死亡者数の増加である．さらに超高齢化社会が進み，国民医療費が急激に増大した．このため厚生労働省は健全な食生活を営むことで生活習慣病を減らし，国民医療費の負担を軽減することを目的に，2000（平成12）年3月から健康日本21（21世紀における国民健康づくり運動）をスタートさせた．食生活の改善をはかり国民の健康づくりを目指したものである．とくにエネルギー摂取量に占める脂質の割合が年々増加しており，慢性的なカルシウム不足，依然として食塩の摂取量が減少していないと規定して，10項目からなる食生活指針を発表した（巻末資料2参照）．

　また国民栄養調査から1998（平成10）年における朝食の欠食率は，20歳代の男性で27.4％と，3人に1人が欠食しており，さらに子どもの個食，孤食の問題など食習慣の乱れが指摘されている．

　一方で高齢化の進行により生活習慣病の患者数や死亡者数が増加し，これに伴って国民医療費も1998（平成10）年には約29兆円に増大した．このため健康・栄養面だけでなく，食料資源の有効活用，環境問題，さらに学校・家庭における食教育，行事食など，食文化を視点に生活習慣病と国民医療費の負担の減少を優先課題に取り上げている．

3.1.6　課題の実施可能性

　1994（平成6）年度に制定された地域保健法で，栄養改善法の一部改正が行われ栄養相談に対する市町村の役割が強化された．これを受けて1997（平成9）年度から新たに市町村保健センターが設置されることになった．これまでの保健所は市町村を援助する立場で専門的・技術的・広域的栄養指導などを行う指導拠点と位置付けられ，地域住民への基本的な保健・福祉サービスは市町村が直接行うことになった．また市町村保健センターにも栄養士が置かれ，住民のための健康づくりや地域の組織化など栄養改善事業が具体的に展開されるようになった．

　一般に職員は保健師，栄養士，歯科衛生士，事務員で構成されるが，ほかにも地域の医師，看護師，健康運動指導士，心理相談員などが連携して指導・助言をしてゆくように体制づくりが進んでいる．しかし食生活改善への取組みは活動の最前線に立つ栄養士個人の職業的使命感と努力に負うところが多く，それだけに栄養士が活動プログラムどおりに作業を進めるのは並大抵の苦労ではないと思われる．幸いにして今日では行政の活動への協力体制も充実してきており，各地で成功例も多く見られることから，今後の保健センター

の活動に大きな期待が寄せられている．

3.1.7 栄養行政組織と役割分担

栄養行政組織と役割分担についてまとめると，以下のようになる．

国家：厚生労働省	健康増進法，栄養士法を所管する
内閣府	国民消費生活の検討，自衛隊員の給食
文部科学省	食料資源関係，学校給食，学校における栄養教育
農林水産省	食糧生産指導，農民の生活指導，共同炊事
国土交通省	船舶，鉄道施設給食
都道府県庁：	県全体の計画策定，国・市町村・各種団体との連絡調整
	事業実施へ向けての条件整備，保健所職員などの教育研修
保健所：	①地域保健栄養体制の整備
	②市町村の援助
	③専門的技術的広域的栄養指導
	④給食施設への指導（栄養管理指導，健康づくりの啓発普及，組織育成など）
	⑤栄養関連企業等への指導
	⑥人材育成
市町村自治体：	住民の健康の保持増進についての業務
	①市町村栄養改善対策の企画，立案
	②医療・福祉関係機関等の連携，協力体制への整備
	③一般的栄養相談（母子，学童，思春期，成人，老人）
	④住民の健康づくり指導
	⑤地区組織育成
	⑥啓発普及
	⑦人材育成・活用

3.2　運営面のアセスメント

3.2.1　時間，人的資源，予算

　活動期間の設定は，改善計画案にそって長期，中期，短期の計画それぞれに見合った時間の配分を行った上で総合的に必要とされる時間を予測して決定する．このとき活動の成果を急ぐような無理な時間取りをしないことが肝心である．活動を進めるにあたっては，予算を含め可能な限り十分に余裕のある時間配分をする．

　次に活動の成否に大きな影響を与えるのが，スタッフの確保である．理想的には公衆栄養の指導を行う専従チームを保健センター内に編成し，さらにサポートチームとして外部の組織や人材を活用することが望ましい形といえる．いずれにしても保健センターのスタッフが活動の中心になり，活動の目的自体がプロジェクトの性格を帯びているので，専任スタッフとして活動の全体を見通せるチームのまとめ役となる総合プロデューサー的立場の人材はぜひ確保したい．まとめ役は活動全般にわたり予算，人事，進行状況など総合的なスケジュール管理をおもな仕事とする．

　また地域の実態調査に携わるスタッフとして，外部からマーケティングリサーチ（市場調査）の専門会社に参加してもらうのも効率的である．専門会社には活動の目的と調査地

域，調査費用の総額など活動の概要について事前にオリエンテーション（ブリーフィング）をしておけば，目的にそった正確なデータを集めることができる．もちろん，自分たちで調査が可能ならば，外部スタッフを使う必要はない．調査データの基本的な分析は調査専門会社で行うが，診断には調査専門会社，医師，健康・栄養の専門家および栄養士などスタッフ全員が参加して行う．

そのためにも，栄養指導をする側と地域住民との間に立って活動に協力する地域のリーダー役は欠かせない存在である．市民活動など住民参加を前提にした活動でよくいわれることだが，リーダー役の条件としては地域住民に信頼のある人，責任感の強い人，ボランティア活動に理解のある人，実行力のある人，寛容で人柄のよい人，自治体や関係機関と連携がよくできる人など，人間的に高い指導力をもつ人材があげられる．このような人材に恵まれることが，活動を成功に導くもととなる．また地域からのボランティアの参加は，活動を円滑にする潤滑油になる．リーダー役やボランティアの人を公募する方法もあるが，調査段階からリーダー役の人，ボランティアの人とそれとなく目星を付けておくことがよいだろう．

また自治体からの協力スタッフには，主として進行状況を見ながら活動をスムーズに進めるための事務関連業務でバックアップをしてもらう．その他活動の規模と内容によって，歯科衛生士，看護師，保健師など必要に応じたスタッフ編成を行う．

予算作成は項目別に金額の大きい順に人件費，外部委託調査費，教育教材費，備品購入費（事務用品，検診用器材関連など），設備・施設使用料，広報費，交通費，雑費など活動にとって必要なものすべてを計上する．ただし，計上した金額がすべて承認されるとは限らないのが予算なので，最も効率のよい予算組みを考えることが活動を成功に導く近道である．

3.2.2 実施の障害となる要因

社会は，異なる価値観をもつ人たちにより構成されている．栄養指導の対象が個人であれ，集団であれその地域に住む人それぞれがもつ価値観の違いで考え方も行動も大きく違ってくる．活動が開始されて最初にあたる大きな壁は地域の組織化を進める段階で起こる，住民とのコミュニケーションの難しさであろう．対象となる地域の住民が共通の問題認識をもっている場合は住民の理解も比較的得られやすいが，問題が複数存在する地域での組織化には相当のエネルギーが必要とされる．とくに不特定多数の人を対象にする場合は，前もって問題の整理をしておく．問題の本質を十分に咀嚼した上で，問題の共通性，重要性，緊急性を見きわめてどこから手をつけるかを考える．

次に，住民とのコミュニケーション（対話）の採り方である．ことばだけで人の気持ちを動かすことはできない．コミュニケーションとは単に相手とことばを交わすことではなく，ことばを通して相手の心と触れ合う行為のことで，人は心が触れ合うことで互いに理解し合い信頼感をもつようになる．それには何よりもまず相手の話をよく聞くことである．住民一人一人の声をじっくり聞くだけの気持ちの余裕をもちたいものである．住民とのコミ

ユニケーションで問題の本質を正確に捉えることができれば，活動の目的はほとんど達成されるものと思われる．

3.3 政策面のアセスメント

3.3.1 政策，法規，行政機関

(1) 健康・栄養政策の評価

健康・栄養行政は，国民の健康増進・栄養改善活動を図るための行政であり，人生80年あるいは85年時代といわれる長寿社会の生活の質(QOL)を高めるためにきわめて重要である．行政施策は広範に及ぶが，最近の健康増進行政の柱となる健康日本21について例示する．

健康日本21では，栄養・食生活を始めとする九つの分野について70項目の目標管理型の計画を立案し，国・地方自治体をあげて目標達成に向けた組織的努力と活動が行われている．これからの行政施策は健康日本21に限らず，政策の目的・目標を明示し，目標値を設定し，達成度の評価と問題点の軌道修正により最適な計画を策定することが重要である．

(2) 健康・栄養関係法規

(a) **健康増進法**(平成14年8月2日，法律第301号)

2002(平成14)年8月，時代の変化を踏まえて栄養改善法は廃止され，新たに健康増進法が制定された．栄養改善法に規定されていた主要事項は，健康増進法に引き継がれている．

〈規定するおもな項目〉

ア．国民・国及び地方公共団体・健康増進事業実施者の責務．
イ．都道府県健康増進計画等．
ウ．健康診査の実施等に関する指針．
エ．国民健康・栄養調査の実施．
オ．市町村における生活習慣相談等の実施．
カ．都道府県による専門的栄養指導，その他の保健指導の実施．
キ．栄養指導員．
ク．特定給食施設における栄養管理．
ケ．特別用途表示及び栄養表示基準．
コ．雑則．
サ．罰則．

(b) **栄養士法**(昭和22年12月29日，法律第245号)

1947(昭和22)年に制定された栄養士に関する身分法である．2000(平成12)年4月の改正で，管理栄養士業務に傷病者の療養のための栄養指導を位置付けるとともに，管理栄養

士資格を登録から免許制に改め，さらに管理栄養士国家試験受験資格の見直しをした．

栄養士法に規定するおもな内容は，図3-2のとおりである．

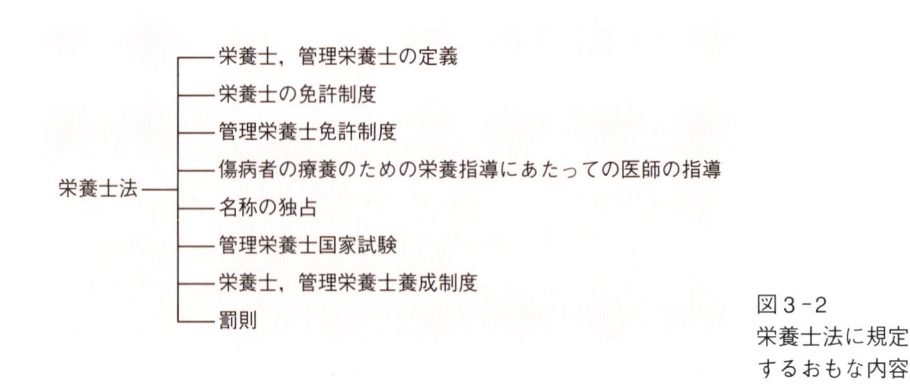

栄養士法
- 栄養士, 管理栄養士の定義
- 栄養士の免許制度
- 管理栄養士免許制度
- 傷病者の療養のための栄養指導にあたっての医師の指導
- 名称の独占
- 管理栄養士国家試験
- 栄養士, 管理栄養士養成制度
- 罰則

図3-2 栄養士法に規定するおもな内容

(3) 国の健康・栄養行政組織

(a) 厚生労働省の行政組織

国の健康・栄養行政の中心は，健康増進法と栄養士法を所管する**厚生労働省**である（平成13年1月から国の行政組織の改編により，厚生省は厚生労働省となった）．公衆栄養行政を担当するのは，厚生労働省健康局総務課生活習慣病対策室である．

生活習慣病対策室の所管業務は，厚生労働省組織規則により，① 国民の健康の増進及び栄養の改善並びに生活習慣病に関すること，② 食生活の指導に関すること，③ 衛生教育に関すること，④ 栄養士・管理栄養士及び調理師に関することが規定されている．

健康増進法に規定する特別用途表示，加工食品の栄養表示基準，特定保健用食品などについては，医薬食品局食品安全部新開発食品保健対策室が所管している．

このほか，厚生労働省健康局国立病院部は，国立病院や療養所の給食指導を，雇用均等・児童家庭局では，社会福祉施設，児童福祉施設の給食指導を所管している．

次に，健康増進・栄養改善の重要事項を審議する機関として**厚生科学審議会**（平成12年末までは公衆衛生審議会）が設置されている．

また，**(独)国立健康・栄養研究所**では，健康増進や栄養に関する研究を，**国立保健医療科学院**では，保健所などの行政機関に働く管理栄養士等の再教育訓練を行っている．

(b) 厚生労働省以外の各省の栄養関係行政

厚生労働省以外の関係省庁の関連行政として，内閣府では**食育基本法，食品安全基本法に基づく「食品安全委員会」**を所管し，食育や食品安全行政を関係省庁と連携して実施している．また学校給食については文部科学省，矯正施設の給食については法務省，自衛隊給食については防衛省というように，関係省庁にまたがっている．その他，食料政策や農山漁村の生活改善事業は農林水産省，食料資源の問題や日本食品標準成分表の作成・改訂などの基礎研究は，文部科学省が所管している．

平成21年9月に消費者庁が発足し，食品等の表示規制にかかわる事務を一元的に所管している．ただし，食品等の表示基準を定めるときは厚生労働大臣との協議，特別用途食品の表示許可・承認については，厚生労働大臣の意見を求めるとされた．

　このように健康・栄養行政は各省庁にまたがっているが，縦割行政でなく相互の連携が重要である．2000（平成12）年には文部科学省，厚生労働省，農林水産省が合同して食生活指針を策定している．また食品安全基本法の制定もあって食品の安全・安心問題については，厚労省，農水省および内閣府の連携が強化されてきたことは望ましいことである．

3.3.2　現行関連計画との調整

健康・栄養行政として行われている，公衆栄養プログラムに関連する厚生労働省関連の重要施策について述べる．

(1) 健康日本21（21世紀の国民健康づくり運動）

　21世紀の国民健康づくり運動（第三次国民健康づくり運動）として，健康日本21が2000（平成12）年度から始まっている．これは，疾病の早期発見，早期治療といった二次予防から，健康増進，食環境，生活環境を改善して疾病を予防する一次予防を通してQOLの向上，健康寿命の延伸を図るもので，栄養・食生活を始めとする九つの分野を設け，それぞれの項目ごとに改善目標値を設定して，国民運動としてその達成を期そうとするものである．

　事業推進にあたっては，関係省庁，都道府県，市町村，関係団体などの関係者の協力のもと，2010年までに改善すべき目標値を設定して改善を図るものである．各都道府県，市町村などの地方自治体ではそれぞれの地域性にそった目標設定のもとに実施されている．健康日本21は九つの分野と広範に渡るが，全体を総括すると，図3-3のように生活習慣の改善→危険因子の低減→検診等の充実→疾病等の減少となる．

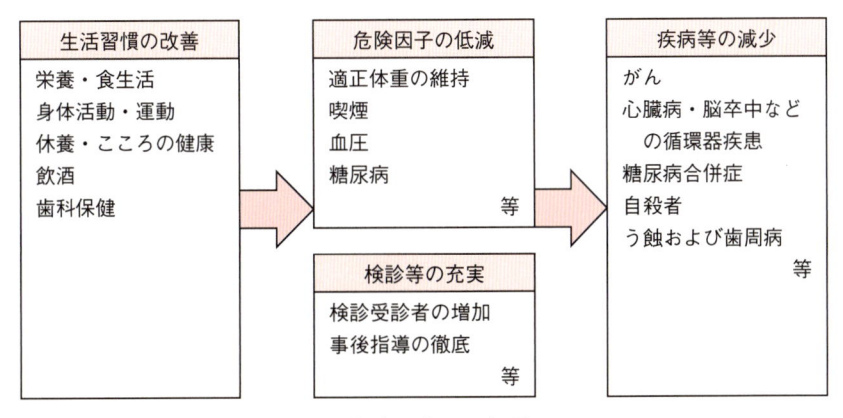

生活習慣の改善	危険因子の低減	疾病等の減少
栄養・食生活 身体活動・運動 休養・こころの健康 飲酒 歯科保健	適正体重の維持 喫煙 血圧 糖尿病 　　　　等	がん 心臓病・脳卒中などの循環器疾患 糖尿病合併症 自殺者 う蝕および歯周病 　　　　等
	検診等の充実	
	検診受診者の増加 事後指導の徹底 　　　　等	

図3-3　健康日本21の概要
資料：「平成12年版厚生白書」．

　2005（平成17）年には中間評価が行われているが，中年男性の肥満の増加，若い女性のやせすぎ，歩数の減少などが問題となっている．

(2) 高齢者の医療の確保に関する法律（平成18年に老人保健法を改正）

昭和57年に制定された老人保健法により実施されてきた医療等以外の保健事業については，平成18年の医療制度改革において，老人保健法を「高齢者の医療の確保に関する法律」に改正したことに伴い，生活習慣病予防の取組みについては平成20年度から，基本健康診査等について，

① 40歳から74歳までの者については，高齢者医療確保法に基づく特定健康診査および特定保健指導として，医療保険者にその実施を義務付ける．

② 75歳以上の者については，後期高齢者医療広域連合に努力義務が課せられている保健事業の一環として健康診査を実施する．

③ これまで老人保健事業として実施してきた歯周疾患検診，骨粗鬆症検診等については，平成20年度から健康増進法に基づく事業として，市町村が引き続き実施することとされた．

医療保険者が実施する特定健康診査・特定保健指導では，血圧・血糖・脂質等に関する健康診査の結果から生活習慣の改善がとくに必要な者を選定して，医師，保健師，管理栄養士等が生活習慣の改善のための保健指導を実施することにより，生活習慣病の予防，医療費の適正化に努めることとされている．特定保健指導では，腹囲の測定結果，血圧，血糖，脂質等の脳・心臓疾患のリスク要因の重複の程度に応じて動機付け支援，積極的支援が行われている．

(3) 市町村の健康増進事業

市町村では，医療保険者が実施する事業以外の歯周病検診，骨粗鬆症検診，肝炎ウイルス検診，健康手帳の交付，健康教育，健康相談，機能訓練，訪問指導，がん検診等の事業を健康増進法の規定に基づき実施している．

(4) 健やか親子21

厚生労働省では，21世紀の母子保健に関わる国民運動計画として健やか親子21計画を2000（平成12）年11月に策定した．健やか親子21は，21世紀の母子保健への取組みの方向性を示すと同時に目標値を設定して，関係機関と団体が一体となって推進する国民運動であり，次の四つの柱からなっている（表3-4）．

表3-4　健やか親子21の課題

① 思春期の保健対策の強化と健康教育の推進．
② 妊娠・出産に関する安全性と快適さの確保と不妊への支援．
③ 小児保健医療水準を維持・向上させるための環境整備．
④ 子どもの心の安らかな発達の促進と育児不安の軽減．

資料：厚生省「健やか親子21検討会報告書」．

健やか親子21では，その基本理念をヘルスプロモーションに置いている．図3-4は従来の健康教育の考え方と，ヘルスプロモーションの考え方の違いを示したものである．

従来の健康教育は「安全な妊娠，出産と正しい育児」を目指して，専門家が手とり足とり

指導するという形であったが，ヘルスプロモーションの考え方は，妊娠・出産や育児を通して人間として成長しながら，親子が豊かな人生を送れるように「子どもの育ち」に関して個々の親子を支援するとともに，地域・社会の人びとが一緒に「子どもの育ち」の玉を押せるように支援し，さらに坂道の傾斜をゆるやかにしようとするものである（図 3-4）．そのためにも，健康づくりを支援する環境づくりを大切にしたい．平成 18 年には中間評価が行われている．

(4) 医療保険者への健診・保健指導の義務づけ

健康保険法，医療法等の改正で 2008（平成 20）年度から 40～74 歳を対象に生活習慣病に着目した健診・保健指導が義務づけられ，予防を中心に国民医療費の適正化を図るとしている．保健指導は保健師と管理栄養士が連携して当たり，平成 20～27 年度までに糖尿病の有病者・予備軍の 25％減少を目指している．

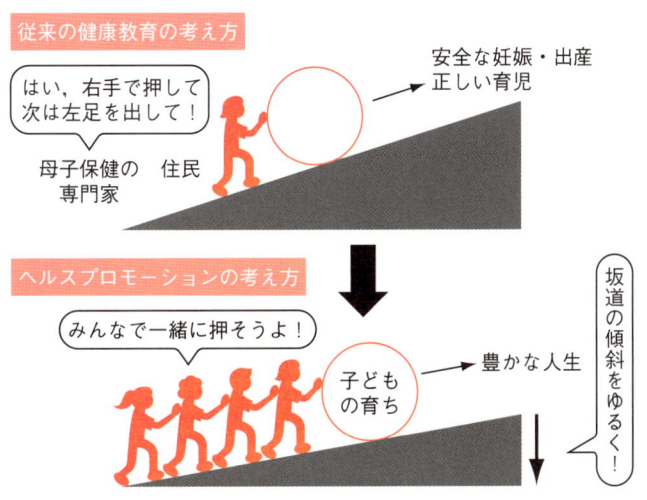

図 3-4　母子保健分野における従来の健康教育とヘルスプロモーションの考え方
資料：厚生省「健やか親子21検討会報告書」．

3.3.3　各種制度による保健事業との調整

健康増進法，高齢者の医療の確保に関する法律，母子保健法などの法律に基づく事業は，単独に行われる場合も多いが，関係する保健事業と連携を密にして取り組むことが重要である．

わが国の行政施策を見ると，従来は保健・医療・福祉の施策がそれぞれ独立した目的をもって実施され，相互の連携・協力が十分成されていない状態であった．しかし，最近は少子高齢化の急速な進展，要介護高齢者の増加，医療費の増大，生活習慣病など慢性疾患の増加，食の安全・安心への国民の関心の高まりなど，国民のニーズはますます多様化し，総合的，包括的施策の必要性が高まっている．

1994（平成 6）年 12 月には「地域保健対策の推進に関する基本的指針について」（厚生省告

示第374号)が出されているが，これは今後の保健・医療・福祉・介護の連携を踏まえた公衆栄養活動の指針を示すものである．さらに，同告示では保健・医療・福祉の下での最適なサービスを総合的に提供する必要性が示されている．

介護問題については，1995(平成7)年に**新ゴールドプラン**が策定され，医療と保健サービスが一体となった総合的な介護システムの構築と公的保険制度の創設が課題となり，1997(平成9)年に**介護保険法**が成立している．2000(平成12)年からはゴールドプラン21が策定され，活力ある高齢者像の構築を目指している．

2005(平成17)年に介護保険法の一部改正など介護保険制度の見直しが進められ，介護予防に重点が置かれた．これに伴い，同年10月から，食事に関する部分は自己負担が導入され栄養管理は保険給付の対象となるが，その業務は従来の栄養管理業務ではなく，管理栄養士による**栄養ケア・マネジメント**が適切に行われている場合に限ることとされた．したがって，管理栄養士の業務についても従来の食事サービスに加え，個々人に合った適正な栄養管理として栄養ケア・マネジメントが適切に行われていることが必要となっている．

3.3.4 既存公衆栄養プログラムとの調整

行政施策として取り上げられている公衆栄養プログラムにはいくつかの施策があるが，新規の事業を立ち上げる場合は，既存のプログラムとの調整が大切である．

地域社会の組織から考えると，保健所・市町村など公的な立場で取り上げられている諸活動と，私的な民間組織活動，ボランティア的諸活動，NPO組織活動などが，組織的に結合したsocial actionとしての公衆栄養活動組織を整えたい．

そのためにも，保健所栄養士，市町村栄養士，地域内の在宅活動栄養士は相互連携のもとに，活動推進協議会などをもって，地域のニーズにそった活動を展開したい．

3.4 計画書の作成

地域公衆栄養活動の計画案が具体的になってきたら，計画書の作成が必要となる．計画書の出来・不出来がその後の事業の推進・成果に大きな影響を与えることになる．

次に，計画書に盛り込むべき必要事項をあげる．

(1) 地域の実態調査(地区診断)

地域の公衆栄養活動計画を考えるにあたっては，地域の特性と，実情をよく知り，地域の保健・医療・福祉の需要，栄養改善のニーズを把握する必要がある．そのためには，まず地域の実態調査(地区診断)を行う必要があるが，どんな調査を行うかまず検討する．

(2) 問題点の発見・診断

調査結果から地域の健康づくり，栄養改善の障害となっている問題点を発見する．そして，その原因や背景要因を分析して対策を見出す手段について検討する．

(3) 目標の設定と計画の樹立

　実態調査の結果と問題点を十分勘案して，活動目標と活動テーマを決定する．計画を立てるにあたっては，目標の緊急性，重要性を勘案して長期計画，短期計画別に，表3-5に示す必要な条件整備に掲げる事項を参酌のうえ実施計画を策定する．

　取り組むべき活動テーマとしては，健康増進・食生活改善，食育実践活動，体力づくり，生活習慣病予防などで，地域のニーズにそって検討する．

表3-5　公衆栄養活動を実施する上で必要な条件整備

① 人的資源：健診スタッフ，教育スタッフ，地域のリーダー，ボランティア（食生活改善推進員など）などヒューマンパワーの確保．
② 物的資源：施設，栄養教育施設，教育教材，健診器材，検査機関などの協力．
③ 予算：人件費，物的資源の確保，会場費，交通費などを考慮して予算を立案．
④ 活動方法：調査活動，指導活動，教育活動などの活動．
⑤ 組織の運営：活動の実施にあたり，各専門家の役割分担，活動の手順，時間の配分，指導内容の確認など，活動に参加するスタッフの組織の運営と総括．

(4) 組織づくりの方法の検討

　組織づくりに必要な課題として，

① **社会資源の把握**：公衆栄養活動に関係する社会資源として，どの組織と共同体制をとるか検討する．
② **コミュニティの活用**：町内会，婦人会などの地縁的社会活動，スポーツや趣味のサークル，団地自治会などとの連携を検討する．
③ **リーダーの確保**：地域活動の成功のカギの一つは，熱意あるリーダーの確保である．
④ **自主活動の勧め**：地域活動の主体はあくまでも住民である．活動の企画には住民の意志が反映されるように図る．
⑤ **住民への動機付け**：住民が問題意識をもって，実践活動ができるような動機付けの方策を考える．
⑥ **改善活動計画と実践**：地域の保健・医療・福祉上の問題点と，影響する諸要因の分析検討の結果をもとに，関係機関や，団体などが参加する共同計画方式によって総合的な改善策を立てて実行する．

3.5　目標設定と指導カリキュラム

3.5.1　短期・中期・長期目標設定

　栄養実態の調査によって発見された問題点を，地域の課題として捉えその解決に向けて活動目標（テーマ）を設定する．目標の設定にあたっては，従来から情報を整理するときに使われている5W1Hの手法を用いると作業が容易である．「どこの(where)」，「誰が(who)」，「何を(what)」，「いつ(when)」，「なぜ(why)」，「どのように(how)」変えるのかを明確にする．ここでは「何を(what)，なぜ(why)」変えるのかが活動のテーマにあたる

項目で，**長期目標**に該当する．

　中期目標には「いつ(when)，どのように(how)」変える必要があるのかが該当する項目であり，**短期目標**となる項目には「どこの(where)」，「誰(who)」を変えるのかが該当する．また活動全体を一つの作戦に見立てて軍事用語の戦略，戦術，戦闘に各項目をあてはめて見る方法もある．活動を軍事作戦にたとえることで活動のスタートから終結まで活動全体を立体的に捉えることが容易となり，活動の経過状況を時間的に推論することが可能となる．

戦　略	長期目標 （テーマ）	「何を(what)，なぜ(why)」変えるのか
戦　術	中期目標 （栄養改善計画）	「いつ(when)，どのように(how)」変えるのか
戦　闘	短期目標 （活動計画）	「どこの(where)」，「誰(who)」を変えるのか

　戦略(strategy)とは，活動の目的を象徴的に表現することで活動の方向を示すもとになるものである．地域の栄養課題を解決するためには，地域の栄養環境をなぜ変えるのがいいのか，を明白にすることで長期目標としてのテーマを提供する．

　戦術とは，活動の最終目的であるテーマを実現するために改善しなければならない条件を洗い出し，活動方針を明確にするものである．地域の栄養環境をいつ，どのように変える必要があるのかを考えて，改善しなければならない条件を正確に把握することは，高度な戦術から生み出されるもので，時間経過からいうと中期目標になる．

　戦闘とは，中期目標である改善しなければならない条件を具体化するために使われる手段・手法である．短期目標となる，どこの誰に対して行動を開始するかを整理したものである．

3.5.2　指導カリキュラムの作成

　目標が決まれば，次は指導カリキュラムの作成となる．カリキュラムの作成にあたって注意することは，あくまでも地域の食生活から派生した課題解決が栄養教育のベースになっていることである．したがって，カリキュラムの内容は指導対象の実生活からかけ離れたものにならないように留意して作成する．

(1) カリキュラム作成の留意点
- カリキュラムの内容は，地域の食習慣上の課題を解決することに視点を置く．
- 指導対象の実生活に合わせた実行可能な内容にする．
- 地域の調査データに基づいた具体性の高いものにする．
- 短期・中期・長期目標を通して一貫性のあるものにする．

(2) 一般的な栄養教育の内容
- 健康上の課題
    血管障害や心疾患など，生活習慣病の予防．がんと食事の関係．自分の健康目標づ

くり．
・栄養知識の向上
　栄養素の働き．新しい食品や輸入食品の動向．
・日常の食生活の知識と技術の向上
　食塩や脂肪のバランスを考えた献立．適正な食事計画．食文化や産物を活かした調理技術の指導．
・流通食品に関する知識
　食品の鮮度と賞味期限・消費期限の問題．むだのない食品購入．

予想問題

1　健康増進法に規定する項目についての記述である．正しいものの組合せはどれか．
　a．国民健康・栄養調査の実施．
　b．集団給食施設における栄養管理．
　c．特別用途食品の表示及び栄養表示基準．
　d．食品の安全，安心．
　e．健康日本21の数値目標の設定．
　（1）aとc　　（2）aとb　　（3）bとd　　（4）bとe　　（5）cとd

2　栄養行政の組織と業務についての記述である．正しいものの組合せはどれか．
　a．五訂増補日本食品標準成分表は厚生労働省が取りまとめて公表している．
　b．独立行政法人国立健康栄養研究所は，国民健康・栄養調査成績の分析・解析にあたっている．
　c．栄養行政は，基本的には厚生労働省→都道府県衛生主管部局→市町村といった体系のもとに推進されている．
　d．市町村に配置されている管理栄養士の業務の一つとして，特定給食施設への指導・助言がある．
　e．外食料理の栄養成分表示の指導は，市町村が行う公衆栄養活動の一つである．
　（1）aとc　　（2）aとb　　（3）bとc　　（4）bとe　　（5）cとe

3　地域公衆栄養活動における，組織づくりの方法についての記述である．正しいものの組合せはどれか．
　a．社会資源の把握とその活用・共同体制の確保．
　b．自主活動であるので，行政機関からの指導や助言は必要ない．
　c．リーダーはメンバーを指導したり，命令することで事業が円滑に実施できる．
　d．住民への動機付けによる問題意識の昂揚が大切．
　e．組織のコーディネーターは医師であることが望ましい．
　（1）aとc　　（2）aとd　　（3）bとd　　（4）bとe　　（5）cとe

4章 公衆栄養プログラムの実施

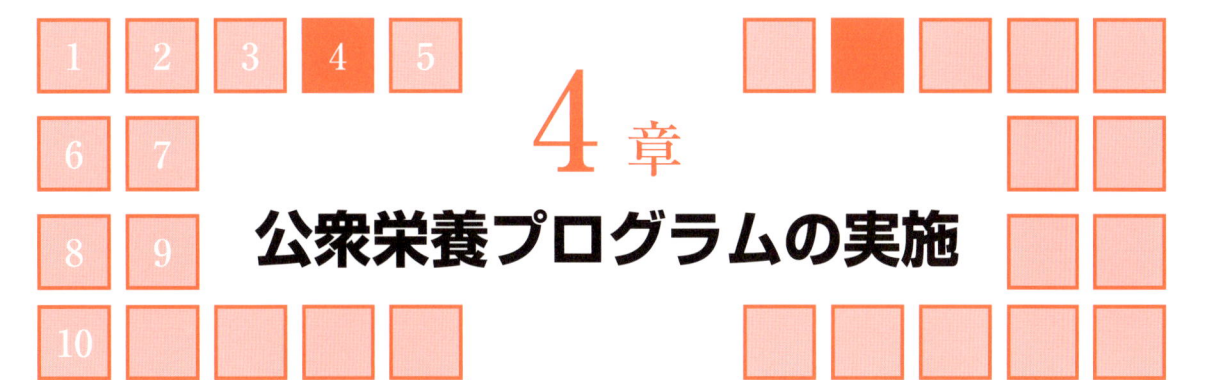

4.1 地域社会資源の管理

4.1.1 人的資源の発掘，予算の確保

　公衆栄養プログラムの実施にあたって必要なことは，直接事業に携わるスタッフの発掘とそれに伴う予算の確保にある．活動の内容と事業の規模によってはスタッフの人数や職種に違いがあるが，基本的には専任スタッフとして事業に携わる栄養士を中心とする教育スタッフ，医師による検診スタッフと，準専任スタッフとして必要に応じて参加可能なデータや情報収集のための調査スタッフで編成される．なおスタッフの編成にあたっては，活動全般にわたり人事，予算，進行状況など総合的なスケジュール管理をするチームリーダーが必要となる．とくにリーダーは専任スタッフとして参加することが条件である．

　地域の実態調査はマーケティングリサーチ（市場調査）の専門会社に依頼するのが効率的だが，専任スタッフで調査できるなら，外部スタッフに依頼する必要はない．また関連自治体からの準専任スタッフには進行状況に合わせて活動をスムーズに進めるための事務関連業務でバックアップをしてもらうようにする．ほかに住民の中から地域のリーダーとして組織づくりや住民側に立って活動に協力できるパイプ役を探し出す．地域のリーダーが事業の行方に大きな影響を与えることがあるからである．さらに活動に協力できるボランティアを募集するとよい．ただし地域のリーダー，ボランティアともに無報酬での協力を押し付けるのではなく，予算の許す範囲内での報酬を用意する．そのほかに活動の規模と内容，進行状況によって歯科衛生士，看護士，保健師などをスタッフ編成として考慮しておくことが大切である．予算の作成は項目別に金額の大きい順に人件費，外部委託調査費，教育教材費，備品購入費（事務用品，検診用器材関連など），設備・施設使用料，広報費，交通費，雑費など，活動に必要なものをすべて計上する．ただし計上した金額がすべて額面どおりに承認されるとは限らないので，最も効率のよい予算編成を考えて活動を成功に導くようにする．公衆栄養プログラム計画を立案する際の条件を表4-1に示す．

表4-1 事業計画立案の条件

人的資源	チームのまとめ役, 教育スタッフ, 検診スタッフ, 地域のリーダー, ボランティア
物的資源	施設, 教育教材, 検診器材, 検査機関などの協力
予算	人件費, 調査費, 備品などの購入および設備・施設使用料, 交通費など
活動方法	個別指導, 集団指導, 教育活動
運営方法	役割分担, 予算配分, 時間配分, 指導内容および指導方法, 活動の手順確認

4.1.2 連携

　実際に栄養の指導・教育活動が展開される段階では、保健所と連携しながら市町村保健センターあるいは保健センターに所属する栄養士を中心に編成されたチームによって進められるのが一般的だが、事業の性格上欠かせないのが関連機関および外部スタッフとの緊密な連携作業である。活動を始める際には、調査会社が行う地域栄養の実態調査が活動の方向を決定する重要な役目を担う。また医師や看護師など地域の保健医療従事者による地域住民の健康・医療アドバイスや医療処置・指導などは、栄養改善の経過観察と並行して進められる。

　地方自治体の事業関連部署とは、事業の計画段階から共同作業に入るのが理想的である。とくに活動を進める段階でチームの事務能力を超える事態が発生することもあり、行政的な判断や処理が求められることも予想される。一方、有意な人材の活用は活動を支障なく進める上で必要不可欠である。健康・栄養の専門家の意見やアドバイスは、活動の道筋を示す貴重な指針となり、さらにオピニオンリーダーとしても自身のもつコミュニケーション力を通じて地域住民に与える影響力ははかり知れないものがある。

　ボランティアは活動に強い関心と理解をもった人たちなので、ぜひスタッフの一員に加えたい人材である。地域住民の中から選ばれた、信頼されるリーダーシップをもった人材の起用は見逃せない。

　活動の中心になる市町村保健センターでは健康づくり事業の一環として、栄養士の指導のもとに生活習慣病など疾病予防の教育が進められている。職員は保健師、栄養士、歯科衛生士、事務職で構成されるのが一般だが、ほかに地域の医師、看護師、健康運動指導士、心理相談員などが連携して指導と助言をしてゆくように体制づくりが進んでいる。

　連携機関と人材については表4-2に、関連機関の連携については図4-1に示す。

表4-2 連携機関と人材

市町村保健センター	まとめ役, 栄養士, 保健師, 歯科衛生士, 事務
保健所	市町村の援助, 専門的・技術的・広域的栄養指導
地方自治体	事業関連部署
保健医療従事者	地域の医師, 看護師, 健康運動指導士, 心理相談員
調査会社	地域の栄養調査
健康・栄養専門家	アドバイザー・オピニオンリーダー
ボランティア	
地域のリーダー	

```
        保健所
地方自治体    市町村保健センター    保健・医療従事者
調査会社                          健康・栄養の専門家
   ボランティア   住 民   地域のリーダー
               組織化
              指導・教育
```

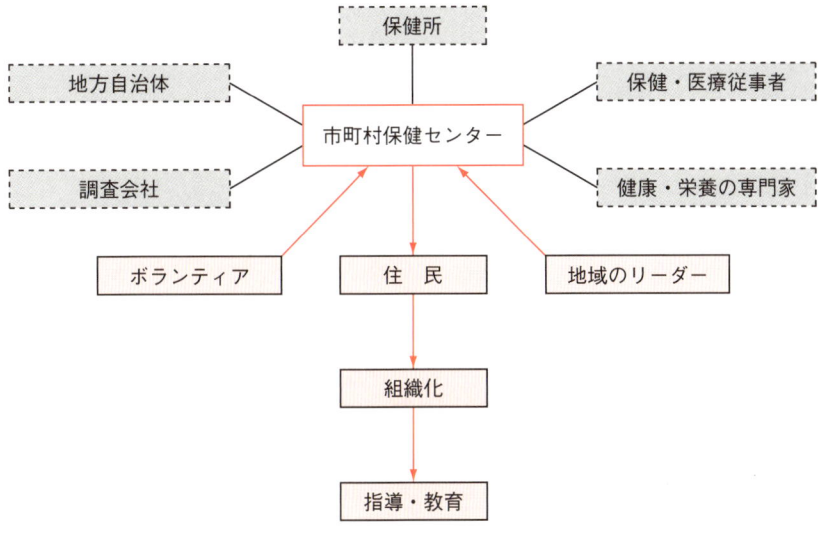

図 4-1　関連機関等の連携図

4.2　コミュニケーションの管理

4.2.1　高度情報化社会

　マスメディア（テレビ，ラジオ，新聞，雑誌）の著しい発達によって日々膨大な量の情報が流れるようになった日本の社会は，長い間情報化社会とよばれてきた．日常生活に情報が有効な生活手段として取り入れられ，人びとの生活圏は大きく広がり，便利で豊かな生活と効率的なライフスタイルを人びとにもたらした．

　いまでは情報は社会の中をメディアという血管を通って流れる血液と同様の必須の存在になり，もはや情報なしには 1 日たりとも健全な生活を営むことは難しい．

　さらには国家，地域社会，自治体，企業などの組織体に至るまで情報によって行動が左右されるようになった．21 世紀に入りコンピュータの発達が光ファイバーやLSI（大規模集積回路）など情報の新しい伝達技術を生み出し，日本社会はさらに一段階上の高度情報化社会へと進化した．メディアも一方向（ライナー）からのみ情報を送り出す従来のマスメディアに対して，インターネットを使って同時に文字，映像，音声を相互にやり取りできる双方向性（インターラクティブ）の機能をもったパソコンや携帯電話などのマルチメディアが，コミュニケーションの中心に登場した．

4.2.2　メディアと情報

　メディアにはそれぞれ特性がある．新聞や雑誌などの印刷メディアは，保存しておいて何度でも読み返せるという反復効果が特性の一つである．電波メディアの中のテレビには，映像を使って視覚と聴覚に訴えることで印象に強く残る効果がある．ラジオは聴覚を通して自在にイメージできるのが特性の一つである．マルチメディアの特性は，インターネッ

トからの情報がいつでもどこでも見たいときに見られるオンデマンド機能にある．情報の送り手がどのメディアを利用するかは，情報の送り手の自由意思によって決められる．しかし情報は送り出しさえすれば聞いてくれる，見てくれるというものではない．まして高度情報化社会の中で情報はあふれ返っている．人びとは自分にとって有用な情報だけを賢く選択するようになった．

　一方情報過多に慣れすぎて，とくに行政情報に関心のない人が増えてきている．情報を埋没させないためにも，情報の送り手は，情報の受け手がどこの誰なのかを正確に把握した上で，受け取りやすいように情報を加工して，受け手の接触率が最も高いメディアを選択する．

4.2.3　コミュニケーションとプレゼンテーション

　人は言葉を使い，心で生きている．真のコミュニケーション（対話）とは単に言葉を交わすだけでなく，互いに相手の気持ちを思いやり，相手の懐に飛び込む勇気があって初めて通じ合うのである．情報も同じことで，情報を発信すれば通じるというものではない．最も大切なことは情報の真意を伝え，それを相手に理解してもらうことである．それにはまず情報の送り手が己の心を開き，さらに相手の心に触れることで本当の意味での意思の疎通が成り立つのである．

　プレゼンテーションとは，自分の意見や提案を情報として発表することで相手の理解を得ることである．本来プレゼントには贈る人の心を贈るという意味がこめられているように，どんなに素晴らしい情報でも送り手の心のこもっていないものでは相手の琴線に触れることはない．とくにプレゼンテーションでは，情報に己の心を添えて発表する気持ちがなければ到底相手に受け入れてもらえない．一対一の対話から大勢を前に行うプレゼンテーションに至るまで，言葉だけでは決して人の心まで動かすことができない．とくに初対面では，互いの心に触れ合うことなしには安心感も親近感も生まれてこない．何よりも伝えたいという強い気持ちが，相手の心を打つ．そのためには，まず自分の心を開き，相手の心を開くことである．その意味でコミュニケーションやプレゼンテーションには，話術上のテクニックが必要である．

4.2.4　プレゼンテーションのためのテクニック

　高度情報化社会では，高い価値をもつ情報ほど評価される．21世紀は情報化がますます高度化され，個人も情報の対象として社会に組み込まれてゆく．個人にとってもプレゼンテーションの必要性が高まり，意見や提案をすることがいっそう求められるようになる．21世紀は自分の意思を表現することで，社会的に評価される時代なのである．したがって，これからは情報整理だけでなく情報を発信し，人前で発表する能力が要求される．

　以下のプレゼンテーションのためのテクニックは，筆者が広告会社に在職中にスポンサー（得意先）やテレビ局（媒体社）などに企画案を提出する際に，社内で事前のリハーサルを行ったときに，プレゼンテーションを少しでも有利に運ぶためのテクニックとして利用したものである．心理面に重点を置いて整理したもので，コミュニケーション（対話）やプレ

ゼンテーションの際に活用していただきたい．さらに興味のある方には，田村　尚氏の著作「プレゼンテーションの技術」*をお薦めする．

【プレゼンテーションテクニック】

① プレゼンテーションはコミュニケーション（対話）から始まる．

　対話に必要なのは，相手の心のうちを読み取り，相手の懐に飛び込むことで安心感を与え，自分の伝えることを理解してもらうことである．

② 言葉だけで人の気もちは動かない．

　人の気もちを動かすには言葉以上に伝える側の気もちが大切である．相手の心に響く己の心の響きが人を動かす原動力になる．

③ プレゼンテーションは全身を使って行う．

　身ぶりや豊かな表情を交えると，話の内容が言葉で聞く以上によく理解できる．人は相手の身ぶり，手ぶり，顔の表情など全身の動きを見ながら話の真意を読み取ろうとする．熱意の感じられる動きは相手を引きこむ力がある．

④ プレゼンテーションには自信をもって臨む．

　自信に満ちた態度に引き付けられる経験をした人は多い．プレゼンテーションを成功させる絶対条件は自信のある態度である．

⑤ 情報を的確に表現する．

　話す内容（情報）を前もって整理し，原稿なしでも完璧に話せるようにしておく．事前の準備が完全であれば，それは自信になる．

⑥ 許す限りリハーサルを繰り返し行う．

　人前で話すことは緊張感を伴うものである．緊張感から開放されるコツは，事前に行うリハーサルの回数にある．リハーサルが完全にできれば，自信をもってプレゼンテーションに臨める．

⑦ 人前に姿を見せた瞬間からプレゼンテーションは始まっている．

　初対面の人の一挙手一投足に人は注目している．印象がよければ，それだけで人は安心する．第一印象の良し悪しはプレゼンテーションに大きく影響する．全神経を集中して好印象を与える演出と演技をする．

⑧ 嫌味にならないアクションは効果的．

　人は言葉からだけでなく，相手の身のこなしや話す表情から真意を読み取ろうとする．明るさ，爽やかさを感じさせるようなアクションを効果的に演出する．

⑨ 常に自分の土俵で相撲をとる．

　自分のペースを守り，自分の領域に相手を引きこめるかが勝敗の鍵を握る．気もちを冷静に保ち，相手に飲みこまれないようにする．相手の土俵に入ってしまっては勝ち目は薄い．

---

*：田村　尚，「プレゼンテーションの技術：言葉だけでは人を動かせない」，TBSブリタニカ (1987)．

⑩ 相手の気もちの変化を読み取る余裕をもつ．

今話していることに相手が興味を感じているか，理解できているかなど冷静に相手の心の動きを読みながら状況に対応する．状況に応じて思い切って話題を変える勇気をもつ．

⑪ 聞き上手になる．

相手の反応を見ながら，ときには聞き役に回ることも必要である．相手に話をさせ，それをじっくり聞くことで相手を引きこみやすくなる．聞き上手は話し上手に通じる．

⑫ 相手に合わせた話し方をする

理屈のいい過ぎは座を白けさせる．常に相手の気もちの動きに合わせた話し方をしていると，いつの間にか心が通じ合う．とくに，プレゼンテーションでは，理屈のいい過ぎはマイナスになる．

⑬ 共通の話題を準備する．

趣味，スポーツ，旅行，友人，出身校，出身地など共通の話題は，心をつなぎ合わせる重要なファクターである．タイミングよく話の中に盛りこむことで，和やかな雰囲気がつくり出せる．

⑭ エリート意識をくすぐる．

誰でも自慢に思っていることがある．相手の出身校，家族，係累などの情報を何気なく口にすることでエリート意識をくすぐる．ただし，嫌味にならないようにいうのがポイント．

⑮ 誠意をもって本音で話す．

どこに本心があるのかわからないようでは信用は得られない．誠意をもって本音で話して初めて信用され心が通い合う．伝えるべき情報は自分のものになるまで完全に咀嚼して場に臨むこと．未完成な意見は決して人の心に響かない．

4.3　プログラムの実施と関係者・機関の役割

4.3.1　保健所

(1) 地域保健法と保健所・市町村の役割分担

1994(平成6)年6月に保健所法は廃止され，地域保健法が成立した．これは急激な人口の高齢化，出生率の低下，疾病構造の変化，地域住民のニーズの多様化などに対応し，サービスの受け手である生活者の立場を重視する地域保健の新たな体系化を図るものである．

行政組織としての保健所と市町村の役割を見直し，住民直結の母子保健や栄養指導サービスなどの実施主体を市町村に変更し，老人保健サービスなどと一体化した，地域中心の健康づくり体制を整えたものである．

1994(平成6)年12月には「地域保健対策の推進に関する基本的指針について」(厚生省告

示第374号)が出されている．おもな事項は，

① 生活者個人の視点の重視．
② 住民の多様なニーズに対応した，細かいサービス提供．
③ 地域特性を活かした保健と福祉のまちづくり．
④ 快適で安心できる生活環境の確保．
⑤ 科学的根拠に基づいた地域保健の推進．

などである．

さらに2000(平成12)年3月，基本的指針の一部改正があり，

① 地域における健康危機管理体制の確保．
② 介護保険制度の円滑な運用のために，地域保健対策として取組みを強化する．
③ ノーマライゼーションの推進(障害をもっても障害をもたなかったときのような生活ができること)．
④ 健康日本21の推進．
⑤ 保健所，市町村保健センターの整備．
⑥ 地域保健対策に関わる人材の確保，資質の向上．

また，2003(平成15)年5月の改正では，① 児童虐待防止対策への取組み，② 生活衛生対策，③ 食品衛生対策，④ 地域保健と産業保健の連携，などが追加されている．

(2) 保健所の活動

保健所は疾病の予防，健康増進，環境衛生など公衆衛生活動の中心で，地域住民の生活と健康にとって重要な役割を果たしており，都道府県，政令市，特別区合わせて2008(平成20)年4月現在517カ所である．

保健所には，医師，歯科医師，薬剤師，獣医師，診療放射線技師，臨床検査技師，管理栄養士，保健師など，保健医療職種が配置され，専門的な相談指導にあたっている．

地域保健法では保健所の必要な事業として14項目を定めているが，その3番目に「栄養の改善及び食品衛生に関する事項」が示されている．

4.3.2 地域における行政栄養士による健康づくり，栄養・食生活改善

(1) 行政栄養士の業務基準

地域における行政栄養士の活動については，従来地域保健法，健康増進法に基づき実施されてきたが，食育基本法の制定(平成17年)，高齢者の医療の確保に関する法律(昭和57年)による食生活改善指導を含む保健指導による生活習慣病の予防が重視されたこと等により，地域における行政栄養士による健康づくり，栄養・食生活改善の重要性から，平成20年10月に新たに，厚生労働省健康局長通知「地域における行政栄養士による健康づくり及び栄養・食生活の改善について」(健発第010003号通知)，および健康局総務課生活習慣病室長通知(健習発第101001号通知)として「地域における行政栄養士による健康づくり及び栄養・食生活の改善の基本方針」が出されている．同通知から基本指針に示す要点を掲げる．

(2) 都道府県，保健所設置市および特別区の本庁勤務行政栄養士の業務

都道府県，保健所設置市および特別区の本庁に勤務する行政栄養士の業務内容については，基本指針で次のとおり示されている．

本庁に勤務する行政栄養士は，管内の健康づくりおよび栄養・食生活の改善を総合的に推進するため，保健所および市町村における取り組みに対し技術的および専門的側面からの指導および支援を行うとともに，関係機関との連携のもと広域的な計画を策定し，短期的および中長期的な方向性を明確にしたうえで施策の企画立案，調整，評価の実施，必要な情報の収集・蓄積，分析・提供，地域保健に携わる人材の確保および資質の向上を図るとされている．通知に示す項目のみ掲げる．

① 実態把握および分析，② 計画の策定および事業の施策化，③ 評価，④ 特定給食施設等への指導，⑤ 充実した食環境の整備，⑥ 人材確保および人材育成，⑦ 連携体制づくり，⑧ 健康危機管理．

(3) 都道府県，保健所設置市，特別区の保健所行政栄養士の業務

保健所における行政栄養士は，管内における健康づくりおよび栄養・食生活の改善に関する施策を効果的に実施するため，保健所内の他職種と協働し，市町村および関係機関等の協力を得て，広域的に健康課題を把握し，その解決に取り組むこと．また，管内の健康づくりおよび栄養・食生活の改善の取り組みの拠点として，関係部局との調整を図りながら事業を企画立案するとともに，健康情報の収集・分析・提供，市町村に対する技術的支援，地域保健に携わる人材の資質の向上に努める．通知に示す項目のみ掲げる．

① 実態把握および分析，② 計画の策定および事業の施策化，③ 評価，④ 専門的な栄養指導，食生活支援，⑤ 特定給食施設への指導等，⑥ 食生活に関する正しい知識の普及，⑦ 充実した食環境の整備，⑧ 市町村に対する技術的な支援，⑨ 人材育成，⑩ 連携体制づくり，⑪ 健康危機管理．

また，保健所における行政栄養士は，健康増進法第18条および第19条に基づき，「栄養・食生活」に関わる諸問題について，専門性の高い知識と技術により，市町村や関係機関等の広域的調整を行うことも重要である．

4.3.3 市町村保健センター

(1) 市町村保健センターの活動

厚生労働省は，1978(昭和53)年度から市町村保健センターの整備を推進し，2006(平成19)年度末現在，2710カ所開設されているものの未設置市町村も多い．市町村保健センターは地域住民に身近な対人保健サービスを担う総合的拠点であり，市町村レベルにおける健康づくり推進の場であり，1994(平成6)年制定された地域保健法で法定化されている．市町村保健センターには医師，保健師，管理栄養士などが配置され，市町村のニーズにそった活動を推進している．ユニークな活動事例として，長野県佐久市の事例を紹介する．

同市は2000(平成12)年健康長寿都市宣言をし，豊かな健康長寿都市を目指して保健・医療・福祉・介護にわたる施策のサービスをコーディネートし，住民誰もが生きがいをも

表4-3 健康長寿都市宣言（長野県佐久市）

健康長寿都市宣言

　長野県は全国一の長寿県といわれているが，その中にあって佐久市は，男性女性ともに平均寿命や活動的余命が長く，加えて，介護が必要な高齢者の少ないまちである．
　21世紀に迎える超高齢社会において，いつまでも健康で長寿を楽しみながら活動的に生活し続けることは，全市民共通の願いである．
　そのために佐久市は，保健・医療・福祉・介護をはじめ，生涯学習・就労などの各分野がそれぞれ連携を図りながら，市民が健康で長寿な都市づくりに向けて努力する．
　よって，ここに市民誰もが，健やかで生きがい豊かな人生をまっとうできることを目指した「健康長寿都市」の宣言をする．

平成12年9月22日

って豊かな生活が送れ，人生をまっとうできることを目指した高齢者の保健・福祉事業に取り組んでいる．

　佐久市が「健康で長寿のまち」となった要因としては，生活環境・社会環境の整備はもとより，伝統的な食文化の影響も大きいとされている．すなわち豊富な川魚や鯉，鮒などを頭から内臓も含めてすべて食べる，イナゴや蚕のさなぎ，蜂の子などの昆虫類，そして豊富にある野草や山菜など，自然の恵みを取り入れた，この地方の伝統的な食文化も影響を与えているといわれている（表4-3）．

　また高齢者大学や公民館活動などで，一人一芸などの生きがいを含めた生涯学習，老人クラブ活動，ゲートボールなどのスポーツ活動にも積極的で，高齢者の就業率の高いことなども要因としてあげられている．

(2) 市町村における行政栄養士の業務

　平成20年10月の厚生労働省生活習慣病対策室長通知「地域における行政栄養士による健康づくりおよび栄養・食生活改善の基本方針」に示されている内容である．行政栄養士は地域住民に直結した業務として栄養の改善，生活習慣の改善に関する相談，栄養指導，健康づくり，栄養・食生活の改善に関する施策を関係者と協働で，企画立案，実施するとともに評価を行う．また，住民の参画，関係機関との連携のもと各種計画を策定し，地域の特性に応じた施策を推進する．通知に示す項目のみ掲げる．

① 実態把握および分析
② 計画の策定および事業の施策化
③ 評価
④ ライフステージに応じた生活習慣の改善に関する取組み
　・妊娠期および出産期，乳児期および幼児期
　・学童期，思春期

・成人期

・高齢期

⑤ 健康な町づくり

⑥ 人材および住民組織の育成

⑦ 連携体制づくり

⑧ 健康危機管理

(3) 保健所と市町村の相互連携

　保健所と市町村の行政栄養士業務の一つとして，前記の厚生労働省生活習慣病対策室長通知でも連携体制づくりが大きな柱となっている．

　図4-2は保健所・市町村行政栄養士の相互連携を中心とした地域公衆栄養活動，栄養相談・指導の進め方および連携が必要な関係機関を例示したものである．

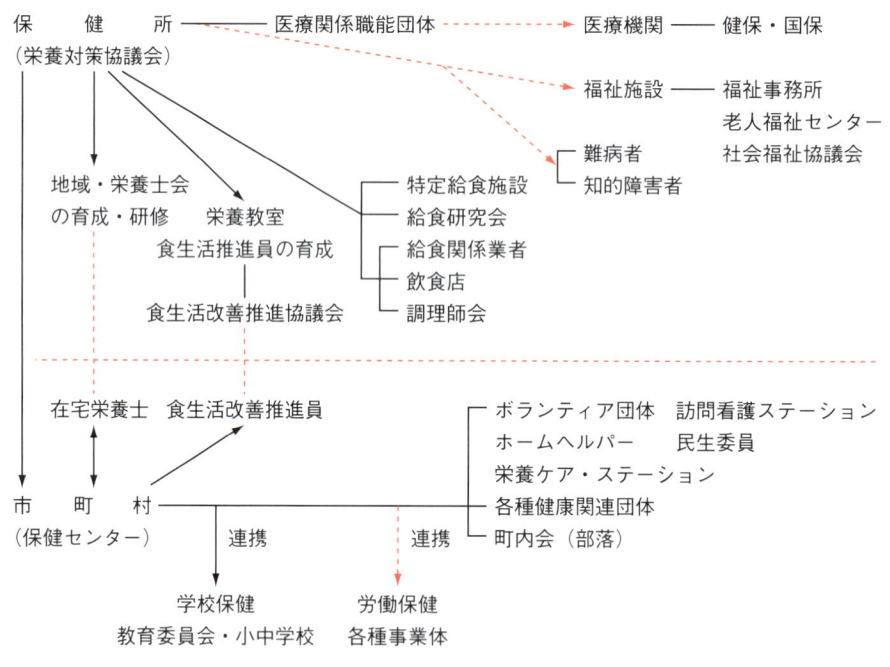

図4-2　保健所，市町村と関係機関との関係

4.3.4　保健医療従事者

　公衆栄養プログラムの推進にあたっては，行政栄養士が中心となって企画・推進することが重要であるが，地域の社会資源といわれる保健医療職種との連携が重要である．

　保健医療職種とは，広い意味で国民の保健・医療に従事する医師，歯科医師，薬剤師，保健師，助産師，看護師，管理栄養士・栄養士，歯科衛生士，歯科技工士などで，これら職種と管理栄養士・栄養士が業務を進める場合，その業務に応じて緊密な連携を図る必要がある．また，管理栄養士・栄養士業務と直接の関係は薄いものの，あん摩マッサージ指圧師，はり師，きゅう師，柔道整復師などの医療職がある．

通常管理栄養士・栄養士は，保健職種として扱われることが多いが，医療関係の病院，診療所，老人保健施設などの施設に勤務し，傷病者に対する栄養療法，栄養相談・指導などに従事する管理栄養士・栄養士は医療職としての位置付けの明確化が必要になる．

保健医療職種は，すべて専門職能団体を組織している．管理栄養士・栄養士であれば，日本栄養士会，医師であれば日本医師会，歯科医師であれば日本歯科医師会，薬剤師であれば日本薬剤師会，保健師，助産師，看護師であれば日本看護協会といったように専門職能団体を組織して，公益法人として地域社会に貢献する公益事業を展開している．公衆栄養活動として取り上げる事業の種類，内容に応じて，しっかりした連携体制をとることが重要である（表4-4）．

表4-4 おもな保健医療職種の資格制度など

	資格の効力	資格創設年度
保健師	名称独占	
助産師	業務独占	昭和23年　法律第203号
看護師	業務独占	
診療放射線技師	業務独占	昭和26年　法律第226号
理学療法士および作業療法士	業務独占	昭和40年　法律第137号
臨床検査技師および衛生検査技師	業務独占	昭和33年　法律第76号
臨床工学技士	業務独占	昭和62年　法律第60号
義肢装具士	業務独占	昭和62年　法律第61号
視能訓練士	業務独占	昭和46年　法律第64号
救急救命士	業務独占	平成3年　法律第36号
言語聴覚士	業務独占	平成9年　法律第132号
精神保健福祉士	名称独占	平成9年　法律第131号
管理栄養士	名称独占	昭和37年　法律第156号
栄養士	名称独占	昭和22年　法律第245号

4.3.5 ボランティア

(1) ボランティアとの連携

公衆栄養活動として地域の栄養・食生活の改善を推進するにあたっては，地域ボランティア組織との連携を図りたい．そのためには，食生活改善推進員，健康推進員（地域によって名称は異なる）愛育班活動などとの連携が大切である．

(2) 食生活改善推進員活動

地域の栄養・食生活改善に大きな実績をあげているのは**食生活改善推進員**（ヘルスメイト）である．市町村単位に組織化され，所管の保健所単位に連絡協議会を組織して活動している．

全国組織としては（財）日本食生活協会があり，全国食生活改善推進員団体連絡協議会を組織し，その傘下に各都道府県単位の食生活改善推進員協議会，保健所単位の食生活改善推進員協議会が組織され，自己啓発のための各種研修会の開催，各地域のニーズにそった健康づくり，生活習慣病予防，食生活改善のための自主活動を展開している．

4.3 プログラムの実施と関係者・機関の役割

食生活改善推進員活動は個人の自主的なボランティア活動に根ざしており，各市町村の食生活改善連絡協議会に所属し，"私たちの健康は私たちの手で"をスローガンに掲げて活動している．活動内容は，栄養・運動・休養のバランスのとれた生活習慣の定着を目指して，各地区の特性を生かして，健康食の学習会，食育実践活動，料理講習会，各種研修会，緑黄色野菜の計画栽培などにあたっている．この活動は1959（昭和34）年に当時の厚生省の打ち出した「栄養及び食生活改善地域組織の育成について」の行政施策に基づいて，各都道府県ごとに保健所を中心に栄養教室を開催し，講座修了者に対して各市町村長が食生活改善推進員の委嘱を行う．委嘱された食生活改善推進員は市町村別・地域別に，地域の健康づくりと食生活改善を目指してボランティア活動を行っている．組織の概要と活動の流れは，図4-3のとおりである．

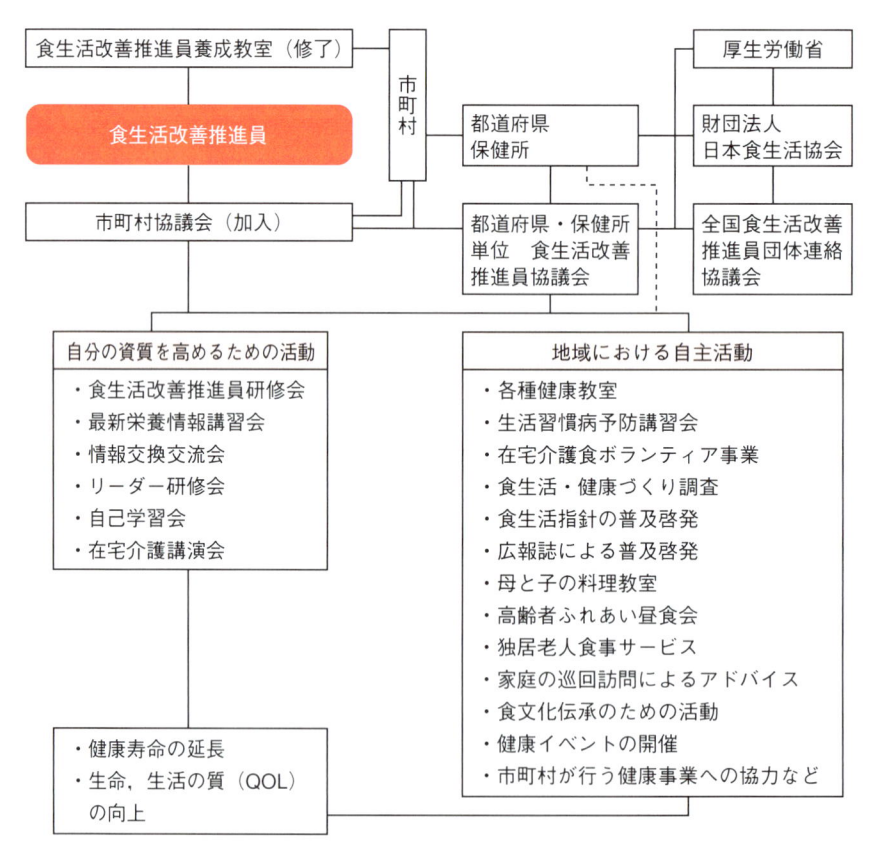

図4-3 食生活改善推進員の組織と活動内容
(財)日本食生活協会，「食生活改善推進員教育テキスト」(2000)を一部改変．

4.3.6 住民

(1) 健康づくりは住民が主役

地域公衆栄養活動の最終目標は，住民の健康度がどれくらい改善されたかである．健康教育や栄養指導の実施回数，健診の受診率，訪問指導件数，パンフレットなどの教材の配布枚

数などが事業成果の指標にしばしば取り上げられるが，これらは手段の指標にすぎない．住民の健康度，生活習慣の改善度はどうか，住民一人一人がどこまで自己実現できているか，住民が自分たちで気付き，選んで行動できるような能力をみんなで開発することである．

従来の公衆栄養活動では，役所が住民に「こうすれば健康になれます」，「病気にならないためには，たばこや食べ過ぎはいけません」，「できないのは，あなたの努力不足です」といった指導者本位の方法が取られてきたように思われる．

これからの公衆栄養活動では，住民が自分たちで気付き，住民自らが主体的な担い手としていくつかの選択肢の中から選んで行動できるような能力開発が重要である（図4-4）．そのためには，住民がいきいきと暮らし，自己実現が可能なように行動を支える環境づくり，基盤づくりを住民とともに考えて実行することである（図4-5）．

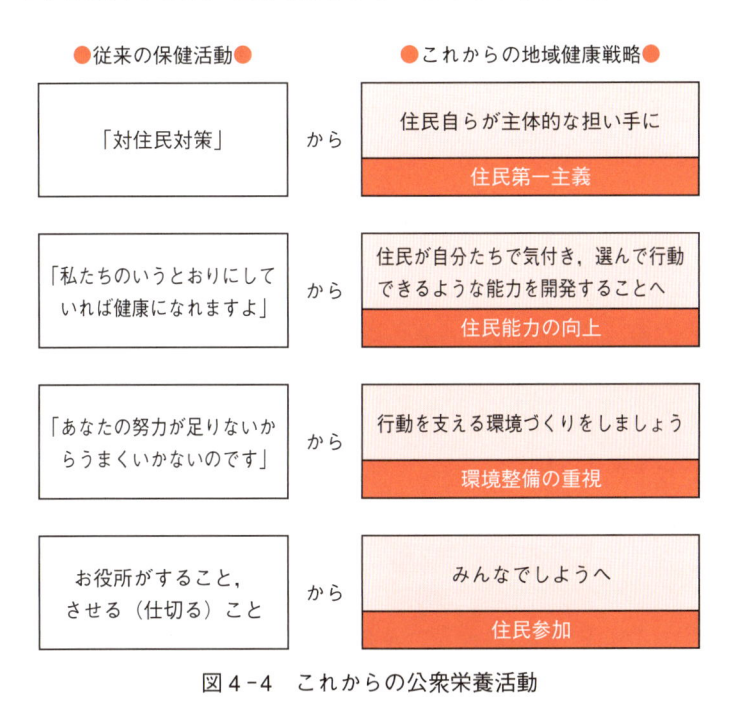

図4-4　これからの公衆栄養活動
星　旦二，「あなたのまちの健康づくり」，新企画出版社(2001)．

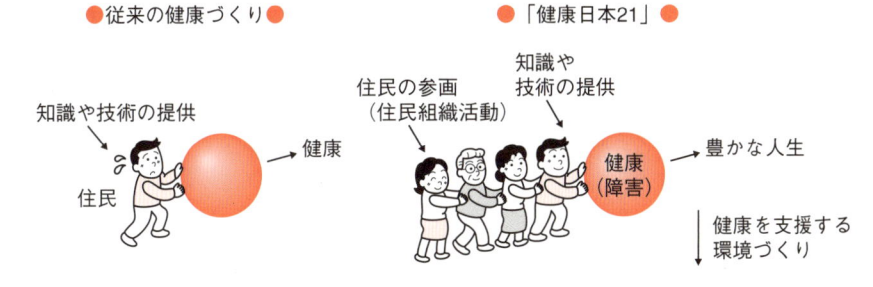

図4-5　「健康日本21」における健康づくり
島内(1987)，吉田・鹿内(1995)より改編．

4・3　プログラムの実施と関係者・機関の役割

住民の生活と健康づくりを重視する公衆栄養活動を進めることが住民に支持され，また自己啓発や仕事のやりがいに結び付くことにもなる．

(2) 住民参加の手法

住民生活に直結する問題は行政主導，指導者本位でなく，住民の主体的参加が重要になる．健康づくりはすべての住民にとって身近な問題なので，広く住民参加のもと，地域の現状と特性をふまえた計画づくり，施策の展開を行う必要がある．

住民参加には段階があるとして以下の五段階に整理されている[1]．

第一段階　知らせる．
第二段階　相談・協議．
第三段階　パートナーシップ．
第四段階　権限の委譲．
第五段階　市民自主管理．

この五段階について，また住民参加を「企画またはプランニングへの参加」と定義し，第三段階が住民参加の本来の姿であろうといわれている[2]．この観点から見ると，住民の意見を聞くだけでは本来の住民参加としては弱いことになる．地域の状況に応じた住民とのパートナーシップの構築を念頭に置いて，住民参加を進めたい．

住民参加のためには計画策定をする際に，① 計画策定組織に住民代表を加える，② 住民の意識を知るため，アンケート，インタビュー，ヒアリングなどを行う，③ モニターなどを設けて住民の意見を聞く，④ 各種団体からの要望事項の中から実現可能なものを取り入れる，などの検討が必要である．

(3) 住民参加の公衆栄養活動

住民の自主的・主体的参加のもとに，公衆栄養活動を進めることが望ましい．図4-6

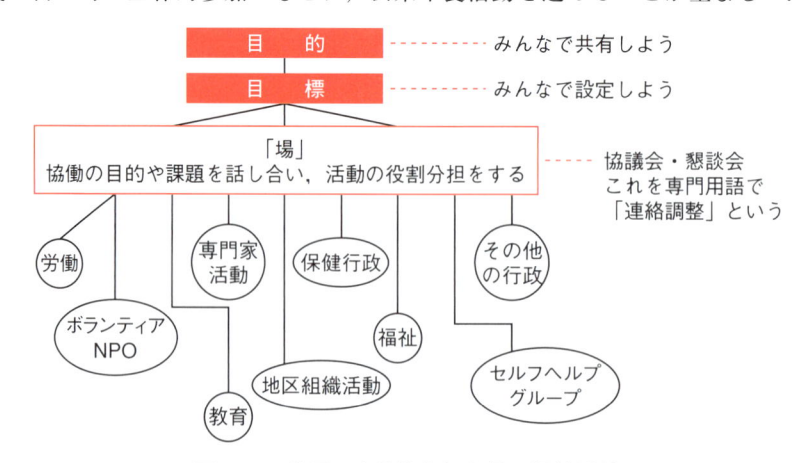

図4-6　住民の主体的参加を得た保健活動
星　旦二編著，「あなたのまちの健康づくり」，新企画出版社(2001)．

＊1：E. Feingdd による．
＊2：宮坂忠夫による．

は，住民の主体的参加を得た保健活動の概念図であるが，公衆栄養活動を考える際にも十分配慮したい．

4.3.7 民間企業，関係団体，非営利団体（NPO）

公衆栄養プログラムの推進にあたっては，民間企業，関係団体，非営利法人（NPO）の協力連携体制を整えることが重要である．連携とは平成16年度厚生科学総合研究事業報告書（福永一郎・實成文彦ほか）によると，単に関係機関同士が都合に合わせて仕事をやりやすくするのでなく，「住民のQOLを向上させるために，住民にとってよりよい環境をかたちづくるために，行政や関係機関が活動目的を共有し，役割分担をすること」とされている．

このように連携を実現するために，最も大切なことは住民を中心に置くことである．

(1) 民間企業

一般に営利企業は公衆栄養活動に無縁と考えやすいのであるが，市場性をもつという点では一つの社会資源である．営利企業の活動，とくに健康増進産業関係では食品関係企業，健康機器関係などの企業では事業への協賛，必要な機器や食品の提供，ときには福祉関係事業への協力なども行われている．

また企業自体が，従業員に対する健康管理，健康づくり事業を厚生福利面から取り上げているので必要に応じて連携を図る（産業栄養指導者制度）．

労働安全衛生法に基づいて，労働者の健康の保持・増進を目指した施策に**トータル・ヘルスプロモーション・プラン**がある．これは産業医を中心とした健康の保持・増進活動を行うもので，運動指導，保健指導，心理相談，栄養教育が位置付けられている．

栄養教育を行うスタッフとして産業栄養指導者があり，健康測定で食生活に問題のある労働者に対し食習慣や食行動の改善指導を行うものである．必要に応じて連携を図る．

(2) 関係団体

健康増進と生活習慣病予防に関係する公益法人としては，各都道府県に支部をもつ団体もあり，次のようなものがある．

（社）日本栄養士会，（財）日本公衆衛生協会，（財）日本食生活協会，（社）全国保健センター連合会，（社）全国地区衛生組織連合会，（財）健康・体力づくり事業財団．

■（社）日本栄養士会

1945（昭和20）年4月，栄養士規則の制定に伴い，同年5月には大日本栄養士会が設立され，1947（昭和22）年には日本栄養士会が任意団体として設立され，1959（昭和34）年には（社）日本栄養士会として法人化された．1997（平成6）年には，47都道府県栄養士会はすべて法人格をもった公益法人となった．

日本栄養士会は職域別に，① 学校健康教育，② 行政，③ 研究教育，④ 集団健康管理，⑤ 地域活動，⑥ 病院，⑦ 福祉，の七協議会を組織し，専門性にそった活動をしている．

(3) 非営利団体（NPO）等

NPOは本来非営利団体全体を示す言葉であり，その形態も多様で，目的別の組織，セ

ルフヘルプグループ，ボランティアなどがある．ここでは，自治会組織，地区組織を例示した．

(a) 自治会組織

自治会，町内会などのいわゆる自治会組織は，地縁に基づいた住民組織である．また婦人会，老人会，青年団，子どもの会などを設立して活動している地域も多い．

(b) 地区組織

公衆栄養活動に関連する地区組織としては，すでにボランティアの項で述べた食生活改善推進協議会（ヘルスメイト）組織や母子愛育班組織，環境衛生改善組織などがあり，活動の歴史も長い．これらの組織は保健所や市町村の援助によって育成されてきた面も多いが，行政依存組織でなく，自主運営による組織の活性化が重要である．

公民館活動を中心とするサークル的な組織も増加している．地域の集会所のような施設を拠点として成果をあげている例も多い．新たに組織をつくるような場合は，既存の住民組織活動と関連付けて共同・共生できる組織であることが望ましい．

4.3.8 社会資源の活用，共同体制づくり

(1) 地域の社会資源

地域公衆栄養活動を展開する場合は，活動目的と規模などによって異なるが，表4-5のような社会資源がある．どのような活動をするかなど検討した上で，必要に応じて連絡調整を行う．

(2) 社会資源との連携モデル

地域公衆栄養活動は行政機関だけでなく，広く保健医療専門職，関係団体，企業，NPOなどといった組織，集団，施設，住民など社会資源との連携が重要である．

図4-7は，健康日本21を中心とした組織体制のモデルである．健康日本21の地方計画（市町村計画など）を策定する場合，関係する住民の声やアイデアを計画づくりに反映させるとともに，計画の策定，推進，評価の過程を通じて，住民自身の意識を高めていくことの重要性を示している．

(3) 地域における公衆栄養活動組織

(a) ヘルスプロモーション憲章

地域の公衆栄養活動を進める場合は，ヘルスプロモーションの考え方が重要である．1986（昭和61）年，カナダの首都オタワで開催されたWHOの国際会議で健康増進に関する憲章（Otawa Charter for Helth Promotion）が採択された．この憲章の基本的考えは，先進国のおもな健康上の問題はいわゆる生活習慣病で，これらの危険因子はライフスタイルの中にあることを指摘し，環境，地域社会，個人の能力，健康を増進するために強化しなければならないというものである．また，保健や医療サービスも方向転換しなければならないことを示唆したものでもある．

ヘルスプロモーション活動の方法として，取り上げられているおもな項目は，① 健康政策の立案，② 健康を支援する環境づくり，③ 地域活動の強化，④ 個人の技術の開発，

表4-5 地域の社会資源把握の視点

(1) 保健医療施設の設置状況（数・場所等）および活動状況
   ○病院，診療所
   ○薬局
   ○保健所
   ○市町村保健センター等
   ○健康科学センター
(2) 運動・スポーツ施設の設置状況（数・場所等）及び活動状況
   ○スポーツクラブ，フィットネスクラブ
   ○運動場，体育館
   ○運動ができる公園・遊歩道
   ○その他の運動施設
(3) 健康づくりに活用できる施設等
   ○(2)以外でウォーキングや体操のできる場
   ○健康学習などの社会参加のできる場
      ・老人福祉センター
      ・銭湯，温泉，美容院，駅など地域住民が集まる施設
      ・公民館，コミュニティーセンター
(4) 学校等
   ○大学，短大，専門学校
   ○小・中・高等学校
   ○保育所，幼稚園
(5) マスコミ等
   ○新聞社
   ○テレビ・ラジオ局（支局，地方局）
   ○CATV
   ○ミニコミ誌
(6) 関係機関・団体
   ○医師会等の専門家団体
   ○国保連合会，健康保険組合
   ○食生活改善推進員
   ○PTA
   ○食品衛生協会
   ○商店街，商工会議所
   ○農協，漁協
   ○婦人会，老人クラブ
   ○社会福祉協議会
(7) 各種マンパワー
   ○健康教育の講師となる人材
   ○運動指導員となる人材
   ○医師・歯科医師・薬剤師・保健師・看護師・管理栄養士・栄養士・歯科衛生士・理学療法士・作業療法士等の活用状況

「地域における健康日本21実践の手引」，厚生労働省(財)健康・体力づくり事業財団(平成12年3月)より一部改変．

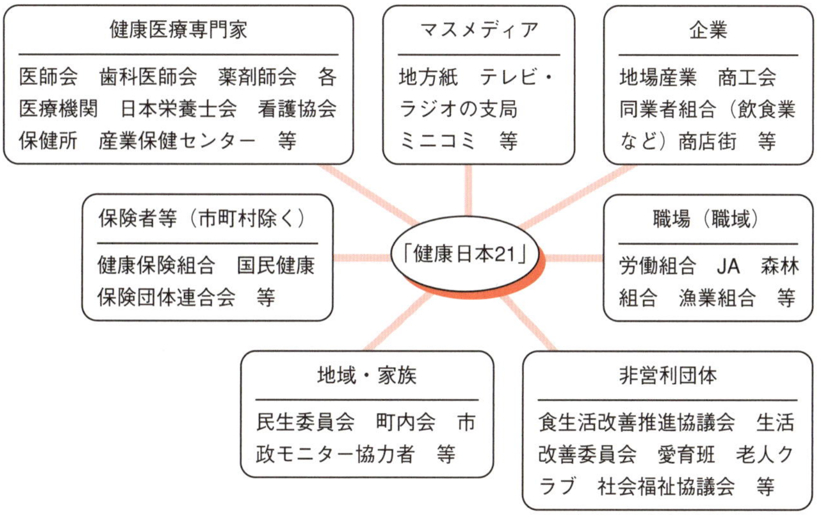

健康医療専門家
医師会　歯科医師会　薬剤師会　各医療機関　日本栄養士会　看護協会　保健所　産業保健センター　等

マスメディア
地方紙　テレビ・ラジオの支局　ミニコミ　等

企業
地場産業　商工会　同業者組合（飲食業など）商店街　等

保険者等（市町村除く）
健康保険組合　国民健康保険団体連合会　等

「健康日本21」

職場（職域）
労働組合　JA　森林組合　漁業組合　等

地域・家族
民生委員会　町内会　市政モニター協力者　等

非営利団体
食生活改善推進協議会　生活改善委員会　愛育班　老人クラブ　社会福祉協議会　等

図4-7 社会資源を含んだ体制整備

資料：「地域における健康日本21実践の手引」一部改変，厚生労働省：(財)健康・体力づくり事業財団(平成12年)．

4・3 プログラムの実施と関係者・機関の役割

⑤ ヘルスサービスの方向転換，などからなっている．

このようにヘルスプロモーション活動の大きな特徴は，住民や当事者の主体性を重視していること，各個人がよりよい健康のための行動ができるような政策なども含めた環境を整えることに重点が置かれている．

(b) ヘルスプロモーションの概念図

住民一人一人の健康づくり活動を支援する環境づくりとして，地域におけるヘルスプロモーションの考え方が参考になる*．

地域社会，地域住民に働きかけて行う健康づくり・公衆栄養活動は，図4-8のように支援政策づくり，環境づくり，サービス内容の検討，技術の強化を通して地域活動の活性化を図ることの重要性を示している．

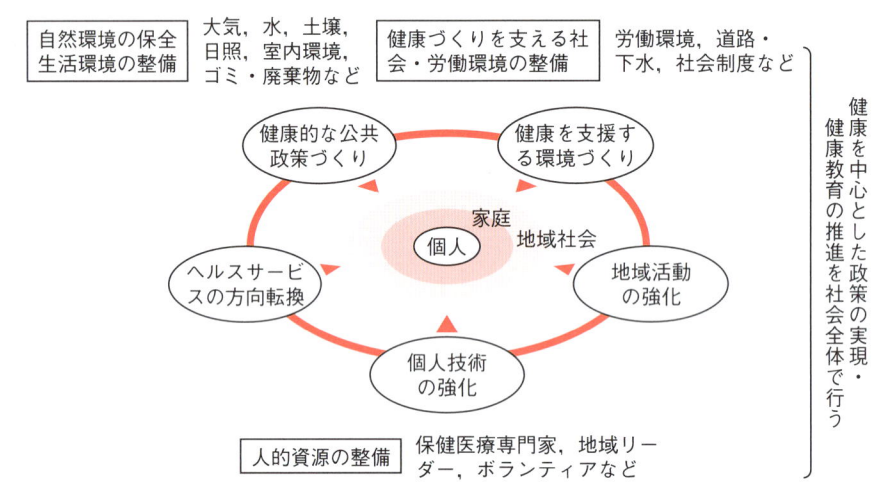

図4-8　ヘルスプロモーションの概念図

グリーンほか著，神馬ほか訳，「ヘルスプロモーション—PRECEDE-PROCEEDモデルによる活動の展開」，医学書院等をもとに改変・作成．
資料：厚生省「地域における健康日本21実践の手引き」．

4.4　公衆栄養プログラムの実施

ここでは，各ライフステージ別やその他のプログラムを中心に述べるが，その実施にあたっては地域社会資源を活用し，対象の特性や問題点などを把握・反映させることが重要である．そこで，兵庫県の例をあげながら述べる．兵庫県では，一般的な栄養指導などの住民に対する身近なサービスのほとんどは，市町において実施されている．それぞれの地域では，市町の実情や地域特性に応じた支援を行うことが必要である．健康日本21にのっとり「健康ひょうご21」の市町計画や市町間の調整，各圏域におけるアクションプラン

＊：グリーンらによる提唱．

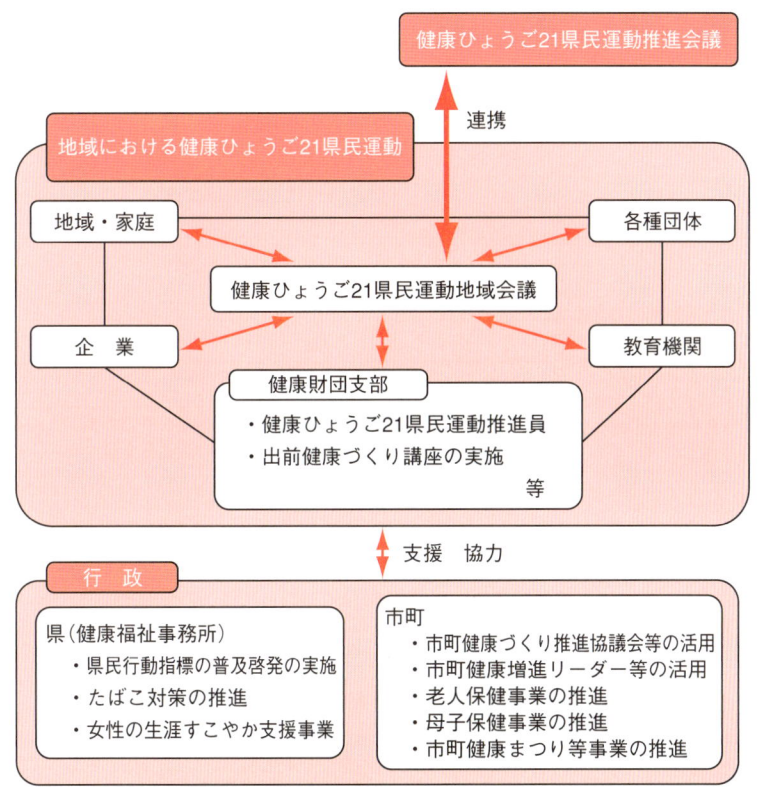

図4-9 「健康ひょうご21」
兵庫県における公衆栄養プログラムの実施.

などとの整合性を図りながら実施されている(図4-9).

4.4.1 母子の公衆栄養プログラム

母子保健業務は，1974(昭和49)年児童福祉法制定により保健所が中心となって行われてきた．市町では1978(昭和53)年から徐々に整備されてきた市町保健センターを拠点として，いろいろな栄養改善事業を実施してきた．1965(昭和40)年の母子保健法の制定により母子保健施策を推進する基盤が整備されてきたが，1997(平成9)年4月からは地域保健法を受けて住民に身近な保健サービスを含め，妊産婦から乳幼児までの母子保健サービスを一貫して市町村が実施している(図4-10).

少子化社会や女性の社会進出に対応するため，「今後の子育て支援のための施策の基本的方向について」(エンゼルプラン)が平成6年に策定され，以後「少子化基本対策方針」の決定により「重点的に推進すべき少子化対策の具体的実施計画」(新エンゼルプラン)が策定された．平成15年には「少子化社会対策基本法」，「次世代育成支援対策推進法」，平成16年に子ども・子育て応援プランが策定された．さらに平成19年には「『子どもと家族を応援する日本』重点戦略検討会議」が設置され，就労と子育ての両立を支援すべきと指摘されている．

4・4　公衆栄養プログラムの実施

4章 公衆栄養プログラムの実施

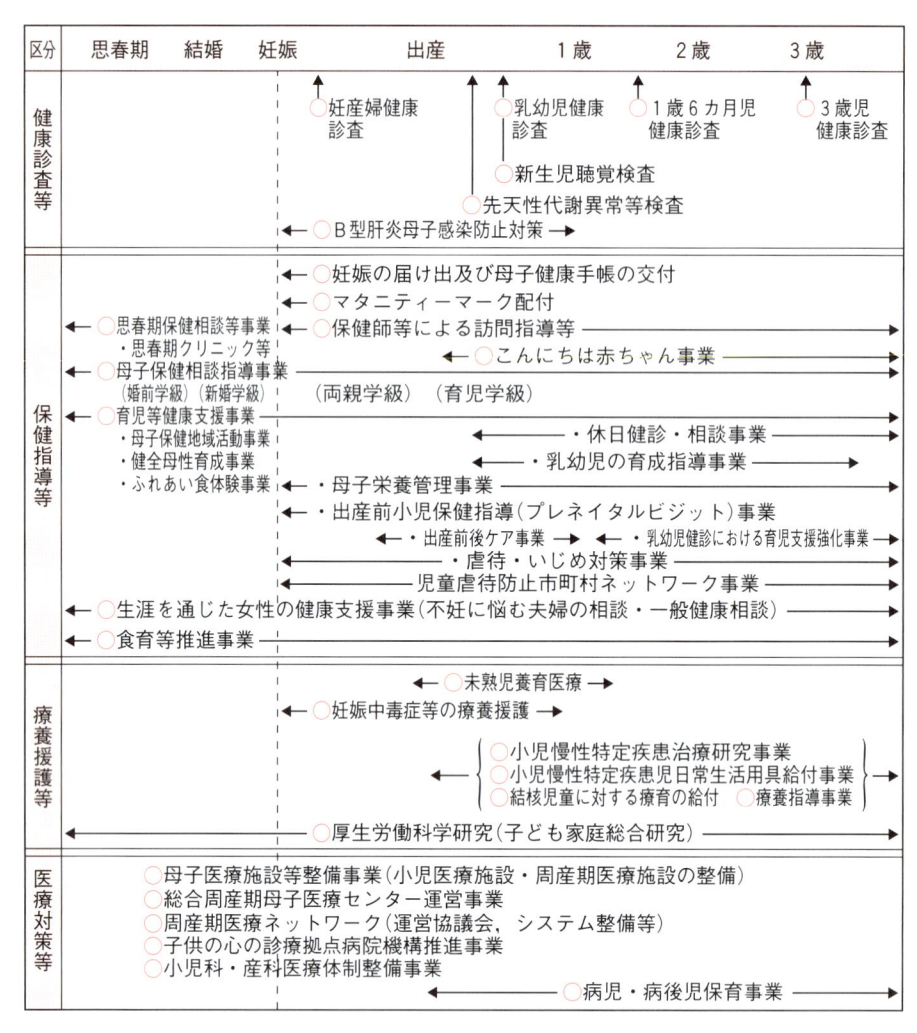

区分	思春期	結婚	妊娠	出産	1歳	2歳	3歳
健康診査等			○妊産婦健康診査	○先天性代謝異常等検査 ○新生児聴覚検査	○乳幼児健康診査	○1歳6カ月児健康診査	○3歳児健康診査
			←――○B型肝炎母子感染防止対策――→				
保健指導等	←―○思春期保健相談等事業 ・思春期クリニック等 ○母子保健相談指導事業 （婚前学級）（新婚学級） ○育児等健康支援事業 ・母子保健地域活動事業 ・健全母性育成事業 ・ふれあい食体験事業		○妊娠の届け出及び母子健康手帳の交付 ○マタニティーマーク配付 ○保健師等による訪問指導等 ←――○こんにちは赤ちゃん事業 （両親学級）（育児学級） ・休日健診・相談事業 ・乳幼児の育成指導事業 ・母子栄養管理事業 ・出産前小児保健指導（プレネイタルビジット）事業 ・出産前後ケア事業 ・乳幼児健診における育児支援強化事業 ・虐待・いじめ対策事業 児童虐待防止市町村ネットワーク事業				
	○生涯を通じた女性の健康支援事業（不妊に悩む夫婦の相談・一般健康相談） ○食育等推進事業						
療養援護等			←――○未熟児養育医療――→ ←――○妊娠中毒症等の療養援護――→	○小児慢性特定疾患治療研究事業 ○小児慢性特定疾患児日常生活用具給付事業 ○結核児童に対する療育の給付 ○療養指導事業			
	○厚生労働科学研究（子ども家庭総合研究）						
医療対策等			○母子医療施設等整備事業（小児医療施設・周産期医療施設の整備） ○総合周産期母子医療センター運営事業 ○周産期医療ネットワーク（運営協議会，システム整備等） ○子供の心の診療拠点病院機構推進事業 ○小児科・産科医療体制整備事業		○病児・病後児保育事業		

図4-10　おもな母子保健施策

注：○は各事業名，・はその事業内容．
資料：(財)厚生統計協会：国民衛生の動向・厚生の指標 臨時増刊，55(9)，97(2008)．

　この間平成12年には，21世紀の母子保健の取組みを関係機関・団体も共に推進する国民運動として健やか親子21が策定された（図4-11）．図の中に示すように四つの主要課題につき2001年から2010年までの10年間の目標として61項目の指標を設定し，平成17年には中間評価を行っている．この中には食育の取り組み推進があげられている．
　現代は生活習慣の変化が著しく，飽食の時代ともあいまって1型糖尿病のみならず2型糖尿病，肥満，高脂血症などさまざまな疾病が若年化してきている．また，少子化，核家族化，養育者の就労状況の変化などにより，家庭における食生活や食文化のあり方が大きく様変わりしている．そこで母子保健における栄養指導において，心身の健やかな子どもの発育発達への支援のみならず，食を育む人間性と，他者や自然への慈しみ，生涯にわた

4.4 公衆栄養プログラムの実施

健やか親子21

21世紀初頭における母子保健の国民運動計画
(2001〜2010年)

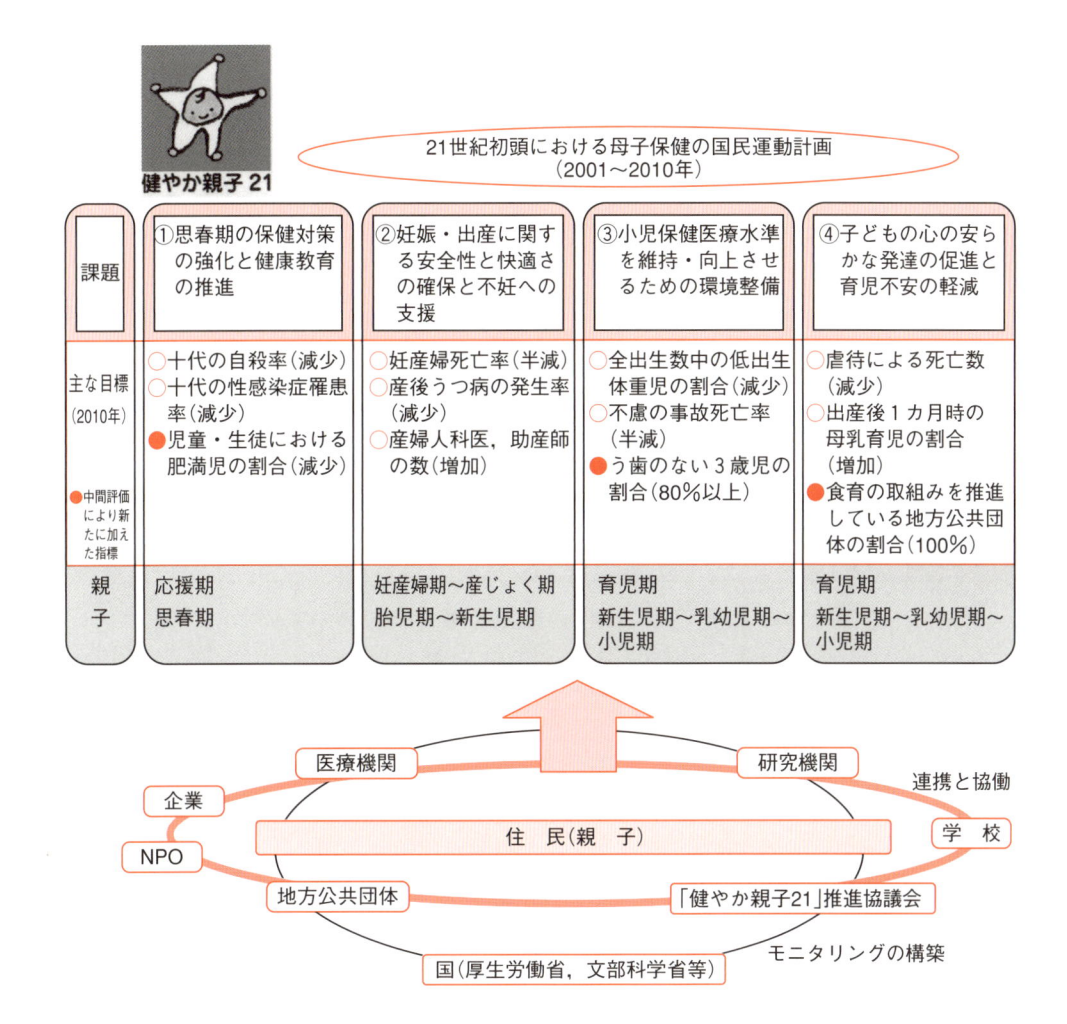

課題	①思春期の保健対策の強化と健康教育の推進	②妊娠・出産に関する安全性と快適さの確保と不妊への支援	③小児保健医療水準を維持・向上させるための環境整備	④子どもの心の安らかな発達の促進と育児不安の軽減
主な目標 (2010年) ●中間評価により新たに加えた指標	○十代の自殺率(減少) ○十代の性感染症罹患率(減少) ●児童・生徒における肥満児の割合(減少)	○妊産婦死亡率(半減) ○産後うつ病の発生率(減少) ○産婦人科医,助産師の数(増加)	○全出生数中の低出生体重児の割合(減少) ○不慮の事故死亡率(半減) ●う歯のない3歳児の割合(80%以上)	○虐待による死亡数(減少) ○出産後1カ月時の母乳育児の割合(増加) ●食育の取組みを推進している地方公共団体の割合(100%)
親子	応援期 思春期	妊産婦期〜産じょく期 胎児期〜新生児期	育児期 新生児期〜乳幼児期〜小児期	育児期 新生児期〜乳幼児期〜小児期

連携と協働：医療機関、研究機関、企業、学校、NPO、地方公共団体、住民(親子)、「健やか親子21」推進協議会、国(厚生労働省,文部科学省等)

モニタリングの構築

図4-11 「健やか親子21」の概要
資料：(財)厚生統計協会：国民衛生の動向・厚生の指標 臨時増刊, 55(9), 96(2008).

る健康生活の根底を担う役割は重要である．そのため子どもの成長発達と「食」の重要性について，乳幼児検診や健康教室を通じて健康福祉事務所や地域組織などと連絡を図りながら，「保護者の育児力を支える」，「子どもへの理解を支える」，「子ども自身の取組みを支える」という観点から支援している．市町における母子の食生活改善業務例は，図4-12のとおりである．兵庫県における，「幼児期からの食育推進リーフレット」の概要を表4-6に示す．

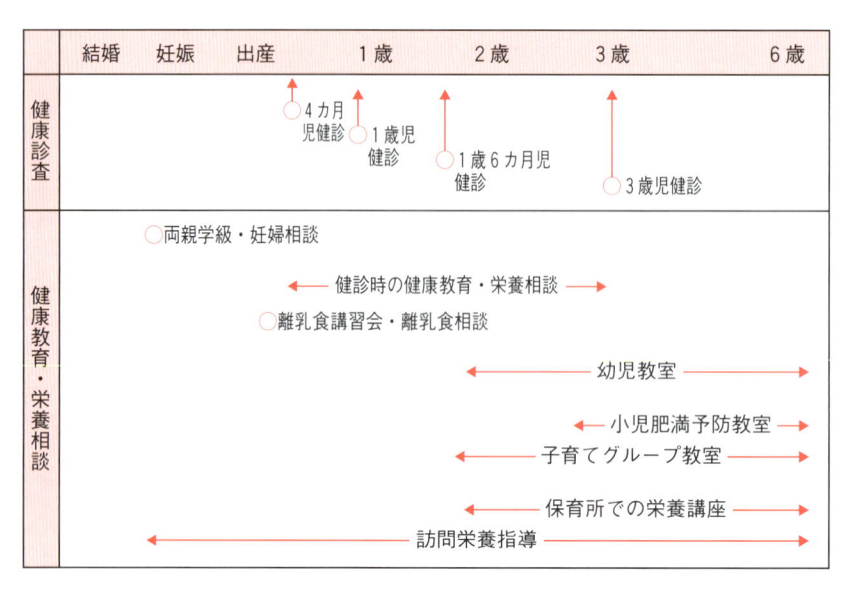

図4-12　市町における母子の食生活改善業務の施策体系(例)

表4-6　東播磨発「食で育む　子どもの未来」

あいさつ　食事の「いただきます」「ごちそうさま」をしていますか？
元気　のモトは朝ごはん
いっしょに　食べるとココロまで満腹！
食べる　幸せ，大発見！食とカラダに感じて，ピッ！
やりたい！　できた！キッチン発，わくわく料理
食事　家族みんなの元気は毎日の食事から
おやつ　は第4の食事
気がかり　食生活の改善策
子ども　の食事について考える前に，大人の食事点検！

「幼児期からの食育推進リーフレット」．

　食を通じた子どもの育成(**食育**)の観点からは，平成16年に「楽しく食べる子どもに〜食から始まる健やかガイド」という報告書が作成された．さらに厚生労働省は，平成18年には**妊産婦のための食生活指針**，平成19年には**授乳・離乳の支援ガイド**を作成し，食の面での支援が行われている．

4.4.2　学童・思春期の公衆栄養プログラム

　学童期や思春期は，成人期以降も引き続き充実した生活を送る上でも，健康のために好ましい生活習慣を定着させる重要な時期である．しかし現在では，身体活動量の低下，肥満の増加，夜型生活というような乱れた生活習慣に関連した多くの問題がある．

　これまでは学校保健と地域保健がそれぞれの立場でその役割を果たしてきたが，子どもを取り巻く問題は繊細かつ複雑であり，生涯を通じて食習慣の形成期でもあることから，それぞれの専門性を生かしつつ，一貫性のある支援が必要である．そのため県や県健康福

祉事務所を中心とした連携を図り，各地域では学校，教育委員会，保健行政や地域団体と連絡調整を密にしながら事業を推進している．

　学童においては，朝食の欠食，孤食，やせ指向，生活リズムの乱れ，肥満など多くの問題があり，生活習慣病の予備軍といっても過言ではない．学校給食の中でのしっかりした食教育により正しい知識を得させなければならないが，学校だけではなく家庭や地域社会との連携をなおざりにしてはいけない．平成17年度からは**栄養教諭制度**が推進されるようになり，栄養士の役割はますます重要なものとなっている．

　思春期の青少年は，身体と精神の不均衡，学校給食の終了などから食生活が非常に乱れがちになる．健康や食に関する関心も薄れている．女子ではやせ指向から神経性食欲不振症が起こることも多い．このような時期に対しては，学童期以上に問題点を正確に把握して対策を講じる必要がある．家庭との連絡も密に行う必要がある．兵庫県における，「中・高校生からの食の健康運動推進リーフレット」の概要を表4-7に示す．

表4-7　東播磨発「わたしのスペシャルライフスタイル〜食と体〜」

ka・ra・da　ハツラツ
「元気」のモトは朝ごはん
振り返ってみて！あなたの食生活
あれも，これも，欲しくなっちゃうスイーツ天国
食品表示を探検してみよう！
あなたの カラダ，骨までキレイ？
毎日食べよう　野菜と果物

「中・高校生からの食の健康運動推進リーフレット」．

4.4.3　成人の公衆栄養プログラム

　日本人の死因の約6割以上が生活習慣病を起因としており，複数の疾病や慢性疾患を有する人が増えている．先にも述べたように兵庫県では「健康ひょうご21」が提言されている（図4-13）．これらの項目を啓発推進すべく，各圏域，市町で各種専門家や地域組織活動を活用して事業が進められている．図4-14，4-15に兵庫県東播磨圏域の例を示す．

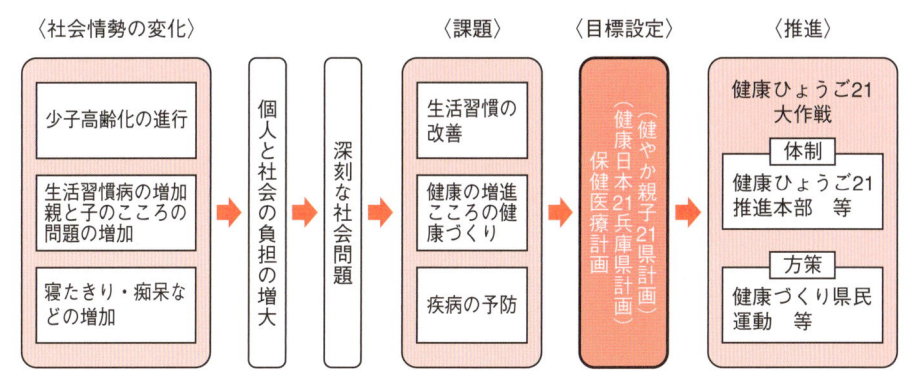

図4-13　生活習慣病に対する「健康ひょうご21」

4章 公衆栄養プログラムの実施

県民

普及 ← → 支援

県民運動

㈶兵庫県健康財団本部
財団支部（県民局ごと）

健康ひょうご21県民運動
推進員
約2,000名

連携

民間の健康づくりの
専門家グループ，
NPO等

連携　　各構成団体
　　　　から選出

健康ひょうご21
県民運動推進会議
会　長：○○○○
委員構成：関連団体98団体
　　　　　の代表者
事務局：㈶兵庫県健康財
　　　　団

健康ひょうご21
県民運動地域会議
議　長：各地域会議参画団
　　　　体より選出
委員構成：関連団体の代表者
　　　　　（50〜100）
　　　　　老人クラブ，婦人
　　　　　会，自治会，青少
　　　　　年団体等
事務局：㈶兵庫県健康財
　　　　団各支部

健康づくり推進
協議会等
議　長：○○○○
委員構成：関連団体の
　　　　　代表者
事務局：市町

支援

行政

県

健康ひょうご21
大作戦
戦略会議
→ 提言 →
健康
ひょうご21
大作戦
推進本部
― 県民局 ―

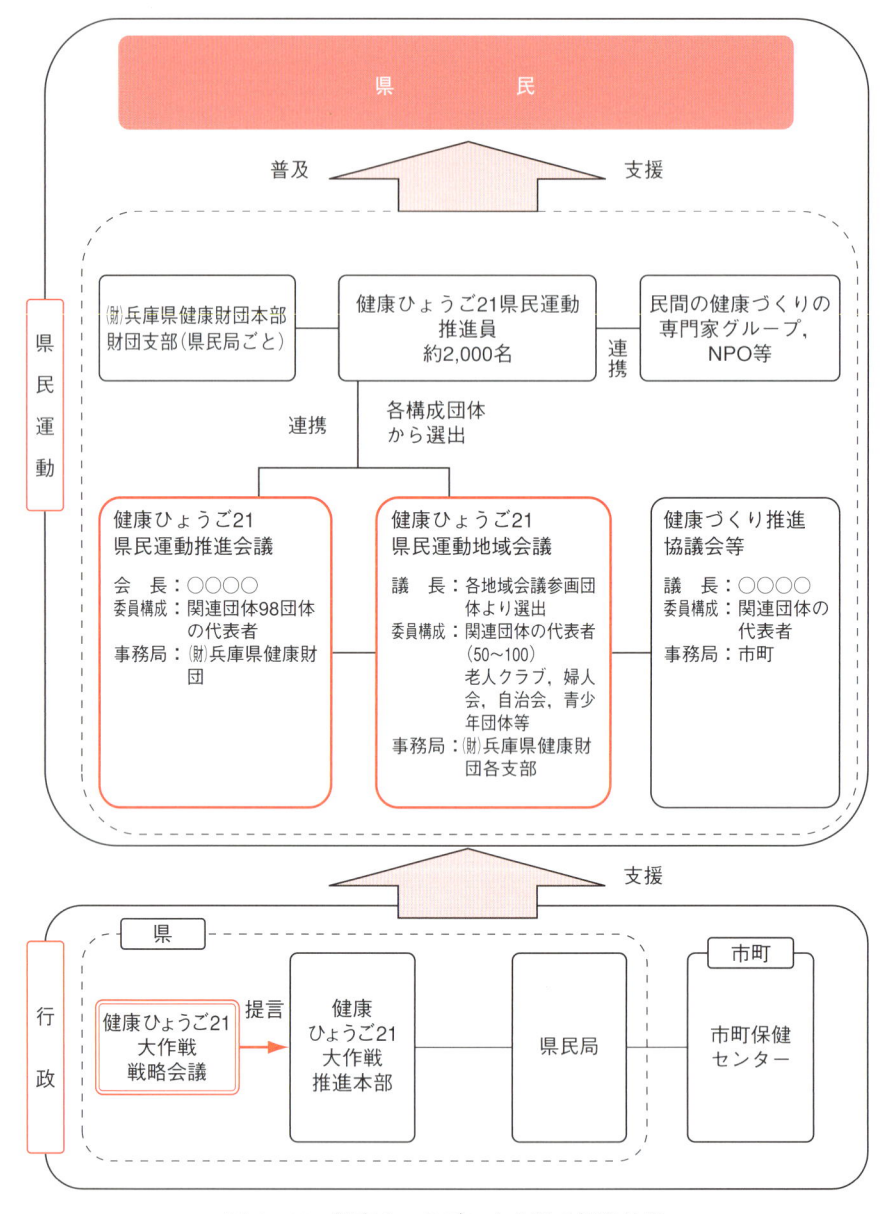

市町

市町保健
センター

図4-14　健康ひょうご21大作戦の推進体制

4.4 公衆栄養プログラムの実施

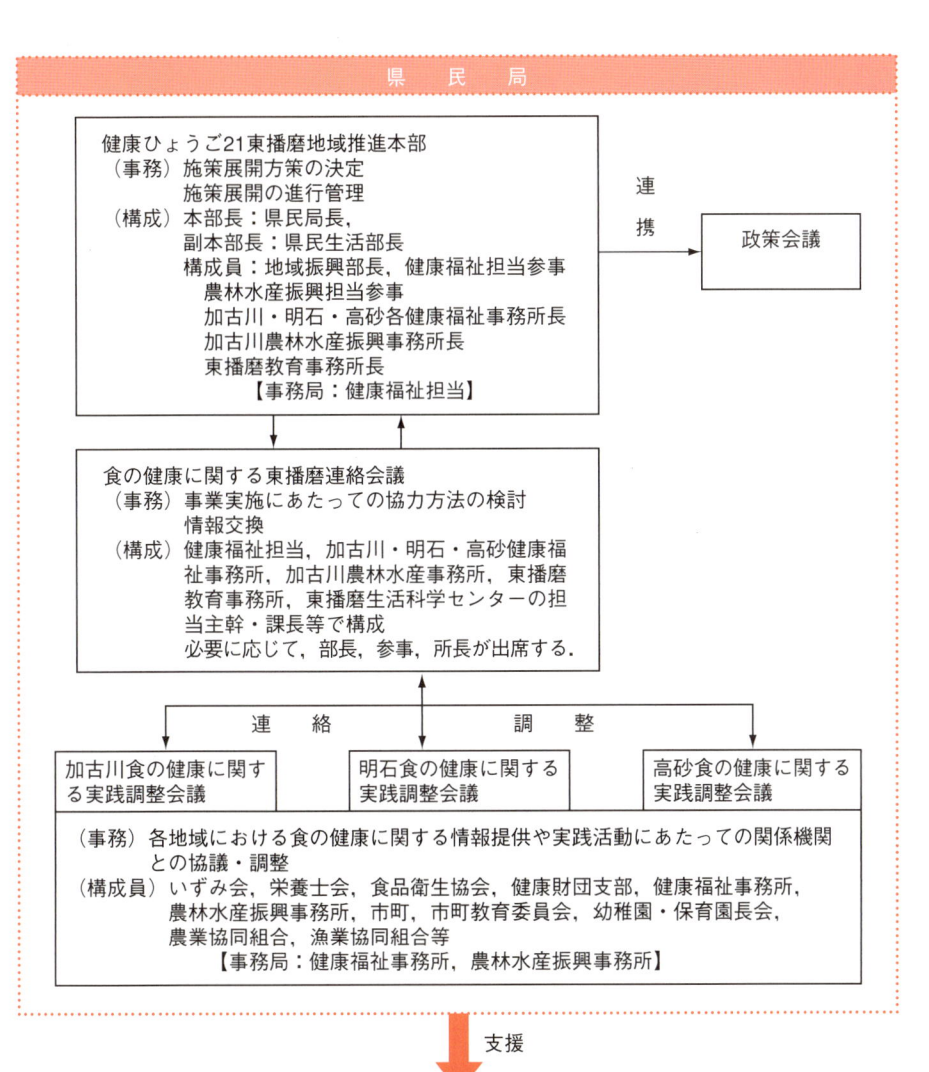

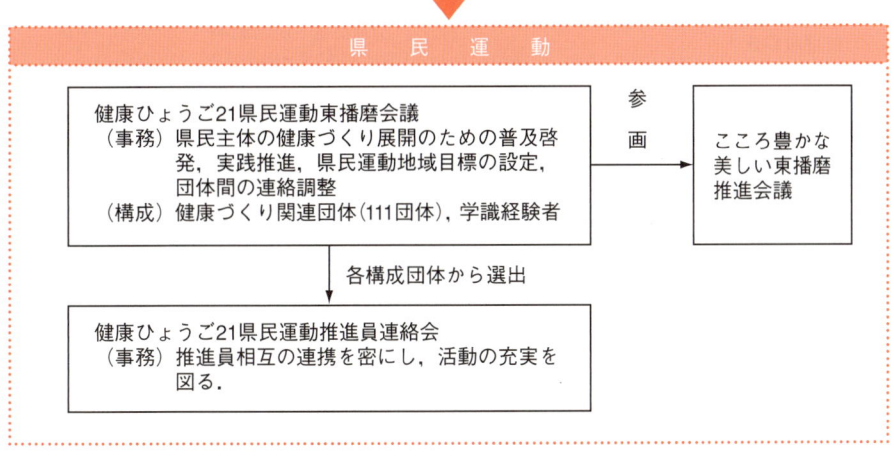

県 民 局

健康ひょうご21東播磨地域推進本部
（事務）施策展開方策の決定
　　　　施策展開の進行管理
（構成）本部長：県民局長，
　　　　副本部長：県民生活部部長
　　　　構成員：地域振興部長，健康福祉担当参事
　　　　　　　　農林水産振興担当参事
　　　　　　　　加古川・明石・高砂各健康福祉事務所長
　　　　　　　　加古川農林水産振興事務所長
　　　　　　　　東播磨教育事務所長
　　　　【事務局：健康福祉担当】

──連携──→ 政策会議

食の健康に関する東播磨連絡会議
（事務）事業実施にあたっての協力方法の検討
　　　　情報交換
（構成）健康福祉担当，加古川・明石・高砂健康福祉事務所，加古川農林水産事務所，東播磨教育事務所，東播磨生活科学センターの担当主幹・課長等で構成
　　　　必要に応じて，部長，参事，所長が出席する．

　　　連　絡　　　　　　調　整

| 加古川食の健康に関する実践調整会議 | 明石食の健康に関する実践調整会議 | 高砂食の健康に関する実践調整会議 |

（事務）各地域における食の健康に関する情報提供や実践活動にあたっての関係機関との協議・調整
（構成員）いずみ会，栄養士会，食品衛生協会，健康財団支部，健康福祉事務所，農林水産振興事務所，市町，市町教育委員会，幼稚園・保育園長会，農業協同組合，漁業協同組合等
　　　　【事務局：健康福祉事務所，農林水産振興事務所】

↓ 支援

県 民 運 動

健康ひょうご21県民運動東播磨会議
（事務）県民主体の健康づくり展開のための普及啓発，実践推進，県民運動地域目標の設定，団体間の連絡調整
（構成）健康づくり関連団体（111団体），学識経験者

──参画──→ こころ豊かな美しい東播磨推進会議

↓ 各構成団体から選出

健康ひょうご21県民運動推進員連絡会
（事務）推進員相互の連携を密にし，活動の充実を図る．

図4-15　健康ひょうご21大作戦東播磨推進体制

4.4.4 高齢者の公衆栄養プログラム

　国の施策としては1982(昭和57)年に**老人保健法**が公布され，その目的として国民の老後における健康の保持と適切な医療の確保を図るため，疾病の予防，治療，機能訓練などの保健事業を総合的に実施し，もって国民保健の向上および老人福祉の増進を図ることとした．これは高齢化社会に備えて健康な老人づくりをめざし，また増加が著しい老人医療費を国民が公平に負担するためである．

　この老人保健法の改正は数回行われ，老人保健計画と老人福祉計画は一体的に策定されるようになり，平成5年度には全国の自治体で老人保健福祉計画が策定されている．

　健康手帳の交付，健康教育，健康相談，健康診査，機能訓練，訪問指導，医療等以外の保健事業は，市町村が主体となって，満40歳以上の者に実施している．

　平成17年の介護保険法，18年の医療制度の改正に伴い，平成20年度から制度が大きく改正された(図4-16)．すなわち，老人保健法が「高齢者の医療の確保に関する法律」(**高齢者医療確保法**)に改正され，生活習慣病予防の取組みとして，① 基本健康診査等は40歳から74歳の者には特定健康診査および特定保健指導を医療保険に義務付け，75歳以上の者には健康診査を努力義務で実施するようにした．② 歯周疾患検診，骨粗鬆症検診等は健康増進法に基づき市町村が実施することとした．高齢者医療確保法と健康増進法の連携をとりながら総合的に推進することとしている．

　また，老人保険事業としてこれまで行われていた65歳以上の生活機能評価は，介護予防事業として実施することとした．

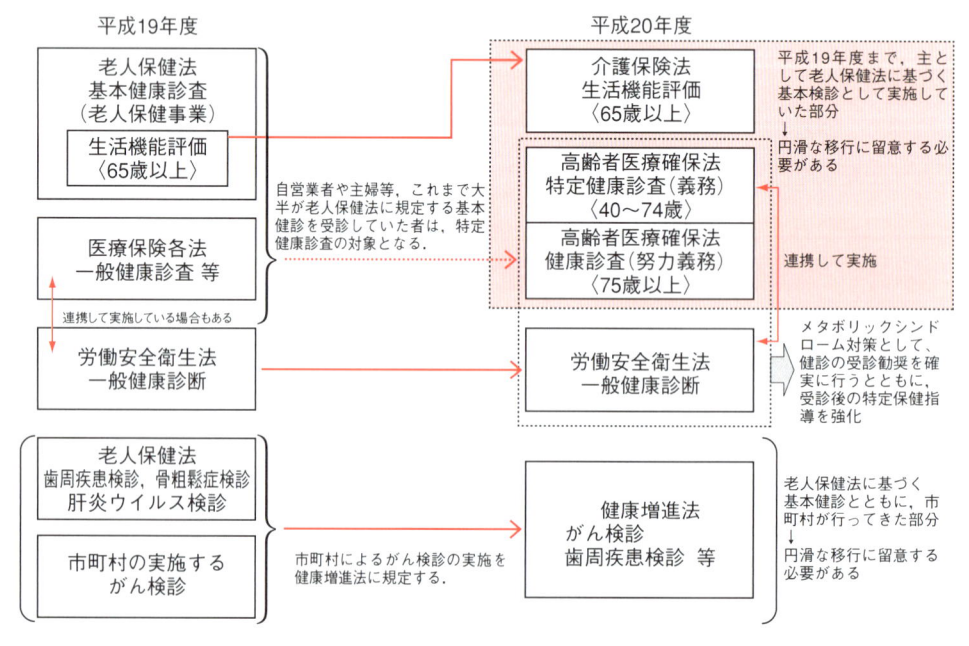

図4-16　健診(検診)に係る制度の変更

市町村が行っていた「基本健診(老健事業)」は，平成20年度から，医療保険者が行う「特定健診／75歳以上健診」と介護保険者が行う「生活機能評価」が引き継ぐ形となる．

資料：(財)厚生統計協会，国民衛生の動向・厚生の指標，臨時増刊，55(9)，104，105(2008)．

4.4.5 障害者の公衆栄養プログラム

障害者施策については昭和57年から対策が講じられ，以降障害者基本計画を基に重点施策実施5か年計画が，引き続き平成20年度からは重点施策実施（後期）5か年計画が決定された．リハビリテーションとノーマライゼーションの理念の下に障害の有無に関わらず，国民が相互に人格と個性を尊重し，支え合う共生社会の実現を目標としている．栄養の面からは，施設で実施されている栄養指導や給食管理が関わることになる．

4.4.6 生活習慣病の公衆栄養プログラム

生活習慣病は生活習慣に起因することが多く，国の施策として「健康日本21」が2000（平成12）年から実施されている（表4-8）．

もともと国の施策である健康づくり対策としては，1978（昭和53）年から第1次国民健康づくり対策が開始され，生涯を通した健康づくり，市町村保健センターの設置，健康づくりの普及啓発に重点が置かれ，1988（昭和63）年からは第2次国民健康づくり対策としてアクティブ80ヘルスプランが実施された．これは80歳になっても活動的に過ごせるような高齢者をめざしたもので，運動に重点を置き進められてきた．

さらに2000（平成12）年からは第3次国民健康づくり運動として「健康日本21」施策が展開され，地方自治体を中心として全国規模での取組みがなされている．「健康日本21」では，生活習慣病の1次予防を目的とし，栄養，運動，休養，飲酒，喫煙，歯の健康などの生活習慣を国民自らが見直し，肥満，高血圧，高脂血，高血糖などのリスクファクターを減らし，検診を充実することにより生活習慣病の発症を減少させ，生活の質（QOL）を向上させようとしている（図4-17，4-18）．

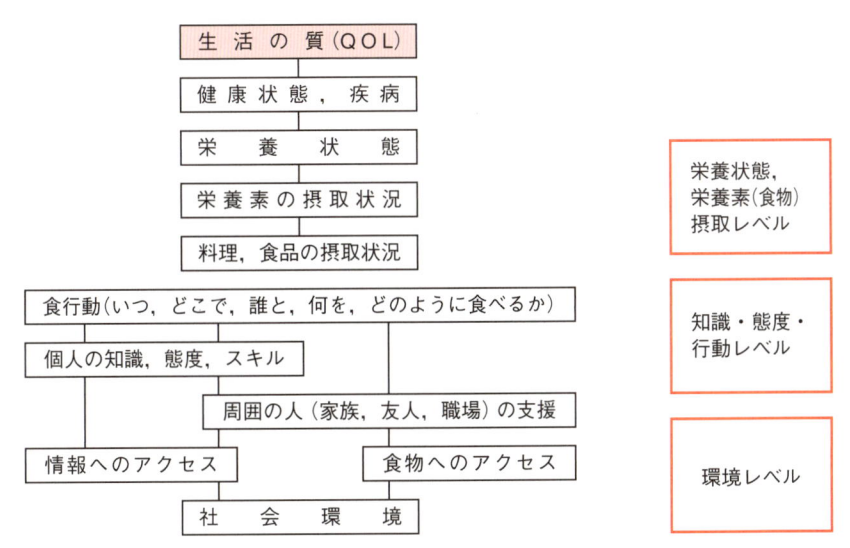

図4-17　栄養・食生活と健康，生活の質などの関係について
資料：健康日本21，栄養・食生活分科会報告．

表4-8 健康づくり対策の変遷

第1次国民健康づくり対策 （昭和53〜62年）	第2次国民健康づくり対策 （昭和63〜平成11年） アクティブ80ヘルスプラン	健康日本21（平成12年〜） （21世紀における国民健康づくり運動）
［基本的な考え方］ 1. 生涯を通じる健康づくりの推進 　成人病予防のための2次予防の推進 2. 健康づくりの3要素（栄養, 運動, 休養）の健康増進事業の推進（栄養に重点）	［基本的な考え方］ 1. 生涯を通じる健康づくりの推進 2. 栄養, 運動, 休養のうち遅れていた運動習慣の普及に重点を置いた, 健康増進事業の推進	［基本的な考え方］ 1.「1次予防」の重視と高度な生活の質の維持 2. 国民の保健医療水準の指標となる具体的目標を定め，これを達成するための諸施策を体系化した計画
［施設］ ① 生涯を通じる健康づくりの推進・乳幼児から老人に至るまでの健康審査・保健指導体制の確立 ② 健康づくりの基礎整備等 ・健康増進センター，市町村保健センター等の整備 ・保健婦，栄養士等のマンパワーの確保 ③ 健康づくりの啓発・普及 ・市町村健康づくり推進協議会の設置 ・健康・体力づくり事業財団による啓発普及活動の推進 ・栄養所要量の普及 ・国民栄養調査の実施 ・加工食品の栄養分表示 ・健康づくりに関する研究の実施	［施設］ ① 生涯を通じる健康づくりの推進・乳幼児から老人に至るまでの健康審査・保健指導体制の確立 ② 健康づくりの基礎整備等 ・健康科学センター，市町村保健センター，健康増進施設等の整備 ・健康運動指導士, 管理栄養士, 保健婦等のマンパワーの確保 ③ 健康づくりの啓発・普及 ・栄養所要量の普及・改定 ・国民栄養調査の実施 ・運動所要量の普及 ・健康増進施設認定制度の普及 ・健康増進施設利用料金の医療費控除 ・たばこ行動計画の普及 ・外食栄養成分表示の普及 ・心の健康づくり推進事業の普及 ・健康文化都市及び健康保養地の推進 ・健康情報ネットワークシステムの推進 ・健康づくりに関する研究の実施	［基本理念］ すべての国民が，健康で明るく元気に生活できる社会の実現を図るため，壮年死亡の減少，痴呆や寝たきりにならない状態で生活できる期間（健康寿命）の延伸等を目標に，国民の健康づくりを総合的に推進する活動分野 ① 栄養・食生活 ② 身体活動・運動 ③ 休養・こころの健康づくり ④ たばこ ⑤ アルコール ⑥ 歯の健康 ⑦ 糖尿病 ⑧ 循環器病（脳卒中，虚血性心疾患，心臓病など） ⑨ がん 各分野別に基本方針に基づいて目標設定が具体的に示されている．
［指針等］ ・健康づくりのための食生活指針 　　　　　　　（昭和60年） ・加工食品の栄養成分表示に関する報告 　　　　　　　（昭和61年） ・肥満とやせの判定表・図の発表 　　　　　　　（昭和61年） ・喫煙と健康問題に関する報告書 　　　　　　　（昭和62年）	［指針等］ ・健康づくりのための食生活指針 　（対象特性別：平成2年） ・外食栄養成分表示ガイドライン策定 　　　　　　　（平成2年） ・健康づくりのための運動指針 　　　　　　　（平成5年） 　（年齢対象別身体活動指針 　　　　：平成9年） ・健康づくりのための休養指針 　　　　　　　（平成6年） ・たばこ行動計画検討会報告書 　　　　　　　（平成7年） ・公共の場所における分煙のあり方検討会報告書　（平成8年） ・喫煙と健康問題に関する報告書（改定）　　　　（平成5年） ・食品の栄養成分表示 　　　　　　　（平成10年）	［指針等］ ・第六次改定日本人の栄養所要量 　—食事摂取基準— 　　　　　　　（平成11年） ・食生活指針　　（平成12年） ・栄養士法の一部改正 　管理栄養士の定義 　登録から免許制度（平成12年） ・健康増進法の公布（平成14年） ・日本人の食事摂取基準 　　　　　　　（平成16年）

資料：厚生省「21世紀における国民健康づくり運動（健康日本21）について」報告書，平成12年，一部加筆．

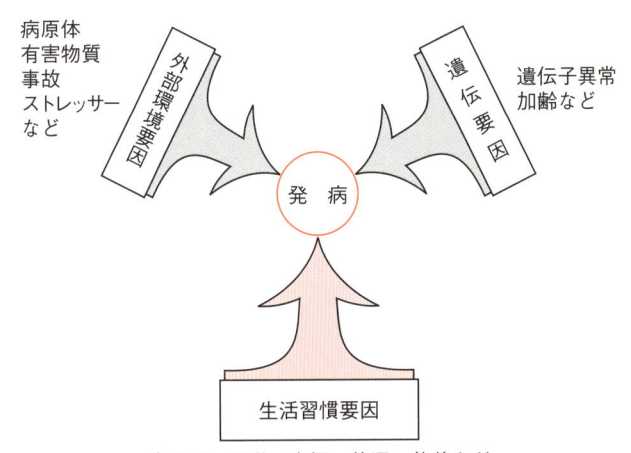

図4-18 疾病の発症要因(厚生省)

　一方，従来厚生省が示してきた「健康づくりのための食生活指針」は，2000(平成12)年には厚生労働省，農林水産省，文部科学省の3省合同で新しい「食生活指針」として策定され，国民の健康づくりや生活の質の向上を目指している(巻末資料2参照).

4.4.7　生活習慣病ハイリスク集団の公衆栄養プログラム

　これまで述べてきたように，国では健康づくり施策が推進されてきた．それに伴い健康診断，健康診査(健診)は医療保険法に基づく一般健診，労働安全衛生法に基づく健診，老人保健法に基づく健診が実施されている．生活習慣病の一次予防を目標として健康日本21を進めたが，医療制度改革に伴い平成20年度から糖尿病などの生活習慣病に関する健康診査(特定健診)，特定健診の結果により健康の保持に努める必要がある場合の保健指導(特定保健指導)の実施が義務付けられている．この内容については，糖尿病などの生活習慣病の有病者・予備軍の減少という観点から，内臓脂肪症候群(メタボリックシンドローム)の概念を導入したものである．

　生活習慣病の発症や重症化のリスクファクターの保有状況により対象者を階層化し，適切な保健指導を実施することになる．リスク要因が多い対象者に対しては，医師，保健師，管理栄養士が積極的に介入し，生活習慣改善への行動変容を起こさせるように指導する必要がある〔厚生労働省健康局：標準的な健診・保健指導プログラム(確定版)，2007.4月〕．

　管理栄養士としては，計画の作成，健診の実施，保健指導対象者の選定・階層化，保健指導，評価のサイクルを計画して実施することになる．この保健指導を実施するに当たっては，効果的，効率的な事業の企画・立案・評価が確実にできる資質が必要となる．既存の保健指導に関する社会的資源を活用しつつ，新たな体制を構築する能力が求められる．評価におけるアウトプット(事業実施量)，アウトカム(結果)を次年度の計画につなげることや，外部委託する際の対応も重要としている．

個人の保健指導にとどまるだけでなく，地域・職域のさまざまな保健活動やサービスと連動できるような体制をつくるとなると，地域・職域連携推進協議会や保険者協議会を活用し，医療保険者・関係機関・行政・NPO などとの連携を図り，協力体制をつくり，多くの関係機関とのコーディネートができる能力が求められる．各種評価や保健指導の技術向上，質の確保はもちろんのこと，人材育成も重要となる．

4.4.8　特別用途食品・保健機能食品の公衆栄養プログラム

(1) 特別用途食品制度

販売に供する食品につき，乳児用，幼児用，妊産婦用，病者用その他特別の用途に適する旨の表示(以下「特別用途表示」という)をしようとする者は，厚生労働大臣の許可を受けなければならない(健康増進法第 26 条)．このような表示をしている食品を「特別用途食品」という．健康上，特別な状態にある人たちが，食事療法や健康の維持・増進などに利用できる食品として許可され，図のようなマークをつけることができる(図 4 - 19)．

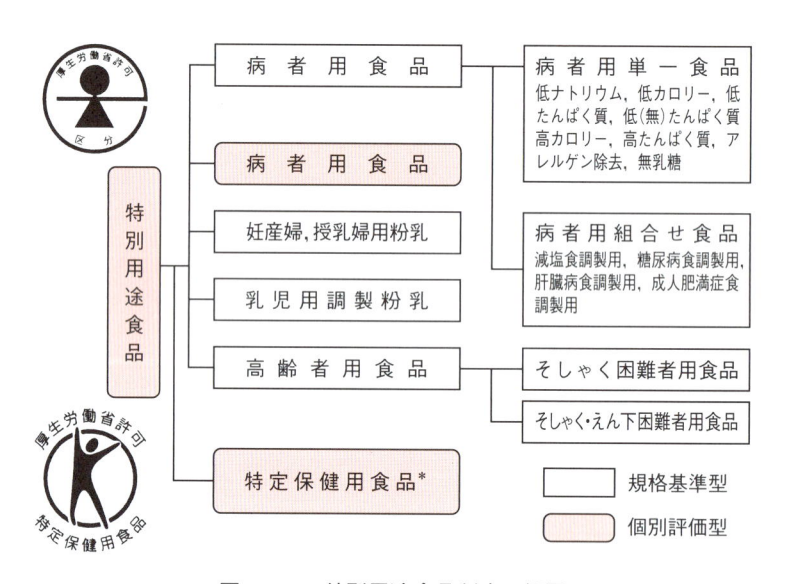

図 4 - 19　特別用途食品制度の概要
＊平成17年2月に，規格基準型も認められるようになった．

病者用食品としては，低ナトリウム食品，低カロリー食品，低たんぱく質食品，低(無)たんぱく質高カロリー食品，高たんぱく質食品，アレルゲン除去食品，無乳糖食品の病者用単一食品と，減塩食調製用組合せ食品，糖尿病食調製用組合せ食品，肝臓病食調製用組合せ食品，成人肥満症食調製用組合せ食品の病者用組合せ食品について，各食品群ごとに許可基準が設定されているものと，許可基準が設定されていない食品群については個別評価型のものがある．

高齢者用食品としては，そしゃく困難者用食品，そしゃく・えん下困難者用食品がある．

特別用途食品の中でも「特定保健用食品」は，その食品の科学的知見が証明されており，食生活において，その食品の摂取により保健の用途に適する旨を目的として，その目的が期待できる旨の(健康強調)表示をするものと定義されている．

特定保健用食品には，① おなかの調子を整える食品(オリゴ糖類を含む食品，乳酸菌類を含む食品，食物繊維類を含む食品，その他の成分を含む食品，複数の成分を含む食品)，② コレステロールが高めの方の食品，③ コレステロールが高めの方，おなかの調子を整える食品，④ 血圧が高めの方の食品，⑤ ミネラルの吸収を助ける食品，⑥ ミネラルの吸収を助け，おなかの調子を整える食品，⑦ 骨の健康が気になる方の食品，⑧ 虫歯の原因になりにくい食品と歯を丈夫で健康にする食品，⑨ 血糖値が気になり始めた方の食品，⑩ 血中中性脂肪，体脂肪が気になる方の食品，⑪ 血中中性脂肪，体脂肪が気になる方，コレステロールが高めの方の食品，などがある．

なお，特定保健用食品は，健康増進法のみならず，2001(平成13)年の保健機能食品制度創設に伴い，食品衛生法でも規定されることになる．2009(平成21)年2月現在で840品目が表示許可されている．

(2) 保健機能食品制度

一方，保健機能食品制度も施行されているが，これは健康食品のうち，国が定めた一定の要件を満たす食品を「保健機能食品」とするもので，国への許可などの必要性や目的，機能などの違いにより，規格基準型の「栄養機能食品」と個別許可型の「特定保健用食品」に分類されている(図4-20)．

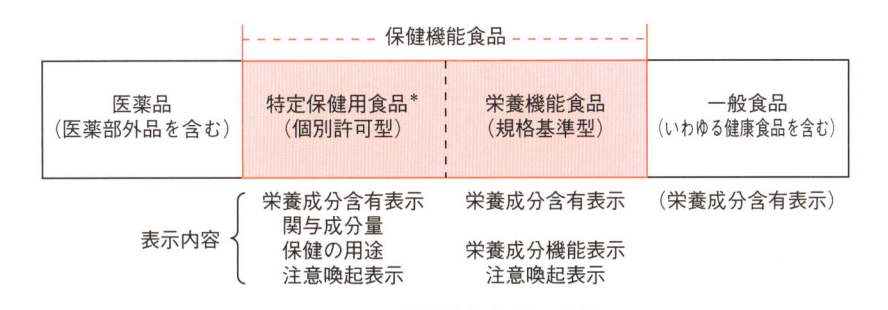

医薬品 (医薬部外品を含む)	保健機能食品		一般食品 (いわゆる健康食品を含む)
	特定保健用食品* (個別許可型)	栄養機能食品 (規格基準型)	
表示内容	栄養成分含有表示 関与成分量 保健の用途 注意喚起表示	栄養成分含有表示 栄養成分機能表示 注意喚起表示	(栄養成分含有表示)

図4-20　保健機能食品の分類
＊平成17年2月に，規格基準型も認められるようになった．

「特定保健用食品」は先の特別用途食品制度の項でも述べたが，身体の生理学的機能や生物学的活動に影響を与える保健機能成分を含み，食生活において，特定の保健の目的で摂取する者に対して，その目的が期待できる旨の表示をする食品である．特定保健用食品として販売するためには個別に生理的機能，特定の保健機能を示す有効性や安全性などに関しての国の審査を受け，許可を得なければならない．2005(平成17)年2月からは規格基準型も認められている．

「栄養機能食品」は食品衛生法施行規則に，「特定の栄養成分を含むものとして厚生労働大臣が定める基準に従い当該栄養成分の機能の表示をするもの(生鮮食品(鶏卵を除く)を除く)」と規定されている．高齢化，食生活の乱れなどにより，通常の食生活を行うことが困難な場合などに不足しがちな栄養成分の補給・補完に資するものとされている．すなわち身体の健全な成長，発達，健康の維持に必要な栄養成分(ビタミンやミネラル類)の補給・補完を目的として摂取する食品である．ビタミンとしては，ナイアシン・パントテン酸・ビオチン・ビタミン$A・B_1・B_2・B_6・B_{12}・C・D・E$・葉酸，ミネラルとしては亜鉛，カルシウム，鉄，銅，マグネシウムの5種類が規定されている．栄養機能食品と称して販売するには，国が定めた規格基準に適合する必要があり，その基準に適合すれば国などへの許可申請や届出なしに製造・販売することができる．また，栄養機能の表示を行う場合には，栄養機能表示と注意喚起表示も表示する必要がある．

2005(平成17)年2月から新たな制度が保健機能食品制度に導入された．①「条件付き特定保健用食品」— 限定的な科学根拠がある旨の表示をする．②「規格基準型特定保健用食品」— 特定の関与成分に対し，国が定める保健用途表示が可能．③「疾病リスク低減表示」— 関与成分と疾病リスク低減効果の関係を表示できる．④ 適切な食生活を実行してもらうため「食生活は，主食，主菜，副菜を基本に，食事のバランスを」と，表示することが義務付けられた．これらの食品については図4-21のように，法による規制がある．

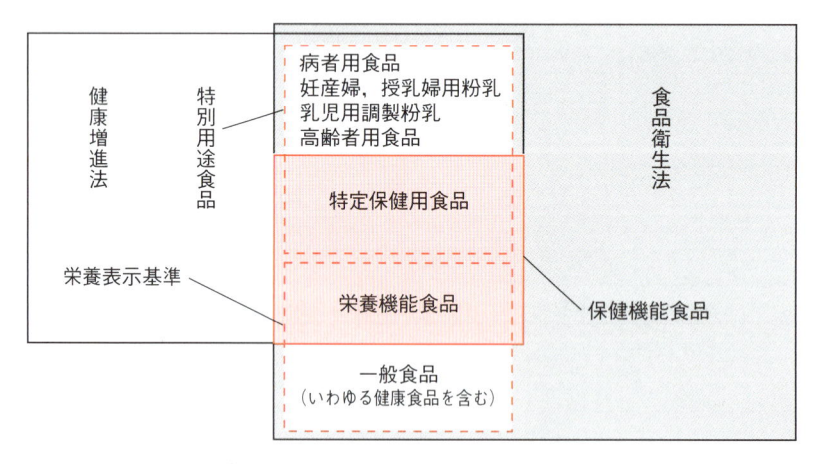

図4-21　保健機能食品，特別用途食品，栄養表示基準等の法令上の位置付け

4.4.9　栄養成分表示制度の公衆栄養プログラム

現在わが国には多くの食品が出回り，その中でも加工食品が非常に多く，これらにも表示が必要になってきている．1996(平成8)年には栄養表示基準制度が制定され，自己責任で表示をすることとなった．

すなわち，販売に供する食品に「栄養表示」をしようとする者は，厚生労働大臣の定める栄養表示基準に従って必要な表示をしなければならない．栄養成分としては，たんぱく質，

表 4-9 補給ができる旨の表示について遵守すべき基準値一覧表

栄養成分		〔第1欄〕高い旨の表示をする場合は，次のいずれかの基準値以上であること		〔第2欄〕含む旨または強化された旨の表示をする場合は，次のいずれかの基準値以上であること	
		食品100gあたり（ ）内は，一般に飲用に供する液状の食品100mlあたりの場合	100kcalあたり	食品100gあたり（ ）内は，一般に飲用に供する液状の食品100mlあたりの場合	100kcalあたり
たんぱく質	(g)	15　　（7.5）	7.5	7.5　　（3.8）	3.8
食物繊維	(g)	6　　（3）	3	3　　（1.5）	1.5
亜鉛	(mg)	2.10　　（1.05）	0.70	1.05　　（0.53）	0.35
カルシウム	(mg)	210　　（105）	70	105　　（53）	35
鉄	(mg)	2.25　　（1.13）	0.75	1.13　　（0.56）	0.38
銅	(mg)	0.18　　（0.09）	0.06	0.09　　（0.05）	0.03
マグネシウム	(mg)	75　　（38）	25	38　　（19）	13
ナイアシン	(mg)	3.3　　（1.7）	1.1	1.7　　（0.8）	0.6
パントテン酸	(mg)	1.65　　（0.83）	0.55	0.83　　（0.41）	0.28
ビオチン	(μg)	14　　（6.8）	4.5	6.8　　（3.4）	2.3
ビタミンA	(μg)	135　　（68）	45	68　　（34）	23
ビタミンB_1	(mg)	0.30　　（0.15）	0.10	0.15　　（0.08）	0.05
ビタミンB_2	(mg)	0.33　　（0.17）	0.11	0.17　　（0.08）	0.06
ビタミンB_6	(mg)	0.30　　（0.15）	0.10	0.15　　（0.08）	0.05
ビタミンB_{12}	(mg)	0.60　　（0.30）	0.20	0.30　　（0.15）	0.10
ビタミンC	(mg)	24　　（12）	8	12　　（6）	4
ビタミンD	(μg)	1.50　　（0.75）	0.50	0.75　　（0.38）	0.25
ビタミンE	(mg)	2.4　　（1.2）	0.8	1.2　　（0.6）	0.4
葉酸	(μg)	60　　（30）	20	30　　（15）	10

表 4-10 適切な摂取ができる旨の表示について遵守すべき基準値一覧表

栄養成分	〔第1欄〕含まない旨の表示は次の基準値に満たないこと	〔第2欄〕低い旨の表示は次の基準値以下であること
	食品100gあたり（ ）内は，一般に飲用に供する液状の食品100mlあたりの場合	食品100gあたり（ ）内は，一般に飲用に供する液状の食品100mlあたりの場合
熱量	5kcal　　（5kcal）	40kcal　　（20kcal）
脂質	0.5g　　（0.5g）	3g　　（1.5g）
飽和脂肪酸	0.1g　　（0.1g）	1.5g　　（0.75g）かつ飽和脂肪酸由来エネルギーが全エネルギーの10%
コレステロール	5mg　　（5mg）かつ飽和脂肪酸の含有量*1.5g　　（0.75g）かつ飽和脂肪酸のエネルギー量が10%*　*は，1食分の量を15g以下と表示するものであって当該食品中の脂質の量のうち飽和脂肪酸の含有割合が15%以下で構成されているものを除く．	20mg　　（10mg）かつ飽和脂肪酸の含有量*1.5g　　（0.75g）かつ飽和脂肪酸のエネルギー量が10%*　*は，1食分の量を15g以下と表示するものであって当該食品中の脂質の量のうち飽和脂肪酸の含有割合が15%以下で構成されているものを除く．
糖類	0.5g　　（0.5g）	5g　　（2.5g）
ナトリウム	5mg　　（5mg）	120mg　　（120mg）

(注) ドレッシングタイプ調味料(いわゆるノンオイルドレッシング)について，脂質を含まない旨の表示については「0.5g」を，当分の間「3g」とする．本表は栄養表示基準別表第4および第5を整理したものである．

4・4 公衆栄養プログラムの実施

脂質，炭水化物，ミネラル（カルシウム，鉄，リン，マグネシウム，ナトリウム，カリウム，銅，ヨウ素，マンガン，セレン，亜鉛，クロム），ビタミン（ビタミンA・B_1・B_2・B_6・B_{12}・C・D・E・K・ナイアシン，ビオチン，パントテン酸，葉酸）である．また，表4-9，表4-10にあるように補給ができる旨，適切な摂取ができる旨の強調表示をする場合，含有量がこの基準を満たすことが義務付けられている．

さらに，外食料理についても「外食料理の栄養成分表示ガイドライン」が示され，普及しつつある．一般的には，エネルギー，たんぱく質，脂肪，炭水化物，食塩が表示され，飲食店などで普及されれば，外食の多い場合における食事の栄養管理や指導に有用である．

4.4.10　給食施設指導プログラム

特定かつ多数の者に対して継続的に食事を供給する施設のうち，栄養管理が必要なものとして厚生労働省令で定め都道府県知事が指定する施設を，特定給食施設という．継続的に1回100食以上または1日250食以上の食事を供給する施設のことであり，これらの施設で特別の栄養管理が必要な場合には，管理栄養士を配置しなければならないと健康増進法で規定されている．医学的な管理を必要とする者に食事を供給する施設で，継続的に1回300食以上または1日750食以上の食事を供給する施設，それ以外で特別な栄養管理を必要とする施設で，継続的に1回500食以上または1日1500食以上の食事を供給する施設では，管理栄養士を置かなければいけない．

それ以外の特定給食施設には，栄養士または管理栄養士を置くように努めなければいけないと定められている．さらに特定給食施設の設置者は，厚生労働省の定める基準に従い適切な栄養管理を行わなければいけない．都道府県知事はこれらの管理栄養士配置に違反した場合，設置者に対し勧告を行わなければいけない．

4.4.11　食環境づくりプログラム

戦後の日本では，保健所が公衆衛生行政を担ってきた．保健所法が1937（昭和12）年に制定されその役割を果たしてきたが，高齢化社会の進展に伴い，地域保健の状況は著しく変化してきている．そのために，1994（平成6）年には地域保健法が制定され，地域住民の健康の保持増進を目的として，都道府県，市町村が分担して取り組むこととなった．この地域保健法が施行されてから，都道府県と市町との役割分担は明確となり，住民に身近なサービスは市町が行うことになった．

兵庫県においては，平成13年度に行財政構造改革が行われ，県下10地域の県民局体制とし，その内部組織に保健所を福祉事務所と統合した健康福祉事務所が位置付けられ，保健と福祉を一体化する事業展開を行っている．健康福祉事務所管理栄養士は，健康増進法第18・20条において，住民の栄養・食生活にかかる諸問題について，専門性の高い知識と技術により，市町や関係機関などの広域的調整や目的達成のための支援，特定かつ多数のものに対して継続的に食事を供給する施設に対し，栄養管理上必要な指導を行う職として定義付けられている．市町における栄養士は，健康増進法第17条に基づき，健康教育，栄養相談等を通じて住民の健康づくりおよび食生活改善に対する直接的な支援を行うとと

もに，地域の関係機関・団体，住民の参画を得て地域健康づくりを推進し，市町が策定する各種計画を効果的に実施する役割を担っている．

すなわち，県(健康福祉事務所)においては，食環境の整備として，① 給食施設の指導 ― 特定給食施設管理事業，管理栄養士の配置，管理栄養士の配置促進，個別指導，立入検査，社会・児童福祉施設等指導監査，社会福祉施設・保育所に対する給食管理研修，事業所に対する健康づくり研修，優良集団給食施設等の表彰，② 栄養関連企業等への指導 ― 特別用途食品・保健機能食品等の指導，加工食品の栄養表示基準制度の推進，栄養改善教室(飲食店対象)，食の健康協力店の普及推進を行うこととしている．

とくに，外食利用者の増加とともに「外食の栄養量がわかる」，「自分の健康状態に合ったものを選べる」などの情報提供を促進し，健康的な食生活を環境面でサポートするため，栄養成分表示に関する飲食店などを対象とした講習会や制度の普及啓発を(社)兵庫県栄養士会に委託して実施している．そして，県民がより適切な外食を選択できるためには(社)兵庫県栄養士会が行う栄養成分表示店を増加させるとともに，健康的なメニューの提供やオーダーサービスなどを行う飲食店を食の健康協力店として認定する基準を整備し，食環境の整備を図っている．

さらに最近では，食事療法用宅配食品の検討がなされ，在宅で食事療法を行えるようになってきた．適正な提供のために，糖尿病者用宅配食品では栄養指針が示されている．

市町においては県と調整，協力，支援，連携を保ちながら地域住民に対し，身近な保健・福祉サービスを提供するという対人サービスを行っている．

4.4.12　健康づくりプログラム

健康づくりは，「自分の健康は自分で守り高める」という自助努力を基本とする「栄養・運動・休養」の要素に着目した健康づくりや疾病予防を中心に実施されてきた．その結果，医療技術の進歩も加わり，平均寿命世界一の水準となったものの，急速な高齢化に伴い生活習慣病や認知症(痴呆)，寝たきりなどの要介護状態になるものが増加し，個人のみならず社会の負担が増大するという問題が生じてきている．

兵庫県が行った「健康への関心についての調査」によれば，健康に関心のある人は93％あるが，「健康に良いことは取り入れるが長続きしない」という人が44％，「健康に関心があり，実行したいがきっかけがないと実行できない」という人が28％で，健康を守り高めるためには，個人の努力を強調するだけでは実現しないということが明らかである．

このようなことから，県民一人一人が自らの生活を見つめ直し，生活習慣を改善するとともに，従来にもまして健康増進や疾病の予防を目指し，個人の努力と併せて社会全体で健康づくりを支援する必要が生じているために，個々人の健康づくりを社会全体で支援する体制を構築し，県民一人一人の健康実現と活力ある健康長寿社会の実現を図るため，平成13年度から「健康ひょうご21大作戦」を展開してきた．すでに県民一人一人の健康づくりの道しるべとして，平成11年度には「ひょうご健康づくり県民行動指標」を策定し，具体的な取組み方法として，各人が自らの健康状況や生活習慣についてふり返り(図4-

22)，課題を整理した上で，健康づくりに必要な県民行動指標を選択し，継続的に実施することで各人の健康増進を図ることとした．さらに健康日本21兵庫県計画や健やか親子21兵庫県計画をも組み入れたものとなっている．

この作戦は，すべての県民が「診る：自らの健康状態を知る」，「学ぶ：健康づくりに関する正しい知識を学習する」，「行う：健康づくりを実行する」ことを基本として，① 県民

からだにいいことしてますか？してみませんか？

【質問①】現在，すでに実行している指標に○印をつけてね！
【質問②】これからやってみたいと思う指標に○印をつけてね！

年齢（　）歳　　性別　男・女

分野	ひょうご健康づくり県民行動指標	①	②
健康チェック	毎日一回セルフチェック　年に一度は健康診査		
からだの健康	毎日歩こう　背筋を伸ばして今のあなたに　もう1,000歩		
	毎日10分ストレッチ　からだにうるおい　こころにゆとりを		
	通勤・通学　チョットした工夫で　楽しい運動		
食の健康	塩分半減　素材の味を楽しもう		
	1日きちんと3度の食事　もう少し食べたいところで　ごちそうさま		
	一工夫　油と脂をひかえた　和食の料理		
	乳製品の幅広い活用で　なごやか家族		
	煮た野菜も　たっぷり食べて　気分スッキリ		
こころの健康	自ら求める　適度なストレス		
	決めようよ　一日1回リラックスタイム		
	一日のしめくくりは　入浴タイムで		
	快眠はシンデレラ就寝から		
	家族・仲間と　月に一度は自然の中へ		
アルコール	体質を知ろう　アルコールパッチテストで　日本人の半分は　飲めません		
	アルコール　飲めない人にはすすめない　飲める人も　飲みすぎない		
たばこ	家族や仲間をいたわる心で　たばこ　ゼロ		
	吸わないことがカッコいい　大切にしよう　自分のからだ		
歯の健康	口から始まる健康づくり　かめばかむほど　元気なからだ		
	すっきりさわやか　食後の歯みがき　ながらみがきで5分間		
	受けようよ　年に一度は　歯の健康チェックと大掃除		

ご協力ありがとうございました　　　　　　　　兵庫県加古川健康福祉事務所

図4-22　「ひょうご健康づくり県民行動指標」への取組み

4章　公衆栄養プログラムの実施

主導の運動の展開，② 運動推進の中核として(財)兵庫県健康財団を据える，③ 各種団体（運動の趣旨に賛同する企業，地域組織，学校，健康保険組合，スポーツクラブ等）の取組みの尊重と充実，④ 県の適切な支援，という方針の下に推進が図られている．

　県民運動の推進体制としては，学識経験者，団体，企業などが一体となった県民総ぐるみによる運動を展開するため，「健康ひょうご21県民運動推進会議」を設置し，さらに各県民局単位に，いずみ会(栄養改善普及員の会)・愛育班・自治会・婦人会などの地域組織団体，医師会などの医療関係団体等で構成する「健康ひょうご21県民運動地域会議」を設置し，先の県民運動推進会議との連携のもとで，健康づくり実践の浸透を図っている(図4-23)．また，県民の手による県民運動としての広がりを保つため，県民運動推進会議や県民運動地域会議から推薦を受けた方々を「健康ひょうご21県民運動推進員」として委嘱し，県民運動の普及啓発に努めてもらう体制となっている．また，健康財団を主体として，健康ひょうご21フォーラムの開催や，出前健康づくり講座の実施，実践活動事例の発表などを実施している．

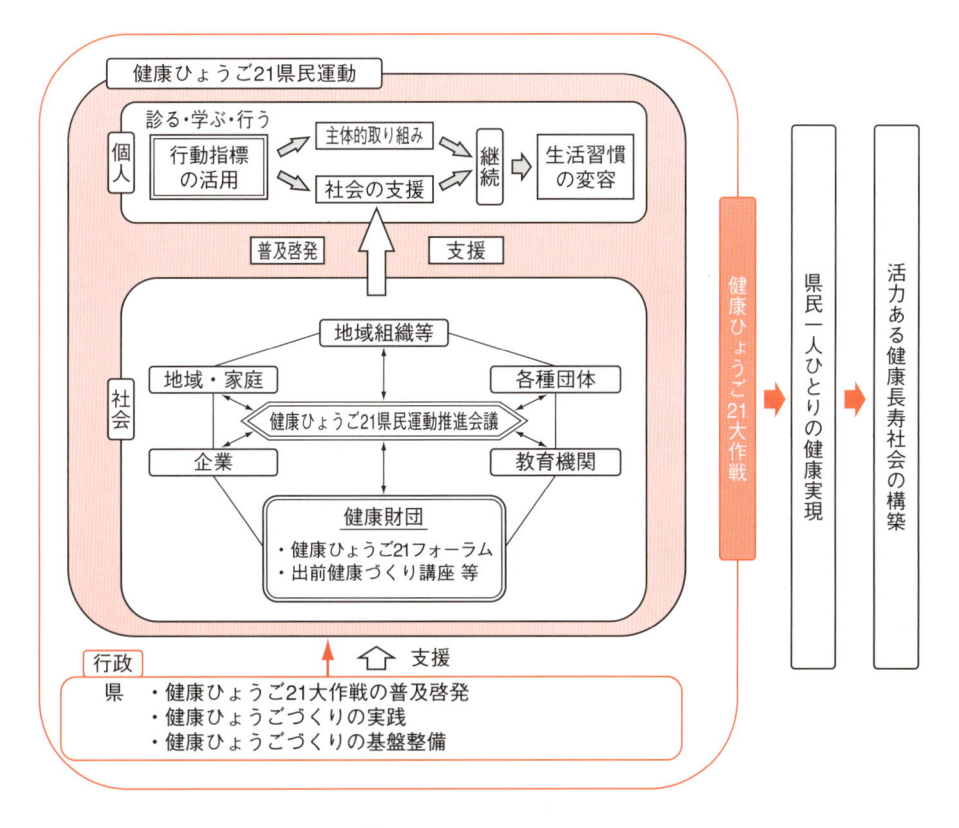

図4-23　健康ひょうご21県民運動地域会議

4.4.13 人材育成と活用プログラム

地域保健対策の推進が図られるよう健康福祉事務所，市町栄養士の確保を図る必要がある．各行政組織の中で行政栄養士の専門性を生かした栄養改善施策が展開できるように市町栄養士の配置促進や人材を確保し，人材の育成も強化する必要がある．

人材の育成としては，栄養指導員の資質向上のための研修，市町での栄養改善事業強化推進のための栄養士の研修，管理栄養士・栄養士養成施設の指導および管理栄養士養成施設の学生の指導などが実施されている．

予想問題

1 保健所における行政栄養士の業務を示したものである．正しいものの組合せはどれか．
  a．母子栄養指導．
  b．外食料理の栄養成分表示．
  c．健康危機管理は，市町村栄養士の業務である．
  d．市町村栄養士への技術援助・協力．
  e．健康なまちづくりと地区組織の育成．
  （1）aとc　　（2）aとb　　（3）bとd　　（4）bとe　　（5）cとd

2 ヘルスプロモーション憲章に関する記述である．正しいものの組合せはどれか．
  a．ヘルスプロモーション憲章は，1986年にFAOが制定した．
  b．おもに発展途上国向けに制定したものである．
  c．生活習慣病の危険因子はライフスタイルにあることを指摘した．
  d．ヘルスプロモーション活動の方法として，健康政策の立案，健康を支援する環境づくりなどをあげている．
  e．ヘルスプロモーション活動として，地域活動は含まれていない．
  （1）aとc　　（2）aとb　　（3）bとd　　（4）bとe　　（5）cとd

3 栄養表示基準制度についての記述である．正しいものはどれか．
  a．食品に含まれる栄養成分の働きを表示することができる．
  b．食品衛生法に基づいている．
  c．表示には厚生労働大臣の許可を必要とする．
  d．エネルギー，たんぱく質，脂質，炭水化物，ナトリウムの含有量を表示する．
  e．栄養成分の量が正しいことを示す認証マークを表示しなければならない．

4 食生活改善を推進する地区組織の育成に関する記述である．正しいものの組合せはどれか．
  a．行政機関や専門家が一般住民の中から適切な人物を選び組織化する．
  b．住民の自発的な参加が必要であり，組織への加入を強制してはならない．
  c．組織の構成員同士は平等であるが，リーダーは必要である．
  d．既存の組織団体とは別に，新たな団体を組織する必要がある．
  （1）aとb　　（2）aとc　　（3）aとd　　（4）bとc　　（5）cとd

5章 公衆栄養プログラムの評価

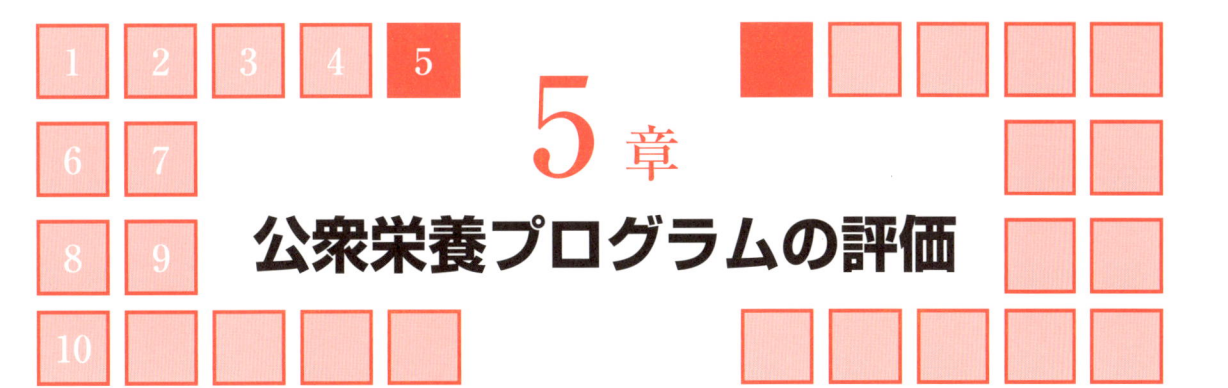

5.1 評価の種類

　公衆栄養プログラムの評価には，過程の評価と結果の評価がある．さらに，現状の評価と目標の評価に分類することもできる．

　過程の評価は，公衆栄養プログラムの主として行政的な側面に着目した評価である．具体的には，事業の実施回数，参加人数，参加率，従事者のべ人数などに関する評価のことである．

　一方結果の評価は，公衆栄養プログラムが目的とする直接的内容の達成程度に関する評価である．肥満教室の参加者の体重の減少，禁煙教室の参加者の禁煙率などに関する評価のことである．

　現状の評価とは，現在すでに実施している公衆栄養プログラムに関する，実施状況や効果の評価をいう．一方目標の評価とは，ある公衆栄養プログラムを実施する前に，その事業の実施状況や効果に関する目標を設定して，事業を行った後でその達成程度を評価することをいう．基本健診の受診率を昨年の25%から今年は35%に上昇させるという目標を事前に設定して，受診率を向上させるための施策を行い，基本健診の終了後に目標の達成程度を評価するのは，目標の評価の一例である．

　過程の評価と結果の評価，さらに現状の評価と目標の評価という分類を組み合わせると，四種類の評価を考えることができる．すなわち，① 現行の事業に関する過程の評価．② 現行の事業に関する結果の評価．③ 過程に関する目標の評価．④ 結果に関する目標の評価である．

5.1.1 評価の指標

　公衆栄養プログラムの評価を行うためには，過程や結果の程度を把握するための指標が必要になる．二つの観点から分類した評価の指標を種類別に示す．

(1) 評価指標の性質による分類
① 行政的指標：事業の実施回数，参加者数(率)，実施のべ時間など．
② 疫学的指標：死亡率，罹患率，有病率，早期がん発見率など．
③ 生物学的指標：肥満度，血圧，空腹時血糖値，血清総コレステロール値など．

④ 行動科学的指標：知識，態度，行動の変化に関する指標．乳がんの危険因子の知識，胃がん検診の有効性に対する態度，検診の受診回数，喫煙率，食品の摂取頻度など．
⑤ 経済学的指標：事業の費用，費用－便益，費用－効果に関する指標．胃がん検診による早期がん発見1人あたりに必要な費用など．

(2) 公衆栄養プログラムの実施段階による分類
① 最終指標：事業が目的とする最終的な効果を判定する指標．
② 中間指標：最終指標の改善に必要な，事業の中間段階の達成度を評価する指標．

　健康診断の事後指導として肥満教室を行う場合を考える．健康診断の対象者が健診を受診してから，結果判定により事後指導の対象者を決定し，肥満教室を実施する過程は，図5-1のように示すことができる．いま仮に，肥満教室の参加者の体重減少を最も重要な目標と考えるのであれば，参加者の体重減少度がこの事業の最終指標となる．事後指導対象者の肥満教室参加率や参加者の脂肪摂取量などは，最終指標である参加者の体重減少を達成する以前の段階での評価指標なので，この場合には中間指標となる．もし仮に，肥満が危険因子となる特定の疾患（虚血性心疾患など）による死亡率の減少が最も重要な目標と考えるのであれば，その場合には虚血性心疾患の死亡率がこの事業の最終指標となり，肥満教室の参加者の体重減少度は中間指標となる．

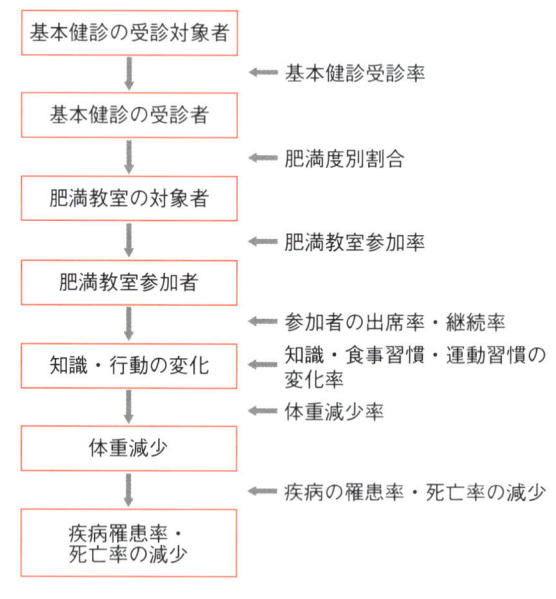

図5-1　最終指標と中間指標
－健康診断の事後指導としての肥満教室の例－

5.1.2　価値判断としての評価

　公衆栄養プログラムの評価は，通常「定量的な調査結果に基づく判断」である．評価を意味する英単語はevaluationであるが，この語を分解するとe-valu(e)-ation，つまり事物に

値段や価値（value）をつけるという意味が含まれていることがわかる．評価とは特定の事実に基づく価値判断であり，多少なりとも評価する者の主観が関与している．評価という主観的な価値判断を行う上で，その根拠となる事実をできるだけ客観的な方法で明らかにすることが必要になる．

したがって，ある公衆栄養プログラムの評価を行うためには，図5-2に示すような三段階の過程が必要である．

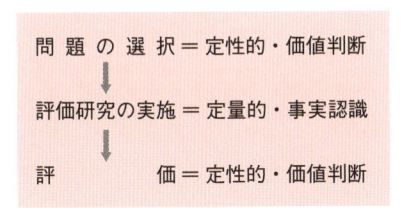

```
問 題 の 選 択 ＝ 定性的・価値判断
        ↓
評価研究の実施 ＝ 定量的・事実認識
        ↓
評      価 ＝ 定性的・価値判断
```

図5-2　三段階の評価の過程

① **問題の選択**：ふだん行っているさまざまな公衆栄養プログラムの中から，とりわけ科学的な評価が必要な問題として何を選択するのかについては，とくに客観的な基準があるわけではない．実際に評価を行う者が意図的に特定の問題を選択するので，この段階は定性的な価値判断の領域といえる．
② **評価研究の実施**：公衆栄養プログラムの中の特定の問題をいったん選択した後では，系統的な方法により事実を明らかにする必要がある．しかもここでいう事実とは，単なる印象や感覚に基づくものでは不十分である．評価のための研究の計画を立て，情報を収集し，データを分析して結論を出すという過程を経て，あくまで客観的な数量で表現される形での事実が必要になる．したがって評価研究を実施する段階は，定量的な事実認識の段階といえる．
③ **評価**：評価研究を実施することで得られた定量的な事実に基づいて，その事業の有効性を判断し，さらに将来の方針を決定する．②で得られた事実を解釈することが必要になるので，この段階では再び定性的な価値判断を行うことになる．

5.2　評価のデザイン

5.2.1　評価研究の構成要素

公衆栄養プログラムの評価研究を行う際には，偶然，バイアス，交絡の影響を制御して，公衆栄養プログラムの実施（＝曝露）と疾病の因果関係を正しく検証することが必要である．そのために研究の設計方法（デザイン）が数多く考えられてきた．代表的な評価研究のデザインは，① 無作為割り付け，② 比較群の設定，③ 事前測定，④ 介入，⑤ 事後測定，の五つの要素が組み合わされて構成されている（表5-1）．
① **無作為割り付け**：研究対象者のどの一人も同じ確率で指導群あるいは比較群に組み入

表 5-1　評価研究の構成要素

無作為割り付け
比較群の設定
事前測定（pretest）
介　入（intervention）
事後測定（posttest）

れられるようにする方法である．無作為割り付けは，研究の計画段階で選択バイアスを制御するための方法の一つで，しかも最も強力な手段である．

② **比較群の設定**：評価の対象となる公衆栄養プログラムを一つの集団に行い，事業の前後で評価指標を測定して比較したところ，評価指標が意図した方向に変化していたことが観察されたとする．この変化の原因をすべて公衆栄養プログラムの効果と考えることは必ずしも正しくない．というのは，平均への回帰を始めとする偶然の影響や，事業の効果とは無関係な対象者の変化などの要因によっても，評価指標が意図した方向に変化する可能性があるからである．評価指標の変化が観察された場合に，公衆栄養プログラムの効果による変化分とそれ以外の要因による変化分を分離して観察するためには，公衆栄養プログラムを実施する集団一つのみを観察するだけでは不十分で，事業を実施しない集団を別に設定し，二群とも同じ方法で評価指標を測定することが必要である．評価の対象となる公衆栄養プログラムを実施する集団を**指導群**（または介入群），公衆栄養プログラムを実施せずに評価指標の測定のみを行う集団を**比較群**とよぶ．比較群を設定するときの注意点は，次節で述べる．

③ **評価指標の事前測定**（pretest）：評価の対象としている公衆栄養プログラムを実施する前に，評価指標を測定することを事前測定とよぶ．事前測定は1回だけとは限らず，2回以上行うこともある．

④ **介入**（intervention）：評価の対象としている公衆栄養プログラムの内容を，指導群の対象者に実施することを介入とよぶ．

⑤ **評価指標の事後測定**（posttest）：評価の対象としている公衆栄養プログラムを行った後に，評価指標を測定することを事後測定とよぶ．事後測定は1回だけとは限らず，2回以上行うこともある．

5.2.2　比較群の設定方法

　指導群と比較群を設定する場合，指導群には評価すべき公衆栄養プログラムを行い，比較群には一切何も行わずに評価指標の測定のみを行うこともある．しかし公衆栄養プログラムの評価研究では，何らかの**異常**をもつ者が対象者となっている場合が多いので，比較群にはまったく何も行わないという例は少ない．通常は表5-2に示すような何らかの指導や教育を実施することが一般的である．このとき指導群と比較群の評価指標の変化の差を比較することは，「評価すべき公衆栄養プログラムを行う」ことと「何も行わない」ことの比較ではなく，たとえば「指導群に新しく開発した指導方法を実施」する場合と「比較群に

表5-2 比較群と指導群

比較群	指導群
指導しない	指導する
通常の指導	新しい指導
通常の指導	通常の指導 + 新しい指導
低密度の指導	高密度の指導

従来どおりの指導を実施」した場合を比較していることになる．

比較群の設定には，次のような手法がある（表5-3）．

表5-3 比較群の設定方法

無作為割り付け
マッチング
「異なる空間」による設定
「異なる時間」による設定
対象者自身による選択

① **無作為割り付け**．
② **マッチング**：最初に指導群にふり分ける対象者を選定し，交絡の可能性のある要因を指導群の対象者とマッチさせた個体または集団を，比較群の対象者に選ぶ方法である．
③ **「異なる空間」による設定**：一つの地域の住民を指導群として，別の地域の住民を比較群とするなど，研究対象者の所属する集団が空間的に異なる複数の集団に分けることが可能なときに，それを利用して指導群と比較群にふり分けることができる．
④ **「異なる時間」による設定**：研究対象者が検査や指導を受ける時期の差を利用して，指導群と比較群にふり分ける方法である．たとえば，昨年度の検診で異常値を示した者を比較群として，今年度の検診で異常値を示した者を指導群とする方法や，あるいは4〜6月までに健康教育を実施する群を比較群として，7〜9月に健康教育を実施する群を指導群とする方法などが考えられる．

「異なる空間」や「異なる時間」の特性に基づいて研究対象者を指導群と比較群にふり分けた場合に，空間や時間の相違により対象者の特性が異なっていれば，選択バイアスが生じる可能性があるので注意が必要である．

たとえば，胃がん検診の受診勧奨施策の効果を評価する場合に，もともと受診率の高い地域と低い地域で比較すれば，地域の担当者の熱意や住民の意欲など，受診勧奨施策以外の要因に差があることが考えられるので，実際の勧奨策の効果が過大評価されたり過小評価されたりする可能性がある．また健康教育の効果を評価するのに，農繁期に健診を受診した者を指導群として，農閑期に健診を受診した者を比較群とすれば，農業従事者の割合が指導群では低くなり，比較群では高くなることが予想される．もしも健康教育の効果や指導に対する受容性が職業により異なれば，農業従事者の割合に差のある集団同士で比較すると実際の効果がゆがめられて，健康教育の効果を過

大評価したり過小評価したりする研究結果となる可能性がある．したがって，これらの方法で比較群を設定するときには，指導群と比較群で選択バイアスが生じている可能性がないかどうか注意する必要がある．

⑤ **研究対象者自身**による選択：これまで述べた無作為割り付け，マッチング，異なる空間と時間による比較群の設定方法は，評価研究を行う者の側で対象者を指導群や比較群にふり分けるという点で共通していた．しかし，研究者が対象者のふり分けを行うことが不可能な状況では，研究対象者自身の選択により，公衆栄養プログラムに参加する者を指導群，参加しない者を比較群として扱う方法もある．しかし自発的に健康教育などに参加する者としない者では，意欲や指導に対する受容性の点で相違のあることが当然予想されるので，選択バイアスが生じて事業の実際の効果を過大評価する危険性がある．

したがって研究対象者自身の選択による指導群と比較群の設定は必ずしも優れた方法ではなく，可能な限り研究を行う者の側で対象者をふり分けて比較群を設定することが望ましい．しかし，たとえ選択バイアスの可能性の高い集団であっても比較群を設定することで，まったく比較群を設定せずに指導群のみで研究を行うよりは，より良い情報を得ることができる．

5.2.3　評価研究のデザイン

評価研究の五つの構成要素の組合せ方により，表5-4，図5-3のような研究デザインを考えることができる．以下に，それぞれの研究デザインの特徴を説明する．また，乳がんの自己検診の方法を教える健康教育に関する評価研究を行うと想定し，それぞれの研究デザインによる仮想例を示す．

表5-4　評価研究のデザイン

	無作為割り付け	比較群の設定	事前測定	介入	事後測定
無作為化対照試験	○	○	○	○	○
事前測定のない無作為化対照試験	○	○	×	○	○
無作為割り付けのない比較群での前後比較	×	○	○	○	○
無作為割り付けのない比較群での事後測定	×	○	×	○	○
一群での前後比較	×	×	○	○	○
一群での事後測定	×	×	×	○	○

	無作為割り付け(＋) 比較群の設定　(＋)	無作為割り付け(－) 比較群の設定　(＋)	無作為割り付け(－) 比較群の設定　(－)
事前測定(＋) 事後測定(＋)	R O X O R O　 O	O X O O　 O	O X O
事前測定(－) 事後測定(＋)	R　X O R　　 O	X O 　 O	X O

図5-3 評価研究のデザイン

① 無作為化対照試験

五つの構成要素のすべてを含む研究デザインである．すなわち，① 無作為割り付けの方法により，② 研究対象者を指導群と比較群に分け，③ 両群で評価指標の事前測定を行い，④ 指導群には介入を行う一方，比較群には介入を行わず，⑤ 介入の終了後に評価指標の事後測定を行うものである．

無作為化対照試験のデザインは，記号を用いて

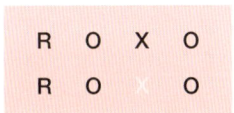

$$R\ O\ X\ O$$
$$R\ O\ \ \ \ O$$

と表現される．ここでRは無作為割り付け，Oは事前測定あるいは事後測定，Xは介入を表している．研究の時間経過は左が先，右が後で，二行のうち上の行は指導群，下の行は比較群に対する措置を示す．

無作為化対照試験（randomized controlled trial）は，評価研究のデザインの中では最も科学的妥当性の高い研究結果が得られる方法である．とくに無作為割り付けにより指導群と比較群の選択バイアスを，強力に制御することが可能である．

無作為化対照試験のデザインを採用して，乳がんの自己検診の健康教育について評価研究を行うのであれば，① 自己検診の指導を希望する者を募集して研究対象者とし，② 無作為割り付けの方法を用いて，③ 対象者を指導群と比較群に分け，④ 指導群と比較群で自己検診を行っている者の割合を調査し（事前測定），⑤ 指導群に対して自己検診の方法を指導（介入）し，比較群に対しては特別な指導は行わず，⑥ 指導群への介入が終了してから一定期間経過した時点で，指導群と比較群で自己検診を行っている者の割合を調査し（事後測定），両群での差を比較するような研究となる．

② 事前測定のない無作為化対照試験

このデザインでは，① 無作為割り付けの方法により，② 研究対象者を指導群と比較群に分け，③ 評価指標の事前測定は行わず，④ 指導群には介入を行う一方，比較群には介

5・2 評価のデザイン

入を行わず，⑤ 介入の終了後に評価指標の事後測定を行うものである．記号を用いれば，

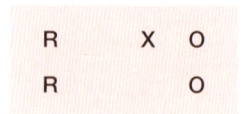

$$
\begin{array}{ccc}
R & X & O \\
R & & O
\end{array}
$$

と表現される．
　このデザインは，評価指標の事前測定を行わない点が，無作為化対照試験と異なる．介入前後の変化を観察する必要のある測定値（血圧，血清総コレステロール値など）を評価指標としている場合には，事前測定と事後測定の両方が必要である．しかし，たとえば禁煙教育における喫煙者の禁煙率，胃がん検診における早期胃がんの発見率や胃がん死亡率などのように，とくに事前測定の必要がない測定値を評価指標としている場合には，このデザインで研究することが可能である．
　このデザインを採用して，乳がんの自己検診の健康教育について評価研究を行うのであれば，① これまでに自己検診を行ったことのない者の中で，自己検診の指導を希望する者を募集して研究対象者とし，② 無作為割り付けの方法を用いて，③ 対象者を指導群と比較群に分け，④ 指導群に対して自己検診の方法を指導（介入）し，比較群に対しては特別な指導は行わず，⑤ 指導群への介入が終了してから一定期間経過した時点で，指導群と比較群で自己検診を行っている者の割合を調査し，両群での差を比較するような研究となる．

③ 無作為割り付けのない比較群での前後比較

　このデザインでは，① 無作為割り付け以外の方法により，② 研究対象者を指導群と比較群に分け，③ 両群で評価指標の事前測定を行い，④ 指導群には介入を行う一方，比較群には介入を行わず，⑤ 介入の終了後に評価指標の事後測定を行うものである．記号では，

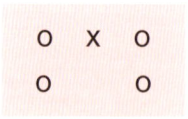

$$
\begin{array}{ccc}
O & X & O \\
O & & O
\end{array}
$$

と表現される．このデザインでは，比較群を設定する際に無作為割り付けを行わない点が，無作為化対照試験と異なる．そのため指導群と比較群の特性に差があれば，選択バイアスを生じる可能性がある．
　このデザインを採用して，乳がんの自己検診の健康教育について評価研究を行うのであれば，① AB 二地区の女性住民の中で，自己検診の指導を希望する者を募集して研究対象者とし，② A 地区の対象者を指導群，B 地区の対象者を比較群として（「異なる空間」による比較群の設定），③ 指導群と比較群で自己検診を行っている者の割合を調査し，④ 指

導群に対して自己検診の方法を指導（介入）し，比較群に対しては特別な指導は行わず，⑤ 指導群への介入が終了してから一定期間経過した時点で，指導群と比較群で自己検診を行っている者の割合を調査し，両群での差を比較するような研究となる．

④ 無作為化のない比較群での事後測定

このデザインでは，① 無作為割り付け以外の方法により，② 研究対象者を指導群と比較群に分け，③ 評価指標の事前測定は行わず，④ 指導群には介入を行う一方，比較群には介入を行わず，⑤ 介入の終了後に評価指標の事後測定を行うものである．記号では，

$$\begin{array}{cc} X & O \\ & O \end{array}$$

と表現される．このデザインは，事前測定を行わない点が，③の「無作為化のない比較群での前後比較」と異なる．②の「事前測定のない無作為化対照試験」と同様，事前測定の必要のない評価指標で研究するときに採用できるデザインである．

このデザインを採用して，乳がんの自己検診の健康教育について評価研究を行うのであれば，① AB二地区の女性住民の中で，これまでに自己検診を行ったことがなく，自己検診の指導を希望する者を募集して研究対象者とし，② A地区の対象者を指導群，B地区の対象者を比較群として，③ 指導群に対して自己検診の方法を指導（介入）し，比較群に対しては特別な指導は行わず，④ 指導群への介入が終了してから一定期間経過した時点で，指導群と比較群で自己検診を行っている者の割合を調査し，両群での差を比較するような研究となる．

⑤ 一群での前後比較

このデザインでは，① 無作為割り付けは行わず，② 比較群を設定せずに指導群のみを研究対象として，③ 評価指標の事前測定を行い，④ 介入を行い，⑤ 介入の終了後に評価指標の事後測定を行うものである．記号では，

$$O \quad X \quad O$$

と表現される．このデザインでは比較群を設定しないため，観察された評価指標の変化分のうち，どこまでが公衆栄養プログラムの効果に起因するもので，どこまでが平均への回帰やその他の公衆栄養プログラムの効果とは無関係な要因に起因するものであるのかを区別することが難しくなる場合がある．

このデザインを採用して，乳がんの自己検診の健康教育について評価研究を行うのであれば，① 自己検診の指導を希望する者を募集して研究対象者とし，② 対象者全員を指導

群として比較群を設定せず，③ 自己検診を行っている者の割合を調査し，④ 自己検診の方法を指導（介入）し，⑤ 介入が終了してから一定期間経過した時点で自己検診を行っている者の割合を調査し，介入の前後での差を比較するような研究となる．

⑥ 一群での事後測定

このデザインでは，① 無作為割り付けは行わず，② 比較群を設定せずに指導群のみを研究対象として，③ 評価指標の事前測定は行わず，④ 介入を行い，⑤ 介入の終了後に評価指標の事後測定を行うものである．記号では，

$$X \quad O$$

と表現される．このデザインは，評価指標の事前測定を行わない点が，⑤の一群での前後比較と異なる．

このデザインを採用して，乳がんの自己検診の健康教育について評価研究を行うのであれば，① これまでに自己検診を行ったことがない者の中で，自己検診の指導を希望する者を募集して研究対象者とし，② 対象者全員を指導群として比較群を設定せず，③ 評価指標の事前測定は行わず，④ 自己検診の方法を指導（介入）し，⑤ 介入が終了してから一定期間経過した時点で，自己検診を行っている者の割合を調査し，介入の前後での差を比較するような研究となる．

⑦ その他の研究デザイン

表5-4に示したもの以外にも，評価研究のためのさまざまな研究デザインがある．分析疫学研究の方法の一つであるケース・コントロール研究，相関分析，重回帰分析などの数理モデルを利用した研究などが，その一例である．詳細は疫学・統計学の教科書を参照されたい．

5.2.4　研究デザインの選択

特定の公衆栄養プログラムについて評価研究を行う場合に，どの研究デザインを採用するのが最も適当だろうか．研究デザインを選択する際には，① 科学的妥当性と，② 研究の実行可能性という二つの要因を考慮した上で決定することが必要である．

① **科学的妥当性**（validity）：ここでいう評価研究の科学的妥当性とは，曝露と疾病の因果関係を検証する上で，偶然・バイアス・交絡の影響を制御する，研究デザインの能力のことをいう．前節で紹介した研究デザインのそれぞれが，偶然・バイアス・交絡を制御する能力を，表5-5に示す．科学的妥当性が一般に最も高いのは，表の最上段の無作為化対照試験であり，表の下に行くほど科学的妥当性は低くなる．

② **研究の実行可能性**（feasibility）：評価研究のデザインの中では，無作為化対照試験の科学的妥当性が最も高いといっても，すべての評価研究をこのデザインで行うことは現実には不可能である．評価を行いたい公衆栄養プログラムの多くは，法律などを根拠として

その実施が義務付けられている．この場合には，研究対象者を無作為割り付けにより指導群と比較群に分け，比較群には指導を何もしないで評価指標の測定のみを行うことはできない．同様に，集団の成員全員に実施することが義務付けられているような公衆栄養プログラム（たとえば結核検診）を評価するのに，事業を行わない比較群を設定することも困難である．そのため表5-5の上に行くほど研究の実行可能性は一般に低く，下に行くほど高くなる．

　このように，評価研究の科学的妥当性の高さと研究の実行可能性は，しばしば相反する関係にある．したがって二つの条件を考慮した上で，現実的な制約条件のもとで実行可能な研究デザインのうち，最も科学的妥当性の高いものを選択することが必要になる．

表5-5　研究デザインの科学的妥当性

		偶　然		バイアス		
		確率変動	平均への回帰	測定バイアス	選択バイアス	交　絡
無作為化対照試験	R O X O R O 　 O	○	○	?	○	○
事前測定のない 無作為化対照試験	R 　 X O R 　　　 O	○	?	?	○	○
無作為割り付けのない 比較群での前後比較	O X O O 　 O	○	○	?	?	?
無作為割り付けのない 比較群での事後測定	X O 　 O	○	?	?	?	?
一群での前後比較	O X O	○	?	?	×	×
一群での事後測定	X O	○	×	?	×	×

○：制御可能，×：制御不可能または適用不能，?：研究の計画，測定しだいで制御可能．

5.3　評価研究の計画と実施

5.3.1　評価研究の手順

評価研究を実際に行う場合の標準的な手順を，表5-6に示す．

表5-6　評価研究の手順

問題を選択する
評価研究を行う状況を特定する
研究デザインを選択する
実行可能性をチェックする
研究計画書を書く
評価研究を行う
データを集計して分析する
結論を出す
新しい方針を決める
研究結果を発表，報告する

① 問題を選択する：評価研究の課題として，どの公衆栄養プログラムのどのような点について評価を行うのかを，まず決定する必要がある．日ごろ公衆栄養プログラムに従事しながら気にしている問題や学会報告や論文などで関心をもった問題などが，評価研究の課題を選択する際のきっかけになるだろう．

② 評価研究を行う状況を特定する：研究対象者を，いつ，どこから，どのように得るか．比較群を設定できるか否か．設定できるとすればどのような方法が可能か．どんな内容の介入を，どの程度行うか．評価指標の測定をいつ，どのようにするか．誰が評価研究に関わり，どのように役割を分担するか．このような点について，研究を計画する初期の段階でできるだけ具体的に考える．

③ 研究デザインを選択する：研究を行う具体的な状況の中で，実行可能な研究デザインのうち，最も科学的妥当性の高いものを選択する．

④ 実行可能性をチェックする：研究対象者は十分な人数が得られるか．予定した方法で比較群が設定できるか．評価指標は適切に選択されているか．評価指標の測定を標準化された方法で行えるか．適当な方法で介入をするだけのマンパワーがあるか．事後測定ができずに脱落してしまう対象者はどの程度予想されるか．研究を完結するのに十分な予算があるか．などの点を検討して，計画している研究が十分に実行可能であることを確認する．

⑤ 研究計画書を書く：①〜④までの過程を経ても，まだ研究の具体的な細部は漠然としている．この段階でいきなり評価指標を測定したり，介入を実施するなどの実際の研究にとりかかると，むだが多いだけではなく，最終的な研究の質も良いものにはならない．研究計画書を可能な限り具体的に細部まで記述し，研究を行う上で予想される問題点などを事前に十分検討する必要がある．研究計画書を記述する段階で新たな問題点に気付き，研究の実行可能性を再検討し，場合によっては研究デザインを変更することなどが必要になる場合もある．

⑥ 評価研究を行う：ここから実際に研究を実施する段階に入る．研究計画書で事前に決めた方法と手順に従い，比較群を設定し，事前測定を行い，指導群に対する介入を行い，事後測定を行う．

⑦ データを集計し分析する：調査票や血液検査，診察などさまざまな手段で測定されたデータを数値化して記録する作業を最初に行う．数値化されたデータは，統計解析用のコンピュータソフトに入力することが可能であれば，以後の集計と分析を大幅に省力化することができる．次にそれぞれの項目（＝変数）ごとに集計し，欠測値や不適当な数値の処理を行う．さらにデータを図表の形式に要約し，統計的検定を行うなどの分析を行う．

⑧ 結論を出す：データ分析の結果をもとに，評価研究を通じて観察された結果が，最初に立てた仮説を支持しているのか反証しているのかを考察する．すなわち，公衆栄養プログラムの実施と対象者の疾病予後や健康増進との間には因果関係があったのか否か．研究結果に及ぼす偶然・バイアス・交絡の影響はどの程度で，どう制御されているか．研究

結果より公衆栄養プログラムの効果が示唆された場合，それは今後も事業を継続するに足るだけの大きな効果だったかどうか．研究を通じて明らかになった問題点や改善すべき点はないか．などの問題を検討し，最終的な結論を引き出す．

⑨ **新しい方針を決める**：評価研究の結果得られた結論に基づき，その事業の将来の方針を検討する．この事業を今後も続けるか．改善すべき点をいつまでに，どの程度改善するか．次回同じ事業を繰り返す場合には，どんな目標を設定するか．

⑩ **研究結果を報告，発表する**：評価研究の結果を，口頭または文書の形で同僚や関係者に報告する．何らかの興味ある知見が得られた場合には，さらに学会へ報告するか，専門誌への論文発表をすることが望まれる．同じ関心をもつ研究者がその発表や報告の内容を批判的に討論することを通じて，一つの研究の結果が共有財産となり，公衆栄養プログラムそのものの進歩や発展に貢献することが可能となるからである．

5.3.2　研究計画書の作成

公衆栄養プログラムの評価研究を実際に行う以前の段階で，研究計画書を記述することが重要である．研究計画書といっても何か特定の書式や形式があるわけではないが，計画書の中で最低限記述すべき項目を表5-7に示す．

表5-7　研究計画書に含める項目

研究の題名
仮説
研究対象者
研究デザイン
評価指標
測定項目
介入の内容
予測される結果

① **研究に題名を付ける**：研究の題名は，研究内容を要約した「抄録」の，さらに「抄録」であると考えることができる．したがって，一読してその研究内容の概略が推察できるような題名が適切である．研究の対象，方法，および内容が明らかになるような題名を工夫する必要がある．「○○を対象とした（対象），××の効果（内容）．－無作為化対照試験による検討（方法）－」というような題名が良い例である．一方，「○○に関する研究」のような題名だと，○○について，誰を対象にどのような方法で研究を行ったのか不明確であるため，あまり良い題名ではない．短い題名の中に研究の対象，内容，方法をすべて簡潔に盛りこむのは実際には困難な場合もあるが，しかし試みる価値はある．

② **仮説を記述する**：評価研究を通じて検証したい仮説を，明確な文章の形式で表現することが重要である．仮説を記述する際には，仮定，比較，結果の三要素が含まれていることが望ましい．「もしも○○ならば（仮定），△△と比べて（比較），××となる（結果）．」．たとえば，「高コレステロール血症の者に対して，もしも集中的な生活指導を行えば（仮定），行わない場合と比べて（比較），より血清総コレステロール値が低下する（結果）．」と

いうような形式である．それに対して，仮説を「○○について調査する」という形式で記述した場合には，○○について何をすればどうなると研究者が期待しているのかが不明確である．同様に，「○○と××の関連を調査する」という形式で記述された仮説では，○○と××の間にどんな関連が存在し，○○が変化すれば××にどんな変化が生じることを研究者が期待しているのかが明らかにならない．

③ **研究対象者を定義する**：研究対象者を選定する際に重要なのは，対象者の採用基準と除外基準を事前に明確に定義することである．採用基準の記述としては，「健診で2年以上連続して血清総コレステロール値（mg/dℓ）が240以上300未満の値を示した40歳以上59歳未満の男性で，健康教室への参加を希望した者」というような例が考えられる．一方除外基準の記述としては，たとえば「血清総コレステロール値が300以上の者，300未満でも健診受診時にすでに薬物治療を受けている者，基礎疾患のある者は研究対象から除外する」と表現できる．

④ **研究デザインを記述する**：どの研究デザインを採用するのかを決定する．比較群を設定するのであればどの方法を採用するのか（無作為割り付け，異なる空間による割り付けなど），介入前の事前測定からどれだけの期間を経てから介入を実施し，さらに介入後の事後測定を行うのかなどの点を，文章や図表の形式で具体的に記述する．

⑤ **評価指標を決める**：最終指標や中間指標に，どんな測定値を採用するのかを決定する．肥満者を対象とする健康教育の評価研究であれば，対象者の肥満度の変化を最終指標として，食品摂取頻度や運動量を中間指標に決定することができる．

⑥ **測定項目を挙げる**：評価指標とそれ以外に必要な測定項目を列挙する．一般的な評価研究で測定が必要な項目には，次のようなものがある．研究対象者の基本的属性として，氏名，性別，生年月日，満年齢，住所，電話番号など．疾病に関する情報として，診断，病歴，重症度，検査値，治療の有無と内容など．曝露に関する情報として，介入の有無すなわち指導群と比較群の区別，指導群であれば指導等への参加状況，経過観察の記録など．交絡要因に関する情報として，上に含まれた項目以外に交絡の可能性がある要因があれば，その要因に関する情報も調査するようにする．

⑦ **介入の内容を記述する**：指導群に対する介入の内容を，具体的に記述する．比較群を設定した場合には，比較群に対する指導などの内容と経過観察の方法も記述する．

⑧ **予測される結果を示す**：仮説が支持された場合に予想される結果を記述する．このときに，観測した測定値をどのような図表の形に要約するのかを考えておくとよい．代表的な表現形式としては，介入を行う前の指導群と比較群の特性の比較の表，介入後の時点での両群の評価指標の変化の表などがある．

5.3.3 調査票による測定

(1) 測定の手段

評価指標などを測定するための手段としては，① 器具を利用するもの（血圧，身長，体重など），② 血液や尿などの生体試料を利用するもの（空腹時血糖値，尿たんぱくなど），

③ 調査票を利用するもの（食品摂取頻度，運動の状況など）がある．調査票を利用して測定を行う際には，面接による問診を行う場合と，研究対象者本人が調査票に回答を記入する自記式調査票を用いる場合がある．

ここでは，このうち調査票を作成する上での留意点について説明する．

(2) 調査票作成時の留意点

① **調査項目を事前に整理する**：調査票を作成する際には，調査項目がつい多くなり，調査票自体が長いものになりがちである．しかし質問項目が多いほど，誤回答や欠測値が生じる確率が高くなるため，調査票全体としての精度が低下する危険性がある．データ分析の段階で実際に利用しないような調査項目を「念のために」多数質問すれば，回答者の負担も増大する．したがって，研究の本来の目的を常に念頭に置いて，不可欠な質問にできるだけ限定して質問項目数を減らす努力が必要である．

② **自由記入形式の回答をできるだけ避けて，選択式の回答にする**：調査票を回収してデータを集計，分析する段階で，自由記入形式の回答では対象者の回答を研究者が整理・分類し直す必要が生じるため，多大な手間と労力が必要になる．むしろ調査票を作成する時点で，特定の質問によって明らかにしたい内容をできるかぎり明確にしておき，複数の選択肢の中から回答者に選ばせる形式にしたほうが労力の節約になる．心理的な態度や意見を調査する場合などでは，選択肢形式よりも自由回答形式のほうが，内容の豊かな回答が期待できそうに一見思える．しかし実際には，選択肢形式の調査票でも，工夫しだいで相当複雑な心理的態度や意見に関する情報を得られることが少なくない．

③ **データ集計のときにデータのコーディングを行うことを見こんで回答形式を考える**：調査票の回答を数値化して，対象者の回答を数字の行列に変換する作業を**コーディング**（coding）とよぶ．たとえば，回答者の性別が男なら1，女なら2の数値を割りあて，また，飲酒の頻度が「飲まない」，「週に1回以下」，「週に2〜3日」，「ほぼ毎日」という4段階の選択肢形式で質問されている場合なら，それぞれに1，2，3，4の数値を割りあてることにより，調査票のすべての回答を数値の行列の形に変換する．無回答のときには欠測値として9や99などの数値を割りあてて処理するのが一般的である．データをコーディングすることで，データの集計や分析を行うときにコンピュータを利用することができるので，手計算と比べて多大な労力の節約が可能になる．したがって調査票を作成する際には，後でデータをコーディングすることを念頭に置いて，回答をできるだけ単純にコーディングすることができるよう工夫することが必要である．

5.3.4　データの集計と分析

(1) 単変量分析

調査票や血液検査などを通じて得られた測定項目のそれぞれを，**変数**または**変量**（variable）とよぶ．性別（男／女），飲酒の頻度（飲まない／週1〜2回／週3〜4回／ほぼ毎日），空腹時血糖値は，それぞれ名義尺度，順序尺度，間隔尺度で測定された変数の例である．

単変量分析とは，一つ一つの変数について，その分布の広がりや中心の位置を分析することをいう．間隔尺度の変数であれば，その最大値，最小値，平均値および標準偏差を求める．名義尺度や順序尺度の変数であれば，個々のカテゴリーの頻度や比率を計算する．

単変量分析を行うときに，個々の変数の欠測値の頻度を調べる．性別，年齢，評価指標など，とくに重要な変数が欠測値になっている場合には，研究対象者のリストや集計前の調査票の原本を参照する，あるいは対象者本人に直接連絡して確認するなどして，データを得ることが望ましい．同時に，個々の変数の性質から判断して不適当な値がないかどうかを確認する．たとえば身長が 350 cm などのデータがあれば，調査票の誤回答か集計の際の転記・入力ミスの可能性があるので，再確認する．

(2) 二変量分析

二つの変数をかけ合わせて，変数同士の関係を検討することを**二変量分析**という．

二変量分析の中で最も重要なのは，公衆栄養プログラムへの曝露を示す変数（指導群／比較群）と，疾病の予後を示す変数との間の分析である．

公衆栄養プログラムへの曝露を示す変数（指導群／比較群）と交絡の可能性のある変数（性別，年代など）との間の分析や，疾病の予後を示す変数と交絡の可能性のある要因との間の分析，すなわち層化分析を行うことも重要である．

二変量分析を行うことによって，単変量分析のときには気付かれなかった不適当な測定値の存在が明らかになることがある．男なのに子どもの出産歴がある，などがその例である．このような不適当な回答が見つかった場合には，やはり調査票の原本に戻るなどして確認した上で，その扱いを判断する必要がある．

(3) 統計的分析

単変量分析と二変量分析を通じて，欠測値や不適当な値の処理が終了し，重要な変数間の関係が明らかになれば，次には仮説を検証するための**統計的分析**を行う．公衆栄養プログラムへの曝露を示す変数（指導群／比較群）と，疾病の予後を示す変数との間で統計的検定を行う．交絡を生じさせている変数があれば，標準化・層化分析・多変量解析などの手法を用いて，それを制御するための分析を行う．分析結果を報告・発表する場合には，研究の論理の流れが明らかになるように，表やグラフをわかりやすく作成することも必要である．

予想問題

1 評価研究に関する記述である．正しいものの組合せはどれか．
  a．比較群の設定方法としては，無作為割り付けの科学的妥当性が最も高い．
  b．評価指標は，事前測定と事後測定を両方行う必要がある．
  c．事前測定は，2回以上行う場合がある．
  d．科学的妥当性の高い研究デザインは，一般に研究の実行可能性も高い．
  e．比較群に対しては，何も指導しないのが一般的である．
  （1）aとc　　（2）aとe　　（3）bとd　　（4）bとe　　（5）cとe

2 評価研究に関する記述である．正しいものの組合せはどれか．
  a．評価とは，定量的な事実認識である．
  b．ある研究での最終指標が，別の研究での中間指標となる場合がある．
  c．研究の実行可能性は，データを集める以前の段階で確認したほうがよい．
  d．調査票を作成する際には，できるだけ調査項目を多くしたほうがよい．
  e．調査票を作成する際には，できるだけ自由記入の形式の解答にしたほうがよい．
  （1）aとc　　（2）aとe　　（3）bとc　　（4）bとe　　（5）cとe

6章
栄養疫学

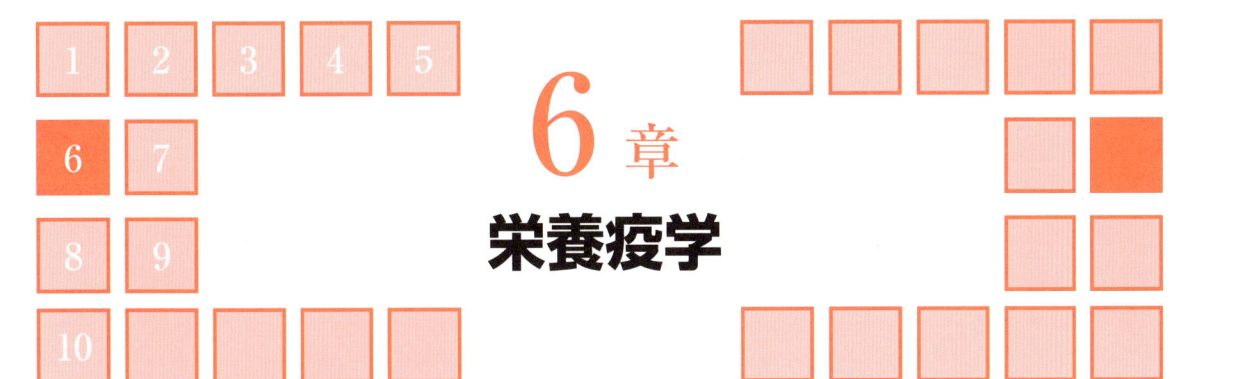

6.1 栄養疫学の概要

6.1.1 疫学の概要

　この章では，栄養疫学(nutritional epidemiology)の基礎と公衆栄養(public nutrition)における役割について説明する．その前に，疫学に関する基礎知識が不可欠であるため，疫学の概要について簡単に触れておく．疫学とは，「明確に規定された人間集団(population)の中で出現する健康関連のいろいろな事象の頻度(frequency)と分布(distribution)およびそれらに影響(effect)を与える要因(factors)を明らかにして，健康関連の諸問題に対する有効な対策樹立に役立てるための科学」と定義される．英語ではepidemiologyとよばれるが，これはギリシャ語の *epi*（英語ではupon）， *demos*（英語ではpeople）， *logos*（英語ではdoctorine）が複合してできたものといわれ，「人々の中で起こっている諸事象に関する学問」というような意味になる．具体例をあげて説明してみよう．

① 第一に，「人間(ヒト)」を対象とする科学である．しかも，1人のひとではなく，「集団」を対象とする．したがってある1人のひと（たとえばある患者）をいくら丁寧に調べたとしても疫学にはならない．それは，疫学の目的の一つに，健康に関連するいろいろな事象の「頻度と分布を観察すること」があるからである．たとえば，「日本人の平均食塩摂取量(average salt intake, mean salt intake)」，「がんの死亡率(cancer mortality：一定の人口集団の中で一定期間内にがんで死亡するひとの数，一般的には1年間の死亡数を10万人あたりの数で表す)」などがあげられる．

② しかし，たくさんのひとについて，ある値を測定しさえすれば疫学調査や疫学研究になるわけではない．たとえば，大学生の体重の平均値を知りたいとしよう．大学生を適当に300人集めて体重を測っても，それが大学生の体重の平均値とはいえない．男女によっても異なるだろうし，特殊な運動をしていないかどうかによっても異なるだろう．つまり，「大学生」といってもいろいろある．

③ ここで問題になるのが，どのような集団についての値か，ということである．「2003(平成15)年度にA大学に入学した1年生女子学生全員206人」というように，集団を明確に規定しなくては頻度（たとえば，肥満者の割合）や分布（体重のばらつき具合）を

出す意味は乏しい．たとえば「最近の若い女性の理想体型は BMI（body mass index：肥満度を表す指標で体重(kg)を身長(m)の 2 乗で割ると得られる）にすると 18 kg/m² 前後である」という文章を見たときに，集計結果である「BMI が 18 kg/m²（身長 160 cm の場合 46 kg）」という数値について議論する前に，「最近っていつ？」とか，「若い女性って何歳から何歳？」ということに気をつけてほしい．「若い」といっても 18 歳の女子学生の考える「若い」と，50 歳の女性が考える「若い」とは年齢が異なるかもしれないからである．したがって，疫学のデータを見るときには，その結果だけでなく，むしろ，どのような集団を対象として得られたデータなのかに注意しなくてはならない．

④ たとえば，「日本で糖尿病が増えている」という調査結果が出たとしよう．次にすべきことは，「なぜ糖尿病が増えているのか」，「どのような人が糖尿病に罹りやすいのか」を明らかにすることである．この場合，ある患者さんだけを調べるのではなく，同じ病気に罹った他の患者さんも調べることが必要になる．

⑤ さて，糖尿病の原因を明らかにできたとしても，それを用いて糖尿病に罹る人を少なくするような方法を考え，実践しなくては意味がない．どうすれば明らかにされた原因を社会から除去，または軽減できるのか（対策を考える），それを行った場合にどれくらいの効果や社会的意味があるのかを調べる（評価する）ことも疫学の仕事である．

6.1.2　歴史上の栄養疫学の業績に学ぶ

現代の疫学手法に通じる方法を用いて栄養に関連する病気の原因を解明し，有効な対策を講じた例を二つ紹介しておこう．

(1) コレラ伝播様式の解明と実践

1854 年の夏にロンドンでコレラが流行した．そのとき，医師ジョン・スノウ（John Snow，1813 ～ 1858）はコレラによる患者と死亡者が出た家の場所と死亡日を詳細に調べ，ある共同井戸が流行の原因であると推定し，その井戸を使用禁止にするように管理者に上申し，そうすることによって更なる大流行を未然に防いだと伝えられている．これはドイツ人細菌学者コッホによるコレラ菌の発見（1883 年）に 30 年も先立ち，コレラが細菌による伝染性疾患であることが知られていなかった時代のことである．なお，ここでいう井戸とは地下水を汲み上げる井戸ではなく，テムズ河から取り入れた水を流す地下水路から水を汲み上げるための井戸である．井戸枠はレンガづくりで，近くの住宅の便所に通じている配水管からの汚水がその井戸に漏れたものと考えられた．そして，その井戸の取水口を閉じ，ロンドンにおけるコレラの大流行を未然に防ぐことに成功した．コレラは栄養素が直接に関連する病気ではないが，飲み水に含まれる細菌によって生じる疾患であることを考えると，これは，食事が関係する感染症対策の一例として理解することができる．

(2) 脚気予防対策の解明と実践

コッホによってコレラ菌が発見されると，それに続いて重要な細菌が数多く発見され，19 世紀の終わりは細菌学全盛の時代となった．そして，当時，日本で大きな問題になっ

ていた脚気（かっけ：beriberi）も細菌が原因の感染症ではないか，と考える学者が多くいた．とくに，海軍における脚気の被害は甚大で，軍艦の遠洋航海中に多数の患者が発生し，作戦行動すら起こしえない状況にあった．当時，海軍軍医であった高木兼寛（1849～1915年）は，かつて高木が暮らしたイギリスでは脚気の存在を聞いたことがなかったこと，ところが日本では貧窮層に少なくて富裕層に多いこと，貧窮な農家出身の元気な若者が海軍に入ると脚気に罹るのに，刑務所の服役囚では脚気の発生がきわめて少ないことなどを詳細に観察し，食べ物（とくに窒素と炭素のアンバランス）に原因があると推定した．高木は脚気の発生が多い集団の食事が白米に依存していることに目をつけ，大麦，大豆，牛肉を多くする食事を推奨した．自説の正しさを証明するために，1882（明治 15）年に太平洋往復の演習航海で大量の脚気患者と死者を出した演習艦龍驤と同じ航路を，翌々年に食事だけを変えて演習艦筑波に航海させ，脚気による死亡者を 1 人も出さずに帰還させることに成功した．

　この観察に基づいて同年に海軍の兵食改善に踏み切った．翌年には脚気患者は激減し，数年後には海軍における脚気問題はほぼ解決した．しかし，高木の研究をどこまで進めても真の原因（ビタミン B_1 欠乏）を突き止めることができなかったであろう．脚気の原因が白米にあることがニワトリを用いた実験で明らかにされたのは 1897（明治 30）年，ビタミン B_1 の結晶が単離されたのは 1926（昭和元）年のことである．真の原因の発見には至らなかったものの，有効な対策を発見し，それを実践に移し，実際にたくさんのひとの命を救った高木の功績は高く評価されている*．

6.1.3　栄養疫学が取り扱う分野

　「原因（cause）」と「結果（effect）」を想定することから疫学は始まる．「結果」はなんらかの疾病・健康障害であり，「原因」はほとんどの場合は環境である．そして，環境の中には，何をどのように食べているか，ある栄養素摂取量は不足していないか，といった食事・栄養問題も含まれる．つまり，栄養疫学は独立して成立する学問ではなく，疫学の中で食事や栄養を扱う必要が生じた場合に，その部分を担当する学問であると理解すべきであろう．

　ところで，現代社会で問題になっている病気の多くは日常の生活習慣にその原因の多くを負う，いわゆる生活習慣病であり，生活習慣の中での食事が占める程度を考えれば，栄養を切り離した疫学は，むしろ例外的だということになる．たとえば，カルシウム摂取量と骨密度とのあいだに関連があることは数多くの研究によって明らかにされているが，骨密度に影響を与えるのはカルシウム摂取量だけではなく，体重や運動習慣も影響を与えている．このように，栄養疫学は総合的な疫学研究や疫学調査の中の適切な場所に位置付けされて，その真価を発揮するものである．

＊：高木の生涯は，吉村　昭，「白い航跡」，講談社文庫（1994）に詳しい．

6.2 疫学の方法

疫学には，① 状態を記述する，② 原因を探る，③ 講じられた対策の有効性を評価する，という三種類の目的がある．疫学研究はその目的によって，**記述疫学**（descriptive epidemiology）と**分析疫学**（analytical epidemiology）に大別される．

記述疫学とは，対象集団における疾病，健康状態またはリスク因子の頻度と分布を客観的に記載することにより，そのリスク因子に関する仮説を設定することを目的とする研究方法のことをいう．それに対して，ある仮説を提出し，それが正しいか否かを検討することを目的とした一連の研究方法を分析疫学と総称する．分析疫学は，さらに，**観察研究**（observational studies）と**介入研究**（intervention studies）に大別される．観察研究は，その方法により，**時系列研究**，**生態学的研究**（エコロジカル研究ともよぶ：ecological study），**横断研究**（断面研究ともよぶ：cross‐sectional study），**症例対照研究**（case‐control study，ケース・コントロール研究ともよぶ），**コホート研究**（追跡研究ともよぶ：cohort study）に分類される．介入研究は，対照群（コントロール群）の有無や，群分けがランダム（無作為）に行われた否かによって，さらに分類される．最も信頼度のレベルが高い介入研究は，**ランダム化割付比較試験**（randomized controlled trial，無作為割付比較試験，無作為化対照試験ともよぶ）であると考えられている．

これら種々の疫学研究の例を，次に簡単に紹介しておく．

6.2.1 記述研究の具体例

たとえば，国民栄養調査による果物摂取量の最近30年間の推移は図6-1のようになっている．また，三大生活習慣病の30年間の年齢調整ずみ死亡率の推移（trend）は図6-2のようになっている．これらは代表的な記述疫学の研究成果である．

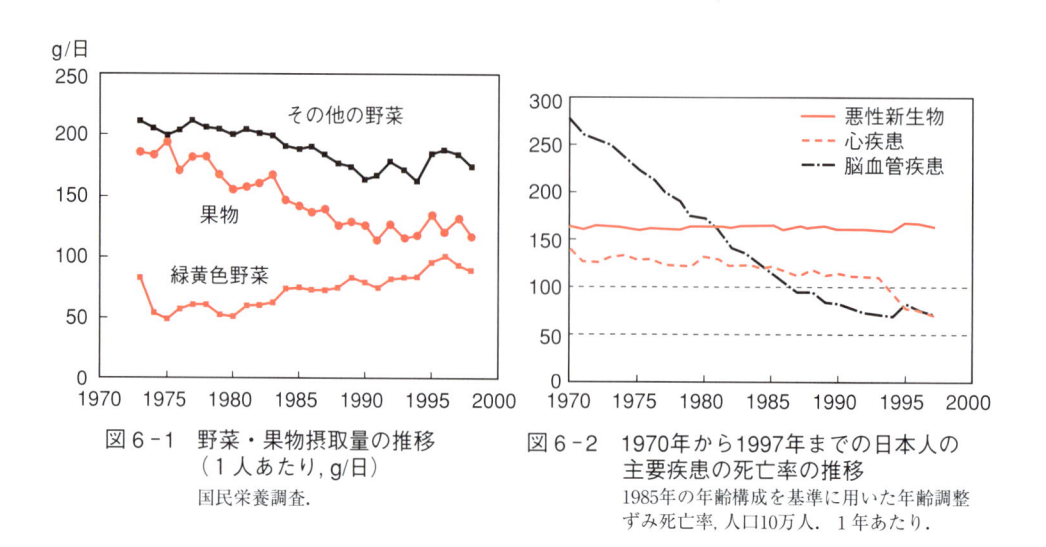

図6-1 野菜・果物摂取量の推移（1人あたり，g/日）
国民栄養調査．

図6-2 1970年から1997年までの日本人の主要疾患の死亡率の推移
1985年の年齢構成を基準に用いた年齢調整ずみ死亡率，人口10万人，1年あたり．

さて，この二つの図を比較すると，果物摂取量の推移と脳血管疾患(脳卒中)死亡率の推移がよく似ていることに気づく．そこで，果物摂取量を横軸(x軸)に，脳卒中死亡率を縦軸(y軸)に取ると，図6-3のように高い正の相関(correlation)が得られる．このような研究方法を時系列研究とよぶ．この結果から果物摂取量が多いと脳卒中死亡率が高い，つまり，果物摂取が脳卒中の**危険因子**(risk factor)ではないかという仮説(hypothesis)が生まれる．

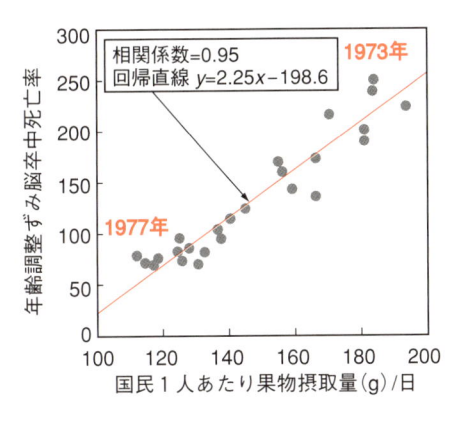

図6-3 果物摂取量と脳卒中死亡率のあいだの関連(時系列研究)
人口10万人．1年あたり．

ところで，脳卒中死亡率を地域別に観察し，その違いを比較するというような研究も可能であろう．このような結果を用いると，果物摂取量の多少と脳卒中死亡率の高低について地域を単位として検討することができる．これは，地域(集団)の代表値を用いるため，生態学的研究とよばれる．ここまでは，記述疫学によって得られるデータを用いて行う研究であるため，記述疫学的な研究と考えることができる．

6.2.2　分析研究の具体例

次に，脳卒中にかかった患者(症例群)と脳卒中にかかっていない元気な人たち(対照群)を集めて，症例群が脳卒中にかかる前に食べていた食べ物を尋ね，疾患に罹患していない群に対しても同じ質問をして，昔の果物摂取量の違いを症例群と対照群で比較するという方法がある．これは**症例対照研究**とよばれる(図6-4)．症例対照研究の結果は，オッズ比という統計量で表される(図6-5)．

続いて，現在，脳卒中にかかっていない元気な人たちに対して果物摂取量を調査しておき，数年後，数十年後にだれが脳卒中にかかるかを観察する方法が**コホート研究**(cohort [follow-up]study)である(図6-6)．コホート研究の結果は，相対危険という統計量で表される(図6-7)．果物摂取量を健康な75,596人の女性と38,683人の男性について調べ，それぞれ，その後14年間と8年間における脳卒中の発症との関係を検討した研究がある．その結果は，果物摂取量が多かった人たちのほうが少なかった人たちよりも脳卒中の発生が少ないというものであった(図6-8)．

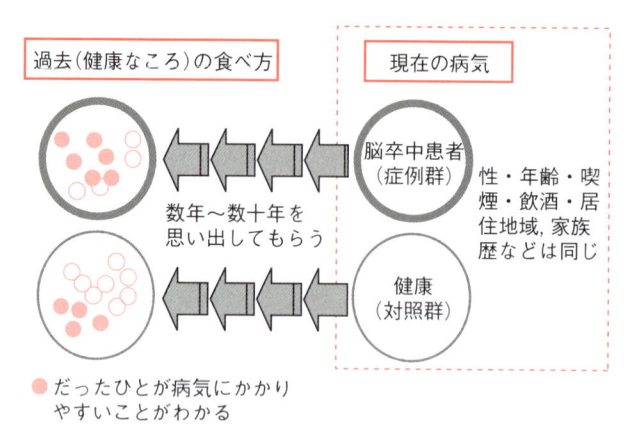

図 6-4 症例対照研究の研究方法（概念図）

過去（健康なころ）の食べ方　現在の病気

脳卒中患者（症例群）
健康（対照群）

数年〜数十年を思い出してもらう

性・年齢・喫煙・飲酒・居住地域, 家族歴などは同じ

● だったひとが病気にかかりやすいことがわかる

6章 栄養疫学

果物摂取(g/日)	0〜99	100〜199	200〜299	300以上	合計
脳卒中患者(症例)(人)	20	30	40	25	115
健康人(対照)(人)	15	25	43	32	115
症例/対照の人数比	1.33	1.20	0.93	0.78	—
オッズ比	1.00	0.90 =1.20/1.33	0.70 =0.93/1.33	0.59 =0.78/1.33	—

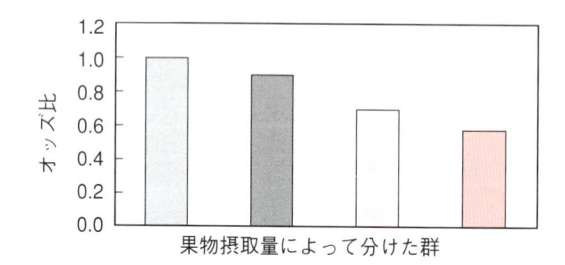

図 6-5 症例対照研究におけるオッズ比の計算方法（仮想データ）

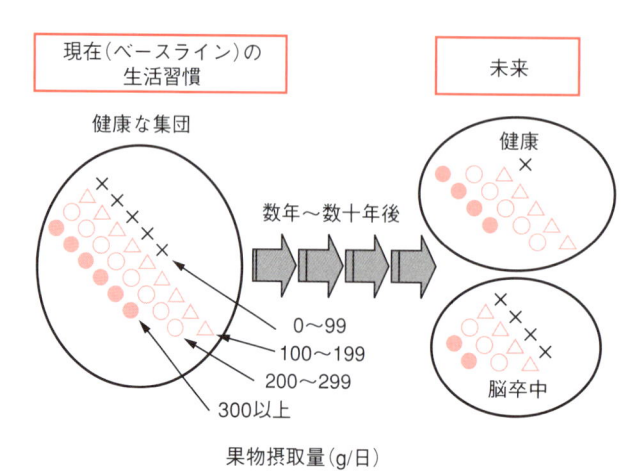

図 6-6 コホート（追跡）研究の研究方法（概念図）

現在（ベースライン）の生活習慣　　未来

健康な集団　　　　　　　　　健康
　　　　　数年〜数十年後　　　脳卒中

0〜99
100〜199
200〜299
300以上

果物摂取量(g/日)

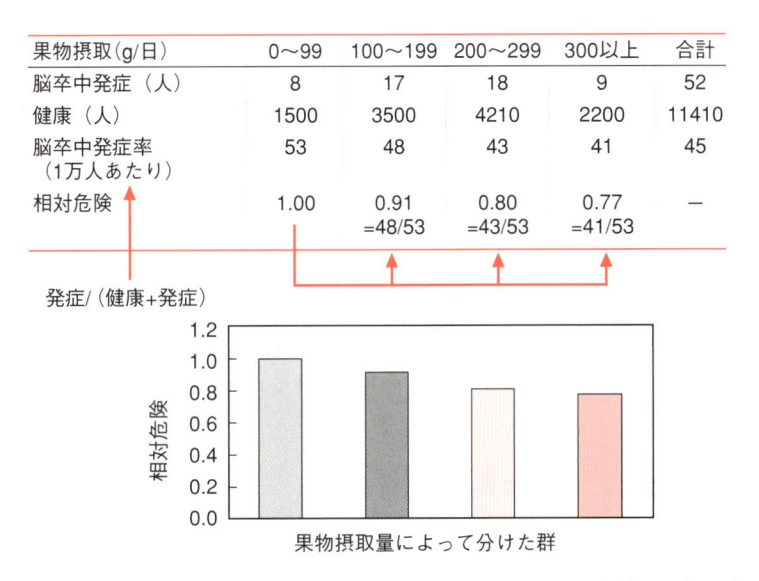

果物摂取(g/日)	0〜99	100〜199	200〜299	300以上	合計
脳卒中発症（人）	8	17	18	9	52
健康（人）	1500	3500	4210	2200	11410
脳卒中発症率（1万人あたり）	53	48	43	41	45
相対危険	1.00	0.91 =48/53	0.80 =43/53	0.77 =41/53	—

発症/（健康+発症）

図6-7　コホート（追跡）研究における相対危険の計算方法（仮想データ）

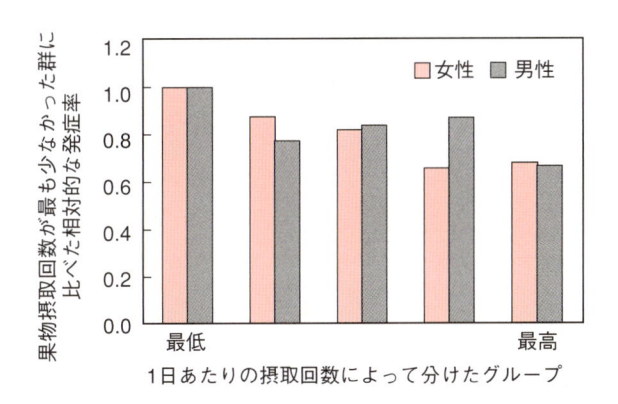

図6-8　果物摂取量と脳卒中（脳梗塞）発症率の関連
ベースライン調査時の果物摂取回数によって五つの群に分けた結果（アメリカにおけるコホート研究）．
Joshipura, *et al.*, *JAMA*, 282, 1233(1999).

6・2　疫学の方法

ところで，果物の摂取量調査と，脳卒中にかかっているか否かの調査を同時に行っても意味は乏しい．しかし，なぜなら，脳卒中のような重い疾患に罹患すれば，食事習慣が変化することが容易に想像されるからである．その一方，血圧のように症状もなく，徐々に変化している疾患では，患者が罹患を自覚できない場合が多く，そのような場合，罹患を契機に食習慣が変化する可能性は乏しい．このような場合には，食事摂取習慣が長いあいだでほとんど変わらないと仮定してしまい，摂取量調査と血圧測定を同時期に行い，両者の関連を検討することがある．これは横断研究（断面研究）の典型例である．

ところで，このように，異なる方法や異なる集団を用いて得られた結果が複数あった場合，これらの結果は必ずしもぴったりと一致するわけではない．その理由としては，研究の方法や研究の質（研究のていねいさ）が異なることに加えて，集団が異なることによるものと考えられる．基本的には，記述疫学は仮説をつくるために，分析疫学は仮説を検証するために用いられることが多く，原因と結果の因果関係に関する信頼度は，「時系列研究＝生態学的研究＜横断研究＜症例対照研究＜コホート研究」の順に高いものと考えられる．しかし，実際の信頼度は，それぞれの研究の質に依存するため，実際には，それぞれの研究の質を十分に吟味した上で，得られた結果の信頼度を決めなくてはならない．

また，一つの種類の研究によって得られた成果だけで結論を下すことは困難であり，さまざまな疫学研究の成果を総合的に評価して最終判断を下すことが重要である．そのため，疫学研究で得られた結果の評価や解釈，活用は決して容易ではない．疫学研究の評価で考慮すべき基準として知られているHillの基準を表6-1にまとめておく．

表6-1 因果関係の判定（Hillの基準）

関連の強さ (strength of association)	相対危険やオッズ比が大きいこと．
量-反応関係 (dose-response relationship)	原因が増えると結果も増えること．生物学的勾配(biological gradient)ともいう．
一致性 (consistency)	異なった地域，集団，時間など，いろいろな状況で，異なった要因や特性との組合せでも同様の結論に達すること．
関連の時間依存性 (temporally correct association)	原因となる要因が結果よりも時間的に先立っていること．
関連の特異性 (specificity of association)	一つの原因が一つの結果を生じ，別の原因では生じないこと（これは満たされない場合も多い）．
生物学的妥当性 (biological plausibility)	得られた結果が現在知られている生物学および疾患発生プロセスと矛盾しないこと．蓋然性ともいう．

注意：記述疫学ではもちろん，分析疫学研究でも，因果関係を直接証明することはできない．この六つがそろうと因果関係が成立する可能性は高いと考えられる．しかし，すべてが成立しないといけない，というわけでもない．

たとえば，脳卒中の大きな危険因子は高血圧である．すると，ビタミンCをたくさん摂取すると血圧の上昇を予防できるかもしれないという考えが生まれる．そこで，240数人のひとたちを高用量（ビタミンCを500 mg/日摂取）群と低用量（ビタミンCを50 mg/日摂取）群にランダムに分けて，5年間にわたってビタミンCを毎日飲んでもらい，血圧の変化を観察したところ，両方の群で血圧の上昇の程度に差はなく（図6-9），この研究ではビタミンCの大量摂取は高血圧の予防には有効でない可能性が示唆された．ただし，ビタミンCの大量摂取で血圧の降下を認めた研究報告もあり，最終的な結論はまだ得られていない．

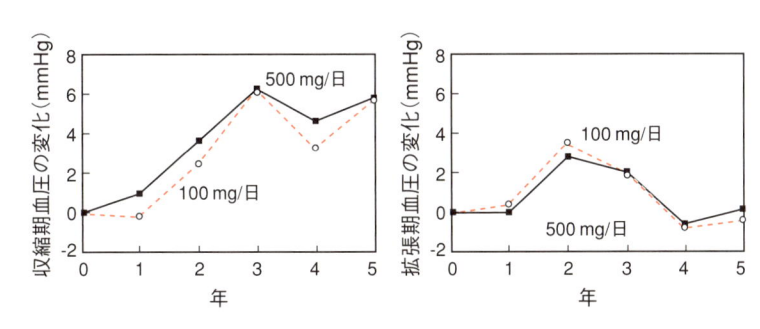

図6-9　2種類の用量のビタミンCのサプリメント
100 mg/日と500 mg/日を5年間服用した場合の血圧変化．
それぞれの群における平均値．
ランダム化割付比較試験．
Kim, *et al., Hypertension*, 40, 797(2002).

6.2.3 バイアスと交絡

疫学研究に限ったことではないが，調査や研究には，その結果を系統的に歪めてしまう要因が混入してしまうことが少なくない．これを**バイアス**（bias）とよぶ．また，研究対象となっている結果に別の因子が影響しているために，検討している因子と結果との関連が正しく評価されない場合，その別の因子によって生じる結果に偏ることを**交絡**（confounding）とよぶ．

(1) バイアス

バイアスには種々のものが存在し，どのようなバイアスがあるかは，疫学の研究方法によって異なる．代表的なものとしては，対象者に由来する**選択バイアス**（selection bias）と調査方法に由来する**情報バイアス**（information bias）がある．

選択バイアスは，研究に選ばれた対象者と選ばれなかった者とのあいだの特性における系統的な差異によって生じる結果の偏りのことをいう．たとえば，症例対照研究では症例群と，対照群の過去の曝露要因を調べるが，症例群よりも，記憶能力が低い集団を対照群に選んで，過去の食事習慣について聞き取り調査を行ったとすれば，検討対象としている

疾患の発症に摂取量の違いが関連しているのか否かを明らかにすることはできない．この場合は，症例群と対照群とは同程度の記憶力をもつ集団を選ばなくてはならず，この問題は，対照群を選択する際に注意すべき事柄である．また症例対照研究で過去の情報を得ようとしても，本人しか知らない情報に関しては，死亡してしまった患者(症例)からは得られない．これも選択バイアスの典型例である．

情報バイアスは，得られた情報(曝露要因あるいは疾病の情報)が不正確であるために生じる系統的な差異によって生じる結果の偏りのことをいう．たとえば，いくつかの食品とある疾患との関連を明らかにするためのコホート研究において，調査に用いる摂取食品リストが偏ったものであり，その集団が摂取している重要な食品を含んでいないような場合がある．また，症例対照研究で，質問の聞き取りを行う者(インタビュアー)が，対象者が症例なのか対照なのかを知っていると，症例のほうに熱心に質問をする傾向がある．これも情報バイアスの例である．

(2) 交絡

交絡の原因となる因子のことを**交絡因子**(confounding factor)，または交絡要因とよぶ．たとえば，図6-10の左図は，食塩摂取量と血圧との関連を調べた結果(仮想データ)である．両者のあいだにはほとんど何の関連(相関)もないように見える．しかし，右図のように年齢階級ごとに分けてみると，食塩摂取量と血圧の間に正の相関があることがわかる．また，年齢と血圧の関連を見ると，やはり，正の相関がある(年齢が上がるほど血圧が上がる)ことがわかる．この例では，年齢が血圧に関連しているため，食塩摂取量と血圧の関連を正しく検討するためには，年齢が血圧に与える影響を取り除かなくてはならない．このような第三の因子を交絡因子とよぶ．交絡因子は一つとは限らず，複数あることもある．また，交絡因子が結果(この場合は食塩摂取量と血圧との関連)に及ぼす程度もさまざまである．なお，交絡因子となりうる最も一般的なものは，年齢と性別である．

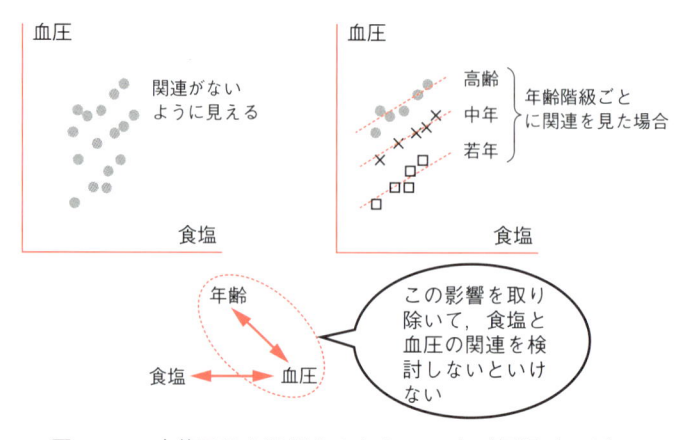

図6-10　交絡因子を理解するためのモデル(仮想データ)
食塩摂取量と血圧の関連を検討する場合に，年齢が交絡因子になっている例．

交絡因子の混入を避けたり，その影響を最小限に抑えたりするためには，研究デザイン時に交絡因子の存在可能性を十分に検討することであり，可能な場合は，交絡因子が混入しないような対象者を選択することが望まれる．調査実施時には，交絡因子についても十分に調査をしておくことを心がけるべきである．そして，データ解析時に，交絡因子が結果に及ぼす影響を最小限にできるような集計，解析方法を選択することが大切である．そのための解析方法として，層別化，標準化，多変量解析が知られる．

　上記の食塩摂取量と血圧との関連に関する横断研究を例に取ると，ある限られた年齢階級のひとだけを調査対象とするという調査デザインを組む，広い年齢幅で調査をしておき，年齢階級別に層別化する，または，年齢が血圧に及ぼす影響を統計学的に調整できるような解析方法（たとえば，多変量回帰分析）を用いるなどが考えられる．

6.2.4　疫学研究結果の解釈上の注意点

　ところで，どのタイプの疫学研究でも，原因と考えている栄養摂取状態をどこまで正確に把握できるかが，どこまで正しい結果が得られるかを決めるカギとなっている．したがって，栄養が関連する疫学調査や疫学研究では，栄養調査，つまり，栄養アセスメントへの正しい理解と正しい利用がきわめて重要である．

6.3　曝露情報としての食事摂取量

　栄養疫学で扱う曝露情報は，文字通り「栄養」である．ここに含まれる情報は，① 栄養素，② 食品（または食物），③ 食行動の三つに大別される．しかし，注意したいことは，栄養疫学では栄養以外の曝露情報を測定しなくてもよい，というのではなく，非栄養性曝露情報を必要に応じて調査しておかなければ，検討したい栄養と健康状態との真の関連を明らかにすることはできない，という点である．具体的には，栄養素摂取量と骨密度との関連を疫学的に検討したい場合，性別，年齢，女性では閉経の有無，喫煙，運動習慣などは必ず調査しておかなければ，いかに質の高い栄養情報を収集したとしてもその価値は低いものになってしまうであろう．

6.3.1　食品と栄養素

　栄養疫学における曝露情報の特徴は，特別の場合を除いて栄養素ではなく，食品（食物）の摂取量または摂取頻度として得られるという点である．上記で特別とは，尿中や血中の栄養素を測定する場合がこれに相当する．摂取量を調査する場合，その方法に関わらず，得られるのは食品や献立とその量である．これに食品成分表を用いて栄養価計算を行い，栄養素摂取量を得る．このように，調査で直接に得られる情報（一次データ）ではなく，得られたデータを加工して得られる情報（二次データ）が有用であるという点が栄養疫学の特徴の一つである．

　ここで注意したいのは，注目している栄養素の摂取量と，その栄養素を豊富に含む食品の摂取量とは必ずしも同じではないということである．両者はほとんど関連していない場

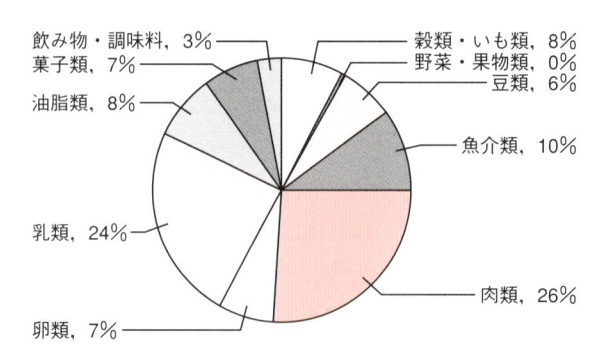

図6-11 国内4地域（211人）の28日間（1地域のみ14日間）食事記録結果から見た飽和脂肪酸摂取量への食品群の寄与率
Sasaki, et al., J Epidemiol, 9, 190 (1999).

合すらある．図6-11は，中年（45～64歳）男女211人における飽和脂肪酸摂取量の摂取源を示す円グラフである．これによると，飽和脂肪酸は肉類と乳類からそれぞれ4分の1ずつ摂取され，残りが魚介類，油脂類，卵類，穀類・いも類，豆類，菓子類などから摂取されていることがわかる．飽和脂肪酸は，動物性食品に豊富に含まれる脂質（脂肪酸）であるため，「肉類」が飽和脂肪酸のおもな摂取源と考えられる傾向にある．ところが，この結果は，飽和脂肪酸摂取量と何かの疾患との関連を調べたり，飽和脂肪酸摂取量の多少を個人間や集団間で比較したりしたいときに，代わりに肉類の摂取量を用いるのはあまり適当でないことを示している．このように，食品と栄養素は互いに異なるものであり，互いの代わりとして用いることは困難である．知りたいものは食品なのか栄養素なのかは，栄養疫学の曝露指標を考える上で最も基本的な事柄の一つである．

6.3.2 食事の個人内変動と個人間変動

最近の健康や栄養における課題は，生活習慣病に代表されるような「長い年月の生活習慣」が問題となる疾患に関連するものが多いことである．このような場合，「ある日に食べたもの」ではなく，「習慣的な食事（habitual diet, usual diet）」を知りたいということになる．しかし，以下に述べるように，それは容易なことではない．

（1）個人内変動

われわれが食べている食品や食べ方は毎日，少しずつ異なっている．したがって，摂取している栄養素も日々少しずつ変化している．これは個人の中での摂取量のゆれであるため，個人内変動（within-person variation または intra-individual variation）とよばれている．この変動は個人や集団の摂取量を調査する際の大きな問題となるため，少していねいに解説する．

個人内変動にはさまざまなものが存在する．ある特殊な行事のために食べ方が変わる場合もあるし，季節によって手に入る食品が変わるために，摂取状態が変わる場合もある．今日は，昨日とは別の食べ物を食べたいと思う場合もあるだろう．それらの結果として生

じる最も代表的な個人内変動は，日によって食べるものが異なるという，いわゆる
日間変動(day-to-day variation)である．図6-12は，ある2人の女子大学生のカルシウム摂取量を秤量食事記録調査(詳しくは後述)を用いて16日間にわたって調べた結果である．(a)の図は1日ごとの摂取量で，個人の「カルシウム摂取量」を知ることの困難さを視覚的に理解することができるであろう．つまり，「Aさんのカルシウム摂取量は1日あたり何mgですか？」と尋ねられても即座には答えることができない．そして，長い期間の食べ方を調べ，その平均を取れば，摂取量を知ることができそうだということも同時に理解できる．そこで，何日間くらい調査をすれば個人の代表値が得られるのかを調べるために，同じ学生のカルシウム摂取量を1日目だけ，最初の2日間の平均，最初の3日間の平均，…，16日間の平均をそれぞれ計算し，グラフ化したものが図6-12(b)である．16日間の平均がその学生の真の代表的な摂取量であるとはいえないものの，10日間以上を平均すると，変動がかなり小さくなることがわかる．

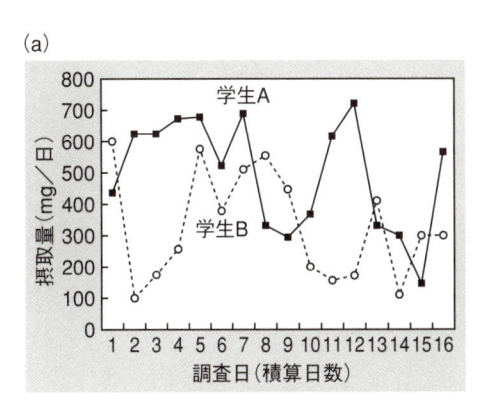

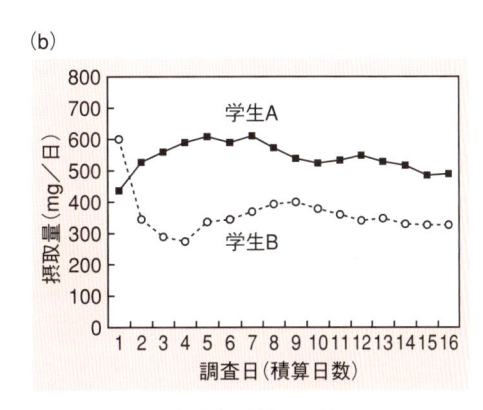

図6-12　女子大学生2人のカルシウム摂取量の日間変動各季節4日間，合計16日間の秤量食事記録調査結果
(a) 1日ごとの摂取量，(b) 調査開始日からの積算平均摂取量．
データ提供：武藤慶子氏(県立長崎シーボルト大学)．

　個人内変動の程度は，栄養素によって異なっている．そこで，いくつかの栄養素についてそれぞれ何日間の栄養調査によって個人の摂取量を把握できるのかを調べた結果が表6-2である．誤差10%(±5%)以下の信頼度で調査を行いたい場合には，エネルギーでも12日間から28日間，たんぱく質で21日間から36日間，多くの栄養素で2週間から2カ月間程度を必要とし，ビタミン類では100日間以上の日数を必要とするという結果が得られている．許容誤差を20%(±10%)以下に広げると，エネルギー，炭水化物，たんぱく質で1週間以内と，比較的現実的な数字が得られるが，ビタミン類ではやはり1カ月間程度を必要としている．具体的な値でなく，個人の栄養素摂取量の「傾向」を把握する目的であれば，20%程度の誤差は許される範囲ではないかと思われるが，栄養調査や栄養指導の評価を目的とする場合には10%程度の誤差に留めたいところである．しかし，それが実

現困難な目標であることは容易に理解されるであろう．大学生ではとくに日間変動が大きく，これは若年者を対象とする栄養調査の困難さを示している．

表6-2 個人の習慣的な栄養素摂取量を推定するために必要な調査日数

許容誤差	10%以下			20%以下		
	高齢者*	中年**	大学生***	高齢者*	中年**	大学生***
エネルギー	12	15	28	3	4	7
炭水化物	13	19	—	3	5	—
たんぱく質	21	21	36	5	5	9
脂質	43	43	71	11	11	18
カリウム	21	30	—	8	8	—
鉄	27	31	—	7	8	—
カルシウム	47	65	—	12	16	—
ビタミンC	80	132	179	20	33	45
カロテン	140	258	252	35	64	63
飽和脂肪酸	—	59	—	—	—	—
多価飽和脂肪酸	—	61	—	—	—	—
コレステロール	—	109	—	—	—	—
食物繊維	—	49	—	—	—	—

* $n=60$，平均年齢＝61.2歳，宮城県農村部，12日間の秤量食事記録調査.
Ogawa et al., Eur J Clin Nutr, 52, 781(1999)をもとに試算.
** $n=42$，平均年齢＝49.8歳，東海地方，16日間の秤量食事記録調査.
江上いすずら，日本公衛誌，46，828(1999)をもとに試算.
*** $n=95$，短大生，九州地方，16日間の秤量食事記録調査.
武藤慶子ら，第46会日本栄養改善学会講演集，260(1999)（抄録）をもとに試算.

このように個人の摂取量を把握したい場合，日間変動は大きな問題となる．たとえばある集団92人の中から，脂質摂取量がかなり多い（脂質由来の摂取エネルギーが35％以上）の人を抽出したいとしよう．16日間の調査を行ったデータからある1日間の値，ある3日間の平均値，16日間全体の平均値を用いて分布を描くと図6-13のようになり，脂質由来の摂取エネルギーが35％以上の人は，それぞれ23％，14％，1％となった．16日間調査の結果からわかるとおり，このような人は実際にはほとんど存在しないにもかかわらず，1日間調査や3日間調査では抽出されてしまっている．これらはともに，短日間調査ではその日たまたま脂質摂取量が非常に少なかった人や，非常に多かった人の値が結果に影響を及ぼすことを示している．1日間などのように，短い日数のみの調査で摂取量が多い人や少ない人をスクリーニングしようとすると，過ちを犯す危険があることがこの結果から理解される．これは，摂取過剰が問題となる栄養素だけでなく，摂取不足が問題となる栄養素でも同じである．つまり，短日間調査では，調査日にたまたま摂取量が少なかった人たちが存在するために，習慣的な摂取状態を考慮した場合の摂取不足者よりも多くの人をスクリーニングしてしまうことになる．日間変動が非常に大きいミネラルやビタミ

ン類の摂取量を個人レベルで扱う場合には，とくに注意が必要である．

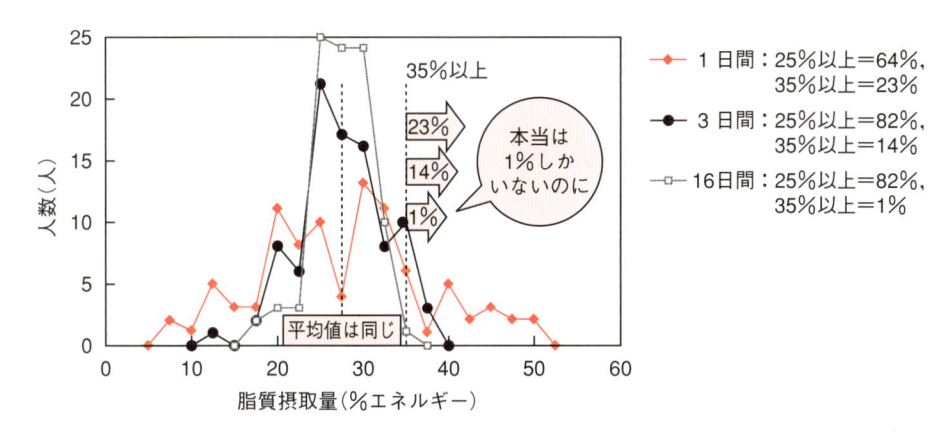

図6-13　脂質摂取量の分布：調査日数による違い
データ提供：武藤慶子氏（県立長崎シーボルト大学）．

グラフ凡例：
- 1日間：25%以上＝64%，35%以上＝23%
- 3日間：25%以上＝82%，35%以上＝14%
- 16日間：25%以上＝82%，35%以上＝1%

35%以上　23%　14%　1%　本当は1%しかいないのに
平均値は同じ

一方，集団平均値を得たい場合には，調査人数を増やすことで日間変動の問題をある程度解決することができる．それは，ある人Aがある栄養素を調査日に食べたとしても，確率的にいえば，別の人はその栄養素を食べていないからである．そこで，集団平均値を得るために必要な調査日数について試算すると表6-3のようになる．集団平均値を把握するのに必要な調査日数は，理論的には対象者数に反比例する．そのため，3日間調査で

表6-3　集団の栄養素摂取量平均値を推定するために必要な調査人数

調査日数 性	3日間調査		1日間調査	
	男性	女性	男性	女性
エネルギー	47	40	141	120
炭水化物	51	43	151	128
たんぱく質	52	50	155	149
脂質	74	67	221	199
カリウム	59	53	176	158
鉄	57	57	170	169
ナトリウム	62	58	186	172
カルシウム	79	76	236	227
ビタミンC	103	92	307	274
カロテン	132	122	395	364
レチノール	381	404	1142	1210

3日間食事記録調査からの試算．
男性60人（45〜77歳），女性60人（47〜76歳）．
Ogawa, et al., *Eur J Clin Nutr*, **52**, 781 (1999).

6・3　曝露情報としての食事摂取量

も100人程度の対象者数で，レチノールとカロテン以外は平均値をほぼ推定することができることになる．対象者が300人を超えると1日間の調査で推定が可能となり，食事記録法や食事思い出し法（詳しくは後述）が集団平均値の把握のために適した方法であることはこの試算から理解できる．なお，調査集団全体の食事がふつうの日と異なるような日に調査を行った場合には，いくら調査人数を増やしても，それが習慣的な摂取代表値を表さないことは自明である．このような場合に生じる誤差は，調査対象者数を増やしても減じないため注意が必要である．

このように，真の値から一定方向にずれたものを測定してしまうことによって生じる測定誤差（measurement error）を系統誤差（systematic error）とよび，偶然に生じるばらつき（variation）によって生じる測定誤差を偶然誤差（random error，ランダム誤差とよぶこともある）とよぶ（図6-14）．上記のように調査日数や調査人数を増やし，その平均をとることによって真の値に近づくことができる誤差は偶然誤差である．

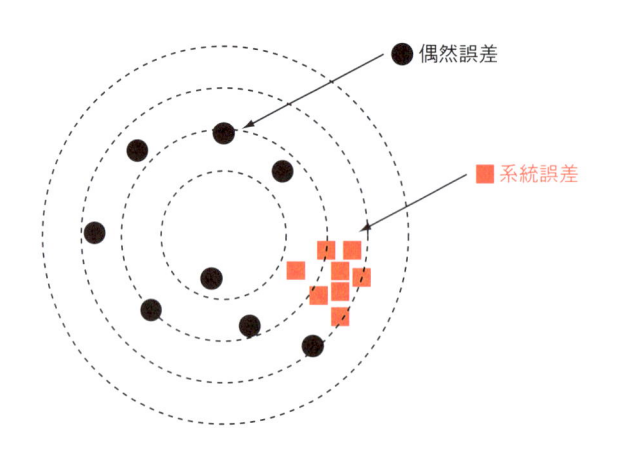

図6-14　偶然誤差と系統誤差（概念図）

系統誤差は，日曜日や正月に行う食事調査を考えると理解しやすい．何十回にもわたって日曜日に食事調査をしても，また，何千人というひとを対象として正月に調査をしても，いずれも「日常的な」食事を把握することはできない．これは，日曜日や正月の食事は「日常的な」食事とは「系統的に」異なっているからである．類似の例は，季節の問題である．食品の季節差も調査結果に影響を及ぼす可能性がある．例として75人を対象として各季節に1週間ずつ食事記録法を用いて調査をした結果を，表6-4に示す．栄養素摂取量で見ると季節差が意外に小さく，ここで認められる差が季節差なのか，他の測定誤差なのかは判別しにくいものも多い．他の研究結果も考慮すると，少なくともビタミンCには季節差が存在するようである．この研究で，カロテン，鉄，カリウム，たんぱく質でも季節差が認められている．これらの栄養素では調査を行った季節も重要だということになる．栄養指導を行い，その効果を見る場合にも季節の影響をある程度考慮して判断する必要があ

るだろう．なお，食品の摂取量や摂取頻度には無視できない季節差が存在するため，この場合には注意が必要である．

表6-4　3地域で同一人に対して季節ごとに実施された7日間食事記録（男性75人）の集団平均値

	冬	春	夏	秋	有意性*
アルコール（%エネルギー）	6.7	6.7	6.6	6.3	0.796
総脂質（%エネルギー）	21.8	21.2	21.6	21.2	0.483
リン（mg/1000 kcal）	619	611	616	607	0.389
ビタミンB_1（mg/1000 kcal）	0.6	0.6	0.5	0.5	0.310
ビタミンB_2（mg/1000 kcal）	0.7	0.7	0.7	0.7	0.285
炭水化物（%エネルギー）	54.8	55.6	55.5	56.2	0.167
カルシウム（mg/1000 kcal）	286	267	273	279	0.094
ナトリウム（mg/1000 kcal）	2440	2321	2423	2364	0.071
たんぱく質（%エネルギー）	16.2	15.7	15.7	15.7	0.048
カリウム（mg/1000 kcal）	1407	1355	1392	1351	0.036
ナイアシン（mg/1000 kcal）	9.3	9.3	9.3	8.7	0.011
鉄（mg/1000 kcal）	5.8	5.4	5.3	5.4	<0.001
カロテン（μg/1000 kcal）	1579	1227	1048	1182	<0.001
ビタミンC（mg/1000 kcal）	54.6	46.9	51.0	62.0	<0.001

＊一元配置分散分析のp-値．
Sasaki *et al.*, *J Epidemiol*, 13（1 suppl），S23-S50（2003）．

（2）個人間変動

個人間変動（between-person variation または inter-individual variation）とは，摂取量や摂取状態がひとによって異なることをいう．一般的に「個人差」とよんでいるのは個人間変動のことである．

（3）変動係数

個人間変動の大きい栄養素は摂取量によって対象者を分類することが容易で，個人間変動の小さい栄養素は摂取量によって対象者を分類することが困難ということになる．もう少し正確にいうと，限られた日数による食事記録調査の精度は個人内変動に依存するため，［個人間変動／個人内変動］が大きい栄養素は摂取量の多少によって対象者を分類することが容易で，［個人間変動／個人内変動］が小さい栄養素はそれが困難ということになる．これは，ある集団からどれくらい正確にある栄養素摂取量がとくに少ない（または多い），いわゆる**高危険度群**（high risk group）を抽出できるかを考える場合に必要となる考え方である．

変動の相対的な大きさは，［**標準偏差**（standard deviation）／**平均**（mean）］（%）で得られ，**変動係数**（coefficient of variation）とよばれ，CV値と略されることが多い．そして，個人間変動の分布のCV値をCV_b，個人内変動のCV値をCV_wとすると，［個人間変動／個人

内変動]は，CV_b/CV_w となる．同じ日数の調査を行った場合でも，この値は栄養素によって異なり，個人の習慣的な摂取量を集団内における相対的な値として評価したい場合には，この値が大きい栄養素ほど限られた日数の調査で信頼度の高い結果が得られることになる．一例を表6-5に示す．

表6-5 いくつかの栄養素摂取量で観察された個人間変動と個人内変動の例：オランダ人（女性59人，男性63人）を対象とした12回の24時間思い出し法による結果

性	女性			男性		
	CV_b	CV_w	CV_b/CV_w	CV_b	CV_w	CV_b/CV_w
炭水化物	22	22	1.00	24	26	0.92
カルシウム	31	32	0.97	29	40	0.73
エネルギー	18	24	0.75	18	26	0.69
脂質	24	37	0.65	26	38	0.68
たんぱく質	17	26	0.65	16	27	0.59
ビタミンC	36	68	0.53	33	65	0.51
コレステロール	23	52	0.44	29	56	0.52
レチノール	44	155	0.28	35	259	0.14

この集団では，炭水化物，カルシウムが短期間の調査で相対的な個人の代表的摂取量を知ることができ，逆にレチノールでは困難なことがわかる．
Ocke, et al., Int J Epidemiol, 26, 495-8S (1997) より改変引用．

6.4　食事摂取量の測定法

　食事摂取量の測定（食事測定）は，栄養状態を知る上で，間接的だが最もよく用いられる方法である．実際には，食事測定は国民栄養調査，市町村の住民健康調査，疫学研究などでよく使用されることが多い．食事調査の経験のない栄養士から見ると，栄養素摂取量の測定は簡単で容易に見えるかもしれないが，実際は個人の日常的な食事や栄養摂取を推定することは困難である．たとえば，食事摂取データ収集に技術を要することや，栄養摂取の個人内変動や個人間変動が大きいことや，食品成分表の整備が十分でない，などさまざまな問題が食事測定に存在する．しかし，これらの問題点はあるものの，食事調査から得られた栄養摂取のデータは，身体計測，生化学，臨床データと組み合わせて栄養状態の評価をする上で重要な価値がある．

　食事測定の方法は長所と短所があり，個人または集団における日常の栄養摂取の特性を知るためには，食事調査法の妥当性や精度を検討したり，食事調査の日数を検討することが重要である．

　個人または集団が食べている食事の種類や量に関するデータは栄養摂取の推定に重要だ

が，食事摂取のデータを栄養素データに変換する際には食品に含まれる栄養素成分の量の情報が必要である．この情報は食品成分表などのデータベースに含まれるもので，栄養摂取量推定の際には食品をコーディングする方法やデータベースの精度がデータの誤差を生じる原因となる．

6.4.1　食事測定の意義

食事状態の評価をする際には，消費した食事の種類と量，そして食品に含まれる栄養素の摂取について考慮を払うべきである．食糧の消費データと食品の栄養素データとを組み合わせることにより，特定の栄養素の摂取量が推定できる．食事測定の意義は，最終的にはひとの健康を改善し増進するところにある．栄養問題は死亡の要因であり，とくに開発途上国において顕著である．食物と疾病の因果関係を明らかにするためには，食物と栄養摂取のデータは重要である．また，これらのデータを用いることで，栄養が欠乏している集団と過剰にある集団の抽出ができるので，疾病の減少と健康増進のための栄養政策の策定が可能になる．

食事摂取データには，① 食物と栄養摂取のモニタリングと評価，② 健康と農業政策について，政府による評価と策定，③ 疫学研究，④ 商業目的，の四つの用途がある．

国家的または，国際的なレベルで栄養・食料政策を計画するには，1 人あたりの食糧，エネルギーと栄養摂取量の見積が必要である．1 人あたりの消費を直接測定することはできないが，食糧の減少や利用を見積もることで，間接的ではあるが消費量が推定できる．食糧消費のデータは農業政策における生産，配分，消費の分野で活用される．

6.4.2　調査対象者に関わる諸問題

食事の測定方法の選択に影響を及ぼす要因として，識字能力，記憶力，調査対象者への動機付け，年齢，交信能力，文化などがある．調査対象者に読み書き能力のない場合は，24 時間思い出し法か，調査担当者が代わりに記入する食物摂取頻度調査法が適切である．この場合，食事記録法や自記式食物摂取頻度調査法は，適切ではない．また 24 時間思い出し法と食物摂取頻度調査法を用いる場合でも，過去の食習慣を思い出す能力は必要である．食事記録法と自記式食物摂取頻度調査法を用いる際には，調査対象者に記入方法の説明を十分に行い，調査に参加する積極的な動機付けをもたせることが必要である．

調査対象者自身の調査への取組み方によって，調査対象者はしばしば調査期間中の食事パターンを変える場合がある．その結果，調査における参加率や調査票への記入能力，集中度などが変化して調査結果の質に影響を及ぼす場合がある．

また，若年者，高齢者，身体障害者，患者などが調査に参加した場合も，調査におけるコミュニケーションをとるのが困難で，調査に制約が加わる場合がある．このような事例の場合，調査担当者は調査対象者の親，配偶者，子どもまたは兄弟などから，調査対象者の食事摂取のデータを得なければならない．このように，調査者本人から直接聞くことができない場合に生じるバイアスを，代理人バイアス（surrogate bias）とよぶ．

調査方法によっては調査をする側にとって費用と労力がかかる場合がある．したがって，

研究が始まる前に調査に要する労力などの資源や費用が予算の範囲であるか，慎重に検討しなければならない．たとえば24時間思い出し法では，訓練された栄養士が調査に取り組む必要がある．食事記録法を使用する際は，あらかじめ調査対象者は記録票に記入する方法を，栄養士や研究者などから十分に説明を受け理解しておく必要がある．また，調査対象者の記入した記録票は，調査中にも栄養士や研究者がチェックをして記入ミスや漏れを防がねばならない．

　一般的に，24時間思い出し法と食事記録法では，栄養分析のためにコンピュータにデータを入力するが，これらの作業にかなりの時間を要する場合がある．食物摂取頻度調査法では，対象者自身で調査票に記入でき，光学的読み取りが可能な食物摂取頻度調査票の場合には，調査票の該当箇所をマークするだけで自動的にコンピュータでの読み取りが可能になる．その結果，時間，労力，および費用の節約ができる．24時間思い出し法と食事記録法は労力やコストがかかるので，調査対象者が少ない場合に向いている．一方，食物摂取頻度調査法は，調査対象者が多数の場合に適した方法である．

6.4.3　食物測定に必要な基本的な技術

　通常，食物測定には①〜③の目的がある．

　① 異なった集団の栄養摂取状態の平均値を比較すること．② 集団の中における個人摂取量のランク付けを行うこと．③ 個人の日常の食事摂取を推定すること．

　これらの目的に応じて食事測定の方法が選択される．

　食事測定の方法は，日単位で摂取した食物を記録する方法（24時間思い出し法，食事記録法）と，日常（たとえば1カ月間，1年間）摂取している平均的な食物の摂取量を思い出して記録する方法（食物摂取頻度調査法）に分類される．

6.4.4　24時間思い出し法

　食事の想起法の一つで，よく訓練された質問者（一般的には栄養士）が最近のある期間に摂取したすべての飲食物を詳細に思い出すように調査対象者に頼む方法である．そして，質問者は後で，調査対象者が思い出した食品をコーディングし記録する．コーディングの目的は，栄養素計算を容易にするためである．ほとんどの場合，思い出し期間は24時間を設定しているため，この方法は **24時間思い出し法**（24-hour recall）と一般的によばれている．期間については，調査開始前の48時間，7日間の場合もある．しかし，食事摂取の思い出しの精度はせいぜい1日間であり，2日以上経過すると急速に悪化する．記録する際に，質問者は，回答者に思い出し期間中に摂取したすべての食物を思い出しやすくするために，食物モデルや，食物の推定サイズの写真集を補助的に使用することもある．

　24時間思い出し法は，調査対象者に前日に摂取した飲食物をすべて思い出してもらい記録する．面接の時間から24時間以内，あるいは前日の午前0時から24時間内に摂取した飲食物を思い出してもらう場合もある．

　質問者は，回答者の思い出しを助けるために，回答者の活動内容と飲食行動を関連付けさせながら聞く手段を取る．たとえば，回答者が昨夜，好きなテレビ番組を見ていた間に

間食をしていたかどうかを聞けば，回答者の記憶を刺激して，食べた内容の思い出しを助けることができる．質問者は，面接が終わった後に，回答者が思い出した内容に漏れや誤りがないかをチェックする．回答者の内容に不備があった場合や聞き逃した可能性がある場合は，電話や手紙などで回答者へ内容の確認をしなければならない．たとえば，調味料の商品名や調理法や食品の目安量などを聞くことにより，摂取した食物をできる限り詳細に報告してもらう．

以上のようにして24時間思い出し法により得られた結果を栄養分析するために，食品分析プログラムを使って計算をする．ほとんどのプログラムでは，食品名，調理法，摂取目安量と数を，選択リストから選んで入力する．食品には特定のコード番号がふられており，同じ食品の場合でも状態によって異なるコード番号（たとえば，「えんどう」において「ゆでえんどう」か「生えんどう」か「缶詰」）をもつ．1人分ずつの食品をコード化し終えたら，コード番号は，目安量とともに解析用ソフトに入力され，食品ごとの栄養素量が計算される．

(1) 長所と短所

24時間思い出し法には，多くの長所がある．24時間思い出し法は，調査に要する費用がかからない上に，結果が出るのが比較的迅速（20分以下）である．また，特定の商品名を思い出してもらえば，特定の食物に関する詳細な情報を知ることができる．この方法の場合は，回答者に比較的短期の記憶能力さえあればよい．

調査担当者は回答者に記録を付けることを依頼しないので，記入にかかる時間や労力が少なく，回答者に調査の協力が比較的得られやすい．したがって，24時間思い出し法に参加した人のほうが，食事記録法に参加した人よりもサンプリングによる集団代表性が高く，広い範囲の対象集団への適用が可能である．また，24時間思い出し法は食事記録法とは異なり，食事摂取した後に聞くので，食事行動による食事摂取の変化が少ない．前日の摂取食物の内容なので，食物摂取頻度調査法よりも客観的であると考えられる．

24時間思い出し法には，いくつかの短所がある．回答者の記憶があいまいだったり，答えたくない内容であるときは，回答を控えたり変えたりする傾向がある．たとえば，飲酒類や不健康な食品を食べている回答者は，過少に報告する傾向がある．また，有名なブランド食品や高価な食品，健康食品は過大に報告される傾向にある．実際には食べた食品を，摂取量を少なく報告したり食べなかったと報告した場合は，欠損データとなる．一方，逆に食べていない食品なのに，食べたと報告した場合は，摂取量データが高めになる．回答者が実際の食品を少なめに摂取している場合は，自分の摂取量を多めに思い出し，摂取量を多めに摂取している場合は，少なめに思い出す傾向があることがいく人かの研究者によって報告されている．

24時間思い出し法の大きな短所は1日間だけのデータなので，データがどんなに正確であっても，個人が通常摂取している日間変動や個人内変動を評価できない点にある．24時間思い出し法では，1人の対象者から収集した場合，たとえばレバーのように摂取頻度

の低い食品は食品測定が困難である．しかし，24時間思い出し法から得られたデータが非常に多数な場合は，集団の栄養素摂取の妥当な平均値が得られる．24時間思い出し法を何回か繰り返して行えば，個人の24時間の思い出しデータを活用できる．たとえば同一の集団を対象に，季節ごとに24時間思い出し法を繰り返せば，個人の通常の栄養素摂取を推定できる．

6.4.5　食事記録法

食事記録法（food record, food dietary）は，通常調査対象者が1～7日間の範囲で消費したすべての飲料と食品の量と内容を記録する．記録者は，摂取する食品について秤で重量を計測したり，家庭用の秤量スプーンやカップで容量を計測する．場合によっては，巻尺などで食品のサイズを測定することもある．卵，りんご，缶ジュースのように1個単位で数えることのできる食品は個数（本数）で簡単に記載できる．

(1) 長所と短所

食事記録法は，調査参加者が実際に摂取した食物や飲み物を食事記録に記入するので，記憶に依存しない利点がある．また，食事摂取の詳しいデータと，いつ，どこで誰と食事をしたかといった摂食行動の重要な情報が得られる．複数日にわたって行われる食事記録は，24時間思い出し法や1日のみの食事記録法の結果だけよりも，日常の食事摂取の代表値を得ることができる．しかし食事記録の記録日の設定は日常の食事摂取を反映させるために，異なった季節で週末を含む不連続な日からランダムに選ぶ必要がある．

食事記録法における調査対象者は，記録するのに必要な時間と記載能力があり，調査に協力的である必要がある．しかしながら，このような調査対象者は調査に関心があり，助けなしで数日間の食事記録を完成できる人が多いので，一般住民を代表しているとはいえないかもしれない．また食事記録を行う行為は，調査対象者自身の日常的な食事摂取を変えてしまう可能性を生じることがある．たとえば，調査対象者が7日間の食事記録を取る際に，5日目，6日目前後から記録を簡単にするために，食事を単純な内容にすることがある，などである．

6.4.6　食物摂取頻度調査法

食物摂取頻度調査法（food frequency questionnaire，以下 FFQ と略）は，ある一定の期間（たとえば，1カ月，1年）の間に食品あるいは料理を何回摂取したかを質問する調査法である．一般的にFFQは，食品リスト（food list），摂取頻度，目安量（portion size）の三つの項目から構成される．

食品リストの内容は調査の目的や対象によって異なる．食品リストは平均的な調査対象者が集中力を保ち，記入精度が低下しない程度の食品項目数にまとめられることが望ましい．食品リストは，食事記録法や思い出し法などによって得られた食事調査データを重回帰分析法あるいは累積寄与率法によって作成することが多い．重回帰分析法は，個人間差を最も良く説明できる食品を選択していく方法であり，一方，累積寄与率法は対象集団で個人ごとに摂取している栄養素の総量に対して，食品中に含まれる栄養素の累積量の割

合の大きな食品の順番に食品リストに加えていく方法である.

　たとえば重回帰分析法では,次式に示すように目的変数(左辺)として,調査対象者の7日間の平均摂取栄養素量(この場合はビタミンC)をとり,説明変数(右辺)として7日間の平均摂取栄養素量(食品ごとのビタミンC)の重回帰分析を行う.このとき,栄養素における個人間変動を最小にするために,誤差項 ε を最少にするような食品が逐次選択され,食品リストに加えられる.得られた重相関係数(累積寄与度)が一定の基準に達するまで,食品項目が食品リストに加えられる.その結果,個人ごと栄養素の日平均摂取量が求められる.

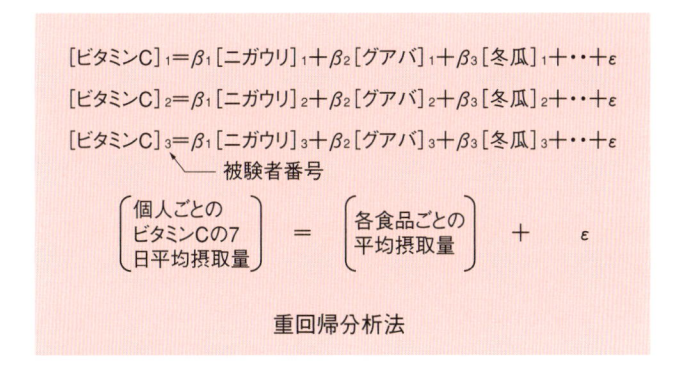

$$[ビタミンC]_1 = \beta_1[ニガウリ]_1 + \beta_2[グアバ]_1 + \beta_3[冬瓜]_1 + \cdots + \varepsilon$$
$$[ビタミンC]_2 = \beta_1[ニガウリ]_2 + \beta_2[グアバ]_2 + \beta_3[冬瓜]_2 + \cdots + \varepsilon$$
$$[ビタミンC]_3 = \beta_1[ニガウリ]_3 + \beta_2[グアバ]_3 + \beta_3[冬瓜]_3 + \cdots + \varepsilon$$

↑被験者番号

$$\begin{pmatrix}個人ごとの\\ビタミンCの7\\日平均摂取量\end{pmatrix} = \begin{pmatrix}各食品ごとの\\平均摂取量\end{pmatrix} + \varepsilon$$

重回帰分析法

　累積寄与率法では,下式のように対象集団に食事調査を行い,その結果に基づいて目的とする栄養素における対象集団全体の摂取栄養素量を計算する.次に,食品ごとの対象集団における寄与率を計算して,累積寄与率の高い食品からランク付けをする.累積寄与率がある水準以上(たとえば,90%まで)の食品を食品リストに加える.重回帰分析法と累積寄与率法により求める食品の選定は,コンピュータにより計算されることが多い.

$$累積寄与率 = \frac{\sum_{人数}個別食品あたりの総摂取量}{\sum_{人数}全摂取食品の総摂取量}$$

累積寄与率法

　摂取頻度の設定は,食品の摂取頻度を1カ月に1,2回,1週間に1,2回,1週間に3,4回のように1日,1週間,1カ月単位のように,ある一定の期間における頻度カテゴリーを食品ごとに割りふっておく方法である.

　目安量は,たとえば1回飲む牛乳コップ1杯(150cc)を単位として,1/2杯,1杯,‥などのカテゴリーに分けて設定する.摂取頻度と目安量を掛け合わせて,摂取量の推定を

行う．目安量欄を加えた FFQ のことを，**半定量式摂取頻度調査法**（semiquantitative food frequency questionnaire）とよぶこともある．

FFQ から栄養素量を計算するには，一般に下式を使用する．

> 1日あたりの栄養摂取量
> ＝Σ｛（摂取頻度別係数）×（それぞれの食品項目の目安量あたりの食品成分表値）｝

摂取頻度別係数とは，「1日に1回」は1.0，「1日に2，3回」は2.5として，各摂取頻度に比例させて重み付けを行う．たとえば1日あたりの栄養素摂取量は，回答者が記入した食品項目ごとの摂取頻度にあたる摂取頻度別係数に食品項目の目安量あたりの量をかけて，加算して計算する．

(1) 妥当性と再現性

食事調査では，栄養素や食品の「真」の摂取量を測り取ることは難しい．現実には「真」の摂取量を測り取ることは不可能に近いので，24時間思い出し法や食事記録法などのような摂取量を直接測り取ることができる食事調査法を「ものさし」として使うことが多い（この「ものさし」をゴールドスタンダードとよぶこともある）．FFQでは24時間思い出し法や食事記録法よりも摂取量の測定精度は悪いので，「ものさし」からのずれがある程度わかっていれば，FFQから計算された摂取栄養素量を補正することができる．このような考え方で，摂取栄養素量の**妥当性**（validity）の評価が行われる（図6-15）．

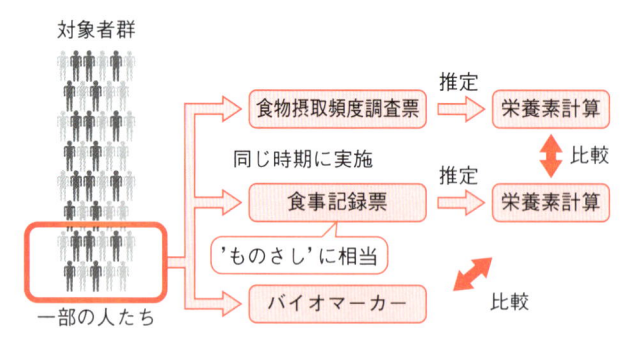

図6-15　FFQの妥当性研究のモデル

妥当性の客観性を高めるための別の「ものさし」として生体指標（バイオマーカー）を使うこともある．生体指標には栄養素の血中濃度や尿中濃度を用いることが多く，生体内に取り込まれた栄養素摂取量に比較的短時間に直接反映するものが多く用いられる．しかし栄養素の中には，摂取栄養素量と生体指標の濃度の間に対応の見られないものもあり，妥当性の「ものさし」として使用できないものもある．

食事調査の妥当性の評価を行う意味は，以下のようである．食品の種類や調理形態が毎日異なるので，食事の摂取内容は複雑である．食事と疾病の因果関係を知るために調査対象の人口集団が数千人から数万人規模のコホート研究を行った場合，できるだけ対象者にとって簡単で質問量が少ない調査票が望ましい．このような調査票の例として食物摂取頻度調査票があげられるが，食事記録法と比べて摂取量が正確に測り取れない．ここに「妥当性」の検討を行った調査票を用いる意味がある．食事調査票の妥当性は，食事調査票全体の妥当性を示すのではない．たとえば食事調査票から得られたある栄養素摂取量の妥当性は高いが，別の栄養素摂取量の妥当性は必ずしも高いわけではなく，それぞれの栄養素や食品群ごとに妥当性の検討を行わなければならない．

　食事調査の妥当性の研究を行う例として，WillettらがNurses' Health Studyで行った方法を図6-16に示した．食事記録調査の前に1回目のFFQの回答をし，1年の間に季節の異なる3カ月ごとに合計4回の食事記録調査を行い，1年後に再び，1回目と同じ内容のFFQによる2回目回答を行った．

　食事調査の再現性（reproducibility, reliability）は，同一の調査対象者が間隔をあけた食事調査を繰り返すことによって得られた摂取量の一致の程度から求められる．図6-6に見るように，食事調査を季節ごとに複数回行っているが，同一調査対象者の季節性変動と1年間に変化した食事の内容がわかる．食事調査を行う際に，調査票に過去の食事摂取期間（たとえば1年間とか3カ月間）を限定した設問を行うが，これは調査対象者の食習慣が食事摂取期間の間に変化がないことを前提としている．しかし，現実には調査対象者の食事習慣が変化することもあり，再現性の調査を行うことにより調査対象者の食事摂取の変動について評価できるようになる．

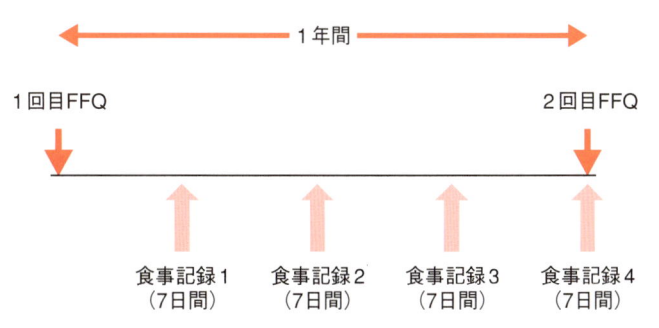

図6-16　食事摂取頻度調査法の妥当性研究のデザイン
1980年のNurses' Health Studyによる．
Willett *et al.* (1985)図1を改変．

6・4 食事摂取量の測定法

(2) 長所と短所

　FFQの長所は，数日間の食事記録法よりも日常の平均的な食事摂取量を推定できることと，記録の際に時間と労力を必要としないことである．FFQは調査対象者にとっての

記載が簡単であり，OCR（光学的文字読取装置）によって読み取りが容易なので，大規模な調査で使用でき，経済的である．

　FFQでは，個人あるいは集団の実際の栄養素摂取量をどれだけ正確に見積もることができるか（妥当性）が問題になる．先に述べたようにFFQの妥当性を検討するために，24時間思い出し法や食事記録法を「ものさし」として，これらの方法から得られた栄養素推定量とFFQから得られた栄養素推定量の比較を行う．一般に，24時間思い出し法（または食事記録法）とFFQから得られたそれぞれの栄養素推定量の比較には相関係数が用いられ，係数の大きさで妥当性の有無を判断する．また，FFQは集団のエネルギー摂取や栄養素の平均摂取量を推定したり，個人が集団の中でエネルギー摂取や栄養素の推定量が，「高い」，「平均」，「低い」といったカテゴリーにおける順位付け（ranking）に適した方法である．FFQは，集団の栄養素摂取量の推定には適切ではない．

　FFQの短所としては，食品リストが約100〜150種の食品数や食品群に制限されるために，調査対象者が食べた最も一般的な食物を代表しているのにすぎず，食品リストにない食品は結果に反映されない．短い食品リストのFFQは一般に早く容易に記入できるが，包括性に欠ける．長い場合では，良い栄養摂取の結果を得ることはできるが，調査対象者はたくさんの質問に答えなければならず，記入している間に回答がぞんざいになったり，大きな負担を感じることがある．また，食品リストに個々の具体的な食品名を記載しているほうが，「その他の野菜」，「その他の果物」のような一般的な聞き方よりも思い起こしやすい．しかし，食品リストの作成の際に食品を広いカテゴリーに分類してしまうと，特定の食品の情報が排除されてしまう傾向がある．たとえば，みかん，はっさく，グレープフルーツのように類似の食品を一つのカテゴリーとして扱った場合，調査対象者によって好む食品と好まない食品で摂取分布のばらつきが出てしまうので，摂取頻度の相対頻度を想定しなければならなくなる．半定量式食物摂取頻度調査票のように，目安量の設定がある場合，通常食べている典型的な量の範囲でなければならない．しかし，調査対象者によっては目安量の情報が意味をなさない場合がある．たとえば，目安量の範囲は通常の摂取量を基にしているので，この範囲から外れてしまう調査対象者の場合は意味をなさなくなる．したがって，目安量よりも摂取頻度のほうが栄養素摂取を決定する際により重要であると指摘する研究者もいる．またFFQの短所として，調査対象者の食事の記入能力の信頼性に依存されやすいこともあげられる．

　FFQを行う際には，社会文化的な影響を受けやすいことに注意しなければならない．たとえば，食品構造が異なる集団が多い地域や多くの移民が混在している地域を対象とする場合，食品リストに地域性のある食品を加えるなどの工夫をしないと，栄養素摂取量が過少評価される場合がある．FFQによっては，通常摂取する食品で食品リストにない食品を質問票に空欄を設けて回答者に記入をしてもらい，欠点を補う工夫をしている．また，毎年新しく多くの食品が市場に流通するので，食品リストは定期的に最新の内容にしなければならない．

以上のように，FFQ にはいくつかの短所は存在するが，1988 〜 1994 年に行われた米国の第 3 回目の栄養調査（NHANES III： National Health and Nutrition Examination Survey III，米国全国健康・栄養調査）では 24 時間思い出し法が用いられ，それを補完するために FFQ が併せて行われた．

6.4.7　食事摂取量を反映する生化学的指標

　先に述べたように，24 時間思い出し法や FFQ などの食事調査法の妥当性を評価する際に，栄養素摂取量を反映した生化学的指標と，調査法から求めた栄養素摂取量とを比較して評価をする場合がある．生化学的指標は生体試料（たとえば，血液，尿，便，生体組織）から得られるので，調査対象者の正確さや正直さの程度に無関係に摂取量の客観的な検証ができる．しかし，栄養学的に問題のない食事摂取をしている人でも，生体試料中の栄養素成分の濃度は食事摂取以外の多くの要因で左右されることがある．したがって，多くの生化学的指標は潜在的に食事摂取量が推定できる可能性があるが，現実には使用できる生化学的指標は限られている．たとえば，生化学的指標において尿中の窒素とナトリウム，脂肪組織における脂肪酸が，エネルギー収支と体重との関係を調査する際の生体指標として用いられることがある．食事調査におけるたんぱく質摂取の妥当性を見るときに，24 時間蓄尿の試料から窒素の分析が行われる．尿中の窒素排泄量と食事調査票から計算されたたんぱく質との間に統計学的に相関性がある場合は，その他の栄養素の摂取量も正確に推定できる．

　生化学的指標を食事調査の妥当性の検証に使用する場合には，いくつかの前提がある．たとえば，① 外傷や飢えなどによる通常にはない損失や成長，修復によりたんぱく質の蓄積がないような窒素平衡の状態にあること，② 便，毛髪，皮膚などを経由して失われる損失分を推定できること，③ 蓄尿期間中にすべての尿が収集できていること，などの条件が必要である．

　尿中のナトリウムは，食餌性ナトリウムの摂取量の推定に使用される．とくに，食事調査票から調理や食事中に使用した食塩の量を推定することは難しいので，尿中のナトリウム量の測定は食塩摂取の推定に重要である．便中に排泄されるナトリウムは非常に少なく，汗中に排泄されるナトリウムはほとんど無視できる．尿中カリウムは便への排泄がナトリウムよりも大きく，食事摂取によるカリウムの妥当性を検討するには適していない．

　24 時間蓄尿でナトリウムと窒素量を測定する際の問題点は，しばしば，対象者が採尿を忘れたりして尿を完全に採取することが困難な点にある．このように，蓄尿からバイオマーカーの測定を行う際には採尿がうまくいかない場合があるので，p-アミノ安息香酸（p-aminobenzoic acid： PABA）の錠剤を 3 回の食事のときに，対象者はそれぞれ 1 錠ずつ飲み，尿中に直接排泄された PABA の量を測定する．24 時間蓄尿中の PABA が完全に排泄される PABA の 85 ％以下であれば，対象者が PABA の錠剤を飲んでいないか，蓄尿期間中に尿試料を取り忘れた可能性がある．

6.5 総エネルギー摂取量の栄養素摂取量に及ぼす影響

　栄養素摂取量が健康状態に及ぼす影響を観察したい場合，同じ量を摂取しても，体が大きい人と小さい人とではその影響は異なるであろう．からだが大きいひとは小さいひとに比べて多くの栄養素を多く摂取する傾向にあるだろう．また，身体活動レベルが異なる人のあいだでも類似の傾向が認められることが予想される．このような場合，摂取量をそのまま(たとえば1日あたり摂取グラム数で)比較することは好ましくなく，個人が必要とする量や理想的な摂取量に対する相対量に換算し，それを比較するほうが適当であることがわかる．しかし，栄養素ごとの個人の必要量や理想量はわからない．そこで，短期間内に体重の変化がないと仮定すると，エネルギー摂取量は個人ごとにもほぼ必要量を摂取していると考えることができる．そのため，エネルギーを基準としてそれぞれの栄養素の摂取量を表現すると，個人ごとの必要量や理想量の違いをある程度考慮できるものと考えられる．

　実際，たくさんの対象者の栄養調査を行うと，エネルギー摂取量とたくさんの種類の栄養素とのあいだには高い正の相関が存在することが多い．エネルギーをもたないミネラルであるナトリウム(Na)とカリウム(K)でも図6-17に示すように，エネルギー摂取量とのあいだに正の相関が観察される．この例では，ナトリウムとカリウムのあいだでも高い正の相関が観察された(図6-17の右図)．このような場合，何か別のもの(たとえば血圧値)とナトリウムおよびカリウムとの関連をこのまま検討することは適当ではない．なぜなら，ナトリウムとカリウムのあいだの高い相関のために，ナトリウムと血圧の関連を検討しても，それがカリウムと血圧との関連でないことを否定できないからである．そこで，それぞれのエネルギー調整を行うと(この場合は栄養密度法を用いている)，ナトリウムとエネルギー，カリウムとエネルギーのあいだの相関はほとんどなくなる(図6-18の左の2図)．同様に，ナトリウムとカリウムのあいだの相関もほとんどなくなっていることがわかる(図6-18の右図)．これらの値を用いると，ナトリウム，カリウムと別の何か(たとえば，血圧)との関連を検討することが可能になる．

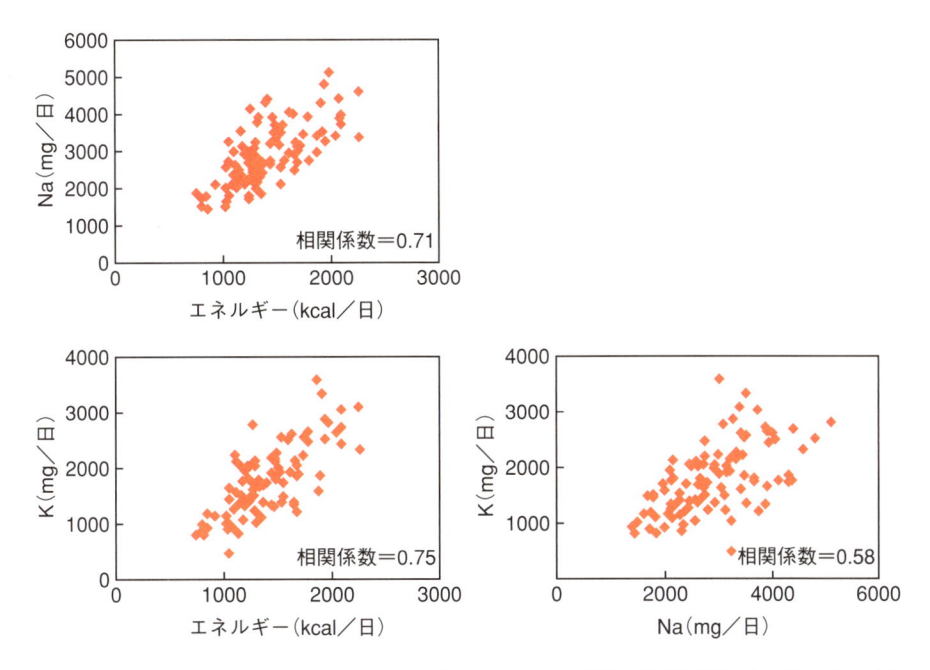

図6-17 エネルギー摂取量とNa・K摂取量のあいだの相関の例（粗摂取量を用いた場合）
99人女子大学1年生の4日間秤量食事記録調査結果（1998年2月16～21日）．
データ提供：武藤慶子氏（県立長崎シーボルト大学）．

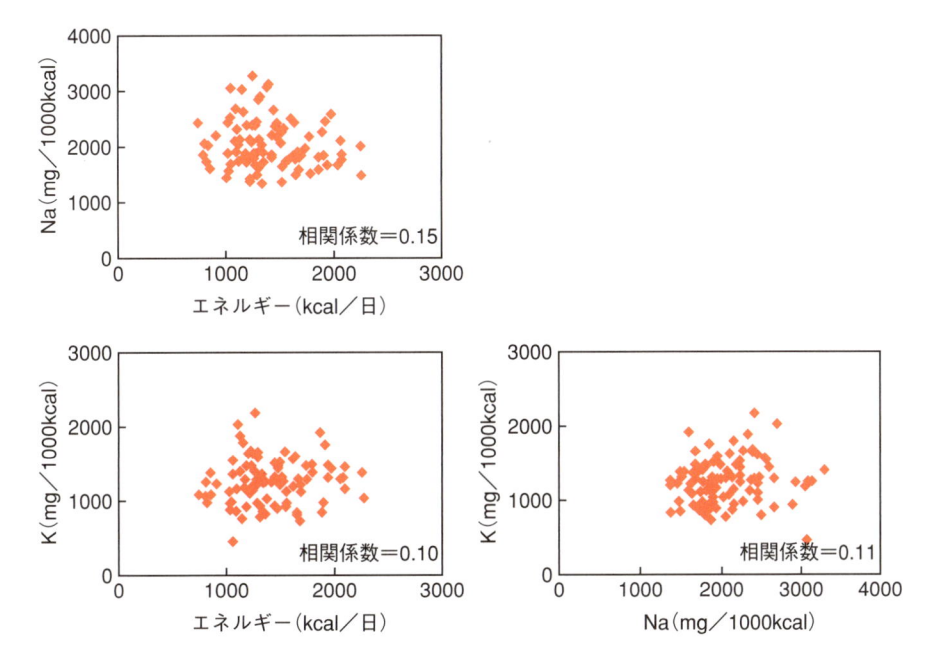

図6-18 エネルギー摂取量とNa・K摂取量のあいだの相関の例
　　　　（密度法によるエネルギー調整値を用いた場合）
99人女子大学1年生の4日間秤量食事記録調査結果（1998年2月16～21日）．
データ提供：武藤慶子氏（県立長崎シーボルト大学）．

6・5　総エネルギー摂取量の栄養素摂取量に及ぼす影響

エネルギー摂取量を調整する方法には，おもに二種類が知られている．一つは，三大栄養素では総エネルギー摂取量に占める各栄養素摂取量の割合をエネルギー％やPFC比（たんぱく質・脂質・炭水化物の比），エネルギーをもたない栄養素では総エネルギー1000 kcalを摂取した場合の摂取量（栄養密度）として表現する方法で，栄養密度法(density method)とよばれる．もう一つは，注目している栄養素の摂取量とエネルギー摂取量を用いて回帰分析（regression analysis）を行い，その残差（residual）を用いる残差法(residual method)である．二つの方法のうち，いずれを用いるべきかの定説や規則はなく，両者の特徴を理解して適当だと考えられるほうを用いるようにする．

6.5.1 栄養密度法

総エネルギー摂取量を分母に，注目している栄養素摂取量を分子にとった値で表すことをいう．エネルギーを出す栄養素〔たんぱく質，脂質，炭水化物，アルコール（エタノール）〕では，それぞれ1gが産生する熱量を考慮し，総エネルギー摂取量に占める割合として表現するのが一般的である．この場合の単位は，総エネルギー中％であるが，記号としては，％E，E％などが用いられる．エネルギーを産生しない栄養素では，「総エネルギーを1000 kcal摂取した場合」として表現される場合が多く，この場合の単位は，g/1000 kcalのようになる．異なる総エネルギー摂取量をもつ人，または，集団を比較するときに便利であるが，エネルギーを産生しない栄養素ではなじみの乏しい数値になることが多く，栄養指導で用いる場合には注意が必要である．

6.5.2 残差法

総エネルギー摂取量を独立変数，注目している栄養素摂取量を従属変数として回帰直線を計算し，それぞれの対象者に対して図6‑19（残差法）のような距離を計算する方法である．単位が摂取量そのもののままであることと，同じデータを用いた場合，栄養密度法に比べて分布がやや広くなるため，集団内での相対的な個人の特徴をつかみやすいという利点がある．そのために，相対的に個人間を比較することが中心となる疫学研究で広く用いられている．しかし，ひとによっては負の値が出現すること，結果はその対象者だけでなく，集団全体の値に左右されるため，自分の摂取量が同じでも，異なる調査集団に入ると結果が変わってしまうことなど，現実の感覚にそぐわない点があるため，対象者への結果説明や栄養指導，一般人を対象とした結果レポートなどには適さない．

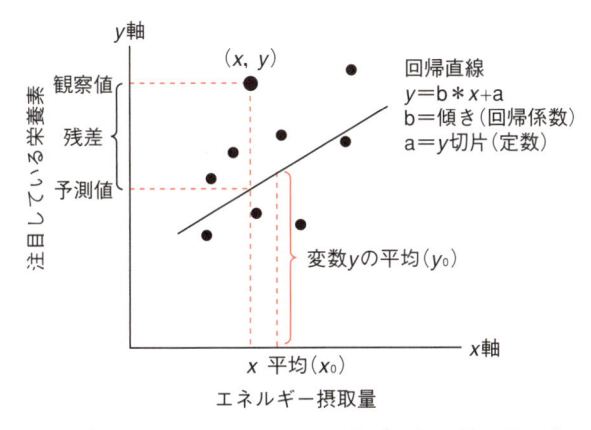

図6-19　残差法によるエネルギー調整ずみ摂取量の求め方の原理

6・5 総エネルギー摂取量の栄養素摂取量に及ぼす影響

例：食事と心筋梗塞死亡との関連を調べた追跡研究．

　表6-6は，ホノルル在住で心筋梗塞の既往がない男性7172人を6年間追跡し，心筋梗塞死亡の有無によって2群に分け，観察開始当時の総エネルギーおよび栄養素摂取量を比較した結果である．この結果はどのように解釈すべきだろうか？

　この研究では，心筋梗塞に罹る前に全員に同じ調査を行っているため，標準化の問題は少ないと考えられる．心筋梗塞の死亡率は女性より男性で高く，また高齢者ほど高いが，この研究は男性だけを対象としていて，年齢の影響は解析時に統計学的に除去されている．

1）粗摂取量を用いた解析結果から，総エネルギー摂取量，炭水化物，アルコール摂取量が少ないことは心筋梗塞死亡の危険因子である，という結論が導かれる．
2）総エネルギー摂取量を調整した値を用いた解析結果から，アルコール摂取量が少ないこと，一価不飽和脂肪酸，飽和脂肪酸，総脂質，たんぱく質摂取量が多いことは心筋梗塞死亡の危険因子である，という結果が導かれる．

　この論文の著者らは，総エネルギー摂取量が少ない人に心筋梗塞の死亡が多かったのは，運動習慣の差がエネルギー摂取量の差となって現れた結果であろうと推察している．少なくとも，「心筋梗塞の予防に高エネルギー食が勧められる」という解釈にはなりにくい．一方，総エネルギー摂取量を調整した値から得られた結果のいくつか（低アルコール摂取，高飽和脂肪酸摂取）は，他の研究結果とよく符号している．しかし，高一価不飽和脂肪酸摂取，高たんぱく質摂取のように符号しない点も存在する．これは，一価不飽和脂肪酸やたんぱく質の摂取量と飽和脂肪酸摂取量とのあいだに高い正の相関が存在するためではないか，と考えられる．これらの栄養素が心筋梗塞に与える影響を正しく検討するためには，「他の栄養素摂取量が同じ」という仮定を設け

た解析が必要となる．この検討により，結果の解釈には，
1）調査方法と解析方法を慎重に吟味しなければならない，
2）他の研究結果と比較検討しなければならない，
という二つの点が重要であることが確認できる．

表6-6 エネルギー調整の有無によって結果が大きく変わってしまった例
（心筋梗塞の既往のない45〜64歳のホノルル在住男性7172人の1日あたり栄養素摂取量．6年間の追跡によって心筋梗塞死亡者とそれ以外に分けた場合の平均摂取量．年齢と調整ずみ．）

	エネルギー調整なし(g)		密度法によるエネルギー調整ずみ(%E)	
	心筋梗塞による死亡者(164人)	その他(7008人)	心筋梗塞による死亡者(164人)	その他(7008人)
エネルギー(kcal)	2149	2319**	—	—
たんぱく質	93	95	17.4	16.6*
総脂質	86	87	35.6	33.4*
飽和脂肪酸	31	32	12.9	12.3*
一価不飽和脂肪酸	32	33	13.6	12.8**
多価不飽和脂肪酸	16	16	6.7	6.0
炭水化物	242	264**	45.4	46.2
アルコール	5	14**	1.7	3.8**

2群間の差の有意性：* $p<0.05$，** $p<0.01$．
Gordon, *et al., Circulation*, 63, 500 (1981)．

6.6　疫学指標

疫学の指標とは疾病の発生を観察するために使用するものである．指標の種類は，疾病頻度を測定するものと曝露効果を測定するものの二つに分類される．

6.6.1　疾病頻度の指標

疾病頻度の指標には，罹患率，有病率，致命率がある．罹患率(morbidity rate)はある人口集団において，一定(たとえば1年間)の観察期間に発生した新患者の人口集団総数に対する比率で表す．人口10万人あたりで表すことが多い．有病率(prevalence rate)はある集団のある時点においてある疾病を有している者の比率をいう．致命率(fatality rate)はある期間内にある疾病に罹患した人のうち，その疾病で死亡した人の比率をいう．罹病期間が短い急性感染症では，罹病期間が長い生活習慣病に比べると，罹患率が高くても有病率は低めの値を示す傾向がある．

しかし実際には，調査の対象としている疾患に罹患した者すべてを把握することは困難である．たとえば，ある地域内で，1年間に胃がんに罹患した患者をすべて明らかにし，

人数を数えることは非常に難しい．そのためにはある特定の地域内のすべての（またはほとんどすべての）医療機関で新規がん患者が発生したときに，その情報を集中して管理するシステム（地域がん登録システム）の存在が不可欠となる．

6.6.2 曝露効果の指標

曝露効果のおもな指標として，**相対危険**（リスク比：relative risk），**オッズ比**（odds ratio），**寄与危険**（リスク差：attributable risk），集団寄与危険，生存率がある．相対危険は，ある危険因子における非曝露群に対する曝露群の疾病罹患率，あるいは死亡率の比のことをいう．観察研究におけるコホート研究で用いられる値である．オッズ比は，ある事象が発生する確率と発生しない確率の比のことをいう．観察研究における症例対照研究で用いられる値である．発生頻度が低い疾患，たとえば多くの生活習慣病においては，症例対照研究で得られるオッズ比とコホート研究で得られる相対危険はほぼ等しくなることが知られている．そのため，両者の値は区別せずに活用する場合が少なくない．

寄与危険は，ある曝露因子の曝露群の疾病頻度で，その因子に起因する部分を示す指標のことをいう．通常は，曝露群における罹患率または死亡率と非曝露群の罹患率または死亡率の差で表す．1人の人が非曝露状態から曝露状態に変化した場合の罹患数，または死亡数の変化を示す指標である．

相対危険と寄与危険との関係は図6-20, 6-21のようになっている．この図で示した仮想的な数字を使えば，喫煙者は非喫煙者よりも，4.5倍だけ肺がんにかかりやすく，2.1倍だけ心筋梗塞にかかりやすいことになる．これが相対危険である．一方，非喫煙者が喫煙した場合に，肺がんと心筋梗塞にかかる確率は，それぞれ，0.0029倍と0.0046倍だけ増加する．これは，この集団（人口1万人）で，それぞれ29人と46人が喫煙のために肺がんと心筋梗塞になっていることを示している．このような場合，個人的には禁煙によって肺がんのリスクを大きく下げることができるが，集団で見た場合には，禁煙によって未然に防げる人数は，肺がんよりも心筋梗塞のほうが大きいことになる．

生存率（survival rate）は，継続的に観察しているある集団（患者集団など）における，ある時点での生存者の割合である．たとえば，胃摘出術を受けた胃がん患者の集団について，手術後5年目における生存率は，というように用いる．手術を受けた患者集団と化学療法を受けた患者集団で5年生存率を比較することによって，どちらの治療法がより有効であるかを判断することができる．

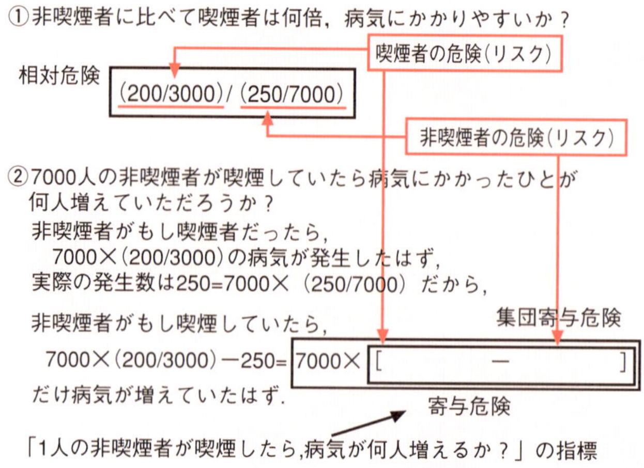

① 非喫煙者に比べて喫煙者は何倍，病気にかかりやすいか？

相対危険 (200/3000)/(250/7000)

喫煙者の危険（リスク）
非喫煙者の危険（リスク）

② 7000人の非喫煙者が喫煙していたら病気にかかったひとが何人増えていただろうか？

非喫煙者がもし喫煙者だったら，
　7000×(200/3000)の病気が発生したはず，
実際の発生数は250＝7000×(250/7000)だから，

非喫煙者がもし喫煙していたら，
　7000×(200/3000)−250＝7000×[　　　−　　　]

集団寄与危険

だけ病気が増えていたはず．

寄与危険

「1人の非喫煙者が喫煙したら，病気が何人増えるか？」の指標

図6-20　相対危険と寄与危険の関係（仮想データ）

① 相対危険=(A/(A+B))/(C/(C+D))非喫煙者に比べて喫煙者は何倍，病気にかかりやすいか？
② 寄与危険=(A/(A+B))−(C/(C+D))喫煙によって，どのくらい病気になる確率が上がるのか？

	曝露群	非曝露群	合計
疾患あり	A	C	A+C
疾患なし	B	D	B+D
合計	A+B	C+D	A+B+C+D

	喫煙	非喫煙	合計
肺がん	15	5	20
心筋梗塞	35	25	60
健康	3950	5970	9920
合計	4000	6000	10000

	相対危険	寄与危険
肺がん	4.5	0.0029
心筋梗塞	2.1	0.0046

1万人を調べたコホート研究の結果，上の表のようになったとすると，肺がんと心筋梗塞の相対危険と寄与危険はそれぞれ上の表のとおりとなる．

寄与危険にこの集団の人口（1万人）をかけると，この集団で，喫煙のために何人がよけいに病気にかかっているかがわかる．肺がんが29人，心筋梗塞が46人となる．このように相対危険は肺がんのほうが高いが，寄与危険は心筋梗塞のほうが高い．このように，相対危険と寄与危険の大きさは必ずしも一致しない．

図6-21　相対危険と寄与危険の考え方（仮想データ）

予想問題

1 調査目的から考えて，ふさわしい食事調査法の組合せはどれか．
  a. ある患者の食行動の特徴を知りたい―1日間食事記録法．
  b. カルシウム摂取量と骨折の関係を明らかにするためのコホート研究に使いたい―食物摂取頻度法．
  c. ある患者に施した食事指導の効果を知りたい―1日間食事記録法．
  d. ある町の栄養素摂取量の概要を知りたい（全住民から無作為に300人程度を抽出して行う場合．とくに，平均値を知りたい場合）―簡易食習慣アンケート．
  e. ある町の栄養素摂取量の概要を知りたい（全住民から無作為に300人程度を抽出して行う場合．とくに，平均値を知りたい場合）―24時間思い出し法．
  （1）aとc　　（2）aとe　　（3）bとd　　（4）bとe　　（5）cとe

2 ある町の住民500人を対象として，食事調査と血圧測定を行い，いくつかの栄養素摂取量と血圧との関連を検討した．それぞれの結果が得られた場合に成り立つ解釈について，誤った組合せはどれか．
  a. 年齢と血圧とのあいだに負の相関が観察された―血圧測定の測定誤差の可能性が大きい．
  b. カリウム摂取量，ナトリウム摂取量，カルシウム摂取量ともエネルギー摂取量と血圧とのあいだに正の相関が観察された―エネルギー調整を怠った可能性が大きい．
  c. ナトリウム摂取量と血圧とのあいだに正の相関が観察された―因果の逆転の可能性が大きい．
  d. ナトリウム摂取量と血圧とのあいだに正の相関が観察された―年齢という交絡要因が影響した可能性が大きい．
  e. 肥満度と血圧とのあいだに負の相関が観察された―過体重者によるエネルギーの過小申告の可能性が大きい．
  （1）aとc　　（2）aとe　　（3）bとd　　（4）bとe　　（5）cとe

3 コホート研究による疫学研究のために食物摂取頻度法による食事調査票を，開発することにした．次のうち，正しいものの組合せはどれか．
  a. 食べる回数の多い食品を選ぶ．
  b. 妥当性研究を行う．
  c. 食べる量の多い食品を選ぶ．
  d. 回数×量の多い食品を選ぶ．
  e. 個人間差の大きい食品を選ぶ．
  （1）aとc　　（2）aとe　　（3）bとd　　（4）bとe　　（5）cとe

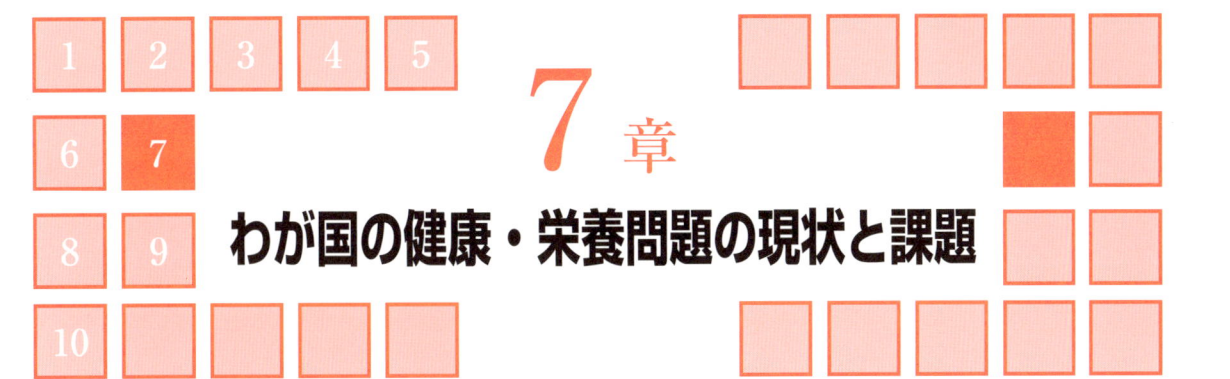

7章 わが国の健康・栄養問題の現状と課題

7.1 健康・栄養問題

わが国では，平成21年現在，悪性新生物，心疾患，脳血管疾患が上位3死因（次いで肺炎と続く）で，死亡者総数に占める割合が約60％である．傷病分類別に見た入院受療率では，精神および行動の障害，循環器系疾患，新生物，呼吸器系，消化器系，筋骨格系および結合組織の疾患などが多い．2008（平成20）年の患者調査によると，医療機関を受療している総患者数は，入院患者が約139万人，外来患者が687万人である．入院では，「精神および行動の障害」，「循環器系の疾患」などが多い．外来では，「消化器系の疾患」，「筋骨格系および結合組織の疾患」，「循環器系の疾患」などが多い．

非感染性慢性的疾患の発症は40歳代中ごろから急激に増加し，加齢とともに進展する．非感染性慢性的疾患の予防，発症，疾病の重篤度，治療，再発防止などは宿主・遺伝・環境の3要因に影響される．乳幼児期からの生活習慣の改善，とくに，食生活の適正化により肥満，やせ，高脂血，高血糖，高血圧，動脈硬化などの生活習慣病の前臨床的状態の改善効果が，公衆栄養学・栄養疫学分野の発展とともにしだいに明らかにされてきた．

少子・高齢社会におけるわが国の公衆栄養分野では，非感染性慢性的疾患の第一次予防に重点を置き，生活の質（quality of life : QOL）の向上および増進，老化進展の抑制，要介護状態の防止，健康寿命の延伸，などに努めることが急務の課題である．

7.2 食事の変化

食生活状況を把握するための資料には，食料需給表（農林水産省），家計調査報告（総務省），国民栄養調査（厚生労働省，現 国民健康・栄養調査），その他がある．

国民栄養調査は，国民の栄養を改善する方途を講じる基礎資料を得るため，国民栄養調査を実施し，国民の健康および体力の維持向上を図り，もって国民の福祉の増進に寄与することを目的とする．終戦直後の食糧危機を救うために，諸外国からの緊急食糧援助を受けるための基礎資料が必要となり，連合国最高司令官総司令部（GHQ）の指令に基づいて，1945（昭和20）年12月に東京都民約6,000世帯，約30,000人を対象に実施されたのが国民

栄養調査の始まりといわれ，以後，毎年実施されている．

現行の国民健康・栄養調査は，健康増進法(2003年5月1日施行：旧栄養改善法)に基づき，身体状況調査(身長，体重，血圧，その他身体状況に関する事項)，栄養素等摂取状況調査(世帯および世帯員の状況，食事の状況，食事の料理名ならびに食品の名称およびそれらの摂取量，その他栄養素等摂取状況に関する事項)，生活習慣調査(食習慣，運動習慣，休養習慣，喫煙習慣，飲酒習慣，歯の健康保持習慣，その他生活習慣の状況に関する事項)より構成されている．

国民健康・栄養調査の成績は，行政における健康づくり，栄養改善，生活習慣病の予防対策の立案啓蒙活動の基礎資料となっている．民間においても，保健・医療・福祉・食品関連業界などで広く活用されている．

7.2.1　栄養素等摂取量の変化

国民健康・栄養調査の結果をまとめた「国民健康・栄養の現状」より，栄養素等摂取量の年次推移を図7-1～7-6に示した．

栄養素等摂取量の年次推移を図7-1に示す．1946(昭和21)年より昭和40年代後半まで顕著な増加を示したものは，動物性脂質，動物性たんぱく質，総脂質，カルシウムであった．昭和40年代後半からは鉄および炭水化物の減少傾向が認められる．

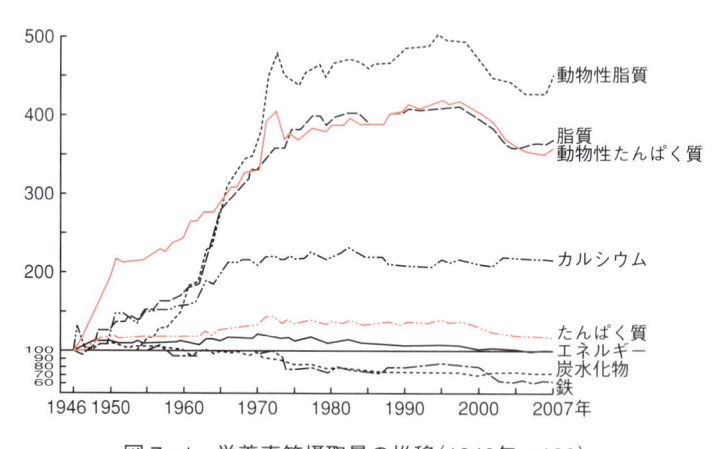

図7-1　栄養素等摂取量の推移(1946年＝100)
注：動物性脂質については1952年＝100，鉄については1955年＝100としている．

(1) エネルギー摂取量の変化

図7-2を見ると，1946(昭和21)年から1975(昭和50)年ごろまでは徐々に増加傾向で，1975(昭和50)年以降漸減状態である．しかし，図7-2に表示してある14回のエネルギー摂取量の平均値は2,055 kcalであった．この平均値に対する各調査年のエネルギー摂取量の比率を算出比較したところ，最少は2007(平成19)年の92％，最大は1970(昭和45)年の108％となった．これらの比率は，栄養調査法による誤差，食品標準成分表値の分析

(7章　わが国の健康・栄養問題の現状と課題)

上の誤差，調理・加熱法の差異から生じる栄養素等損失の誤差など（一般には10％前後といわれる）を考慮すると，エネルギー摂取量は，1946(昭和21)年以来今日までの60年間以上，2,000 kcal 前後のほぼ一定の範囲内で推移し，顕著な変動は認められていない．

しかし，エネルギーの栄養素別摂取構成比では，たんぱく質および脂質由来のエネルギーは増加し，炭水化物由来のエネルギーは減少している．またエネルギーの食品群別摂取構成比では，穀類の摂取量が減少し，動物性食品の摂取量が増加している．すなわち，戦後のエネルギー摂取量は，量的変化よりも質的変化のほうが大きかったのである．

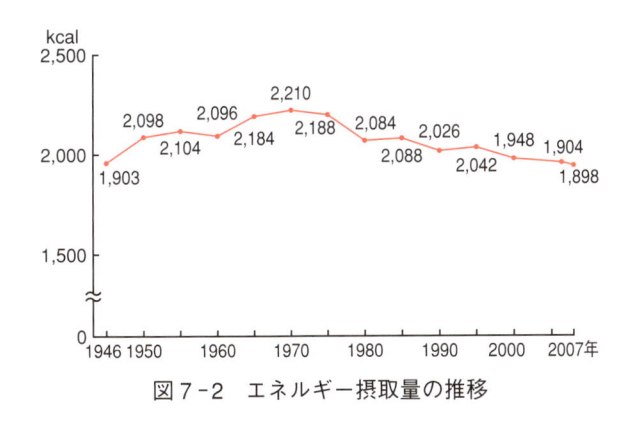

図7-2　エネルギー摂取量の推移

(2) たんぱく質摂取量の変化

図7-3を見ると，たんぱく質の総量は，1946(昭和21)年を100とすると，2005(平成7)年は138であった．動物性たんぱく質は1946(昭和21)年を100とした場合，2005(平成7)年は423となり，動物性たんぱく質の増加が顕著であった．エネルギー摂取量と同様に，穀類の摂取量減少に伴い，穀類由来の植物性たんぱく質は減少し，魚介類，肉類，乳類由来のたんぱく質摂取量が増加している．なお，2005(平成7)年以後のたんぱく質摂取量は減少傾向である．

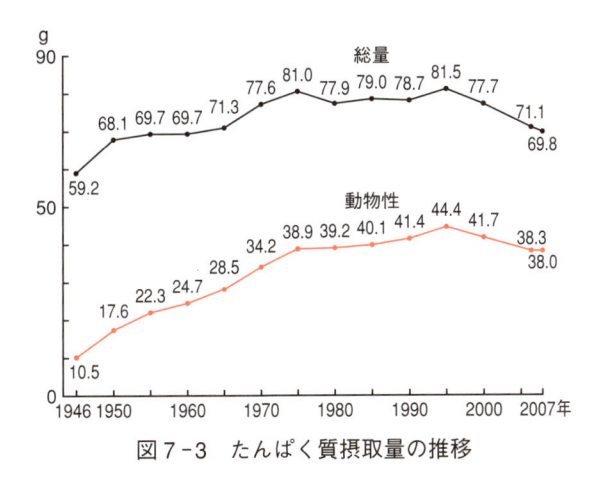

図7-3　たんぱく質摂取量の推移

7・2　食事の変化

(3) 脂質摂取量の変化

図7-4に示す脂質総量は，1946(昭和21)年の摂取量に対し，1960(昭和35)年で約1.7倍，1995(平成7)年では約4.1倍に増加したが，1975(昭和50)年以降横ばい状態が続いている．動物性脂質は，1955(昭和30)年の摂取量に対し，1995(平成7)年では約8.6倍に増加し，以後，脂質総量の変化と平行的な挙動を示した．

脂質の食品群別摂取構成比を見ても，穀類からの摂取量は減少し，肉類からの摂取量が増加している．

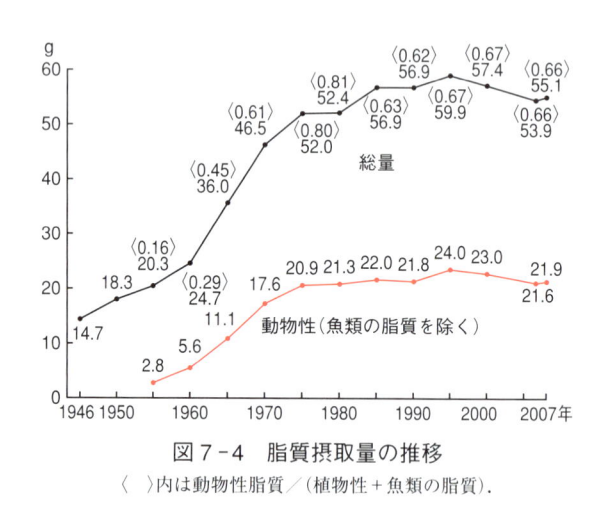

図7-4 脂質摂取量の推移
〈 〉内は動物性脂質／(植物性＋魚類の脂質)．

(4) 炭水化物摂取量の変化

図7-5を見ると，1950(昭和25)年以来，一貫して減少し続けている．2007(平成19)年の摂取量は1950(昭和25)年の摂取量に比べて，約64％の水準である．炭水化物摂取量低下の最大の要因は，穀類摂取量の減少によるものである．

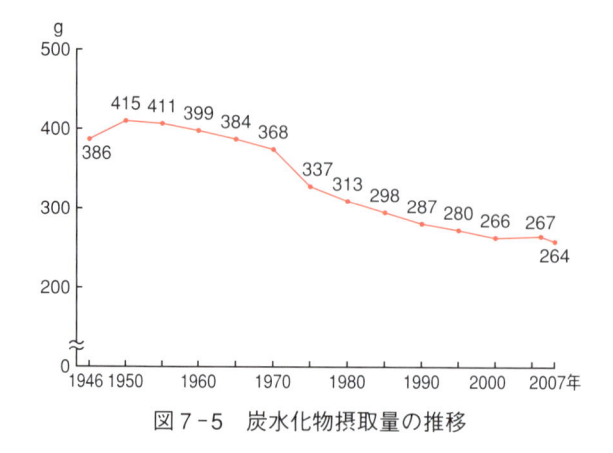

図7-5 炭水化物摂取量の推移

(5) カルシウム摂取量の変化

1946(昭和21)年から1970(昭和45)年ごろまではほぼ直線的に増加し，以後は横ばい状

態である．わが国のカルシウム摂取量の平均値は，国民栄養調査開始以来，日本人の栄養所要量には達していない（図7-6）．

カルシウムの摂取量は，義務教育期間（学校給食受給）中は所要量を充足しているが，20歳代～40歳代までは男女とも所要量を満たしていない．

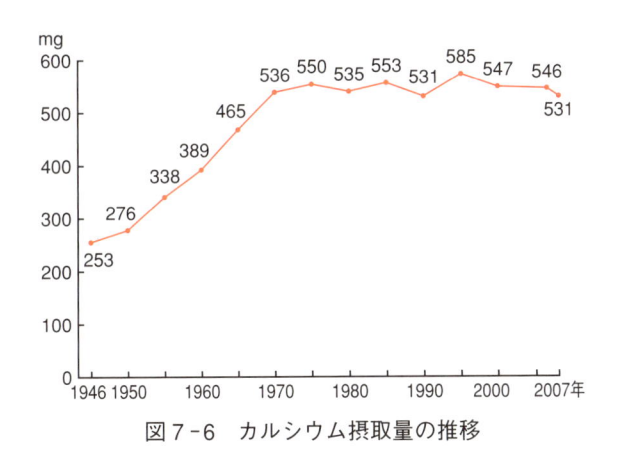

図7-6　カルシウム摂取量の推移

7.2.2　食品群別摂取量の変化

食品群別摂取量の年次推移は，表7-1のとおりである．

1975（昭和50）年の摂取量に対し，2007（平成19）年に20％以上摂取量が増加した食品群は，緑黄色野菜類，調味嗜好飲料類，乳類，肉類，きのこ類であった．逆に20％以上摂取量が減少した食品群は，果実類，砂糖類，豆類，油脂類であった．

7.2.3　料理・食事パターンの変化

1945（昭和20）年前後の数年間は，「食料難時代」ともよばれ，米，麦，いも，魚，野菜，食塩，みそ，しょうゆなどが配給制であった．にんじん，大根，さつまいもの葉，野草なども食べていた．

1950（昭和25）年，朝鮮動乱の特需を契機に日本経済は徐々に復興し始め，世帯の収入も上昇してきた．食料不足状態からの脱却をめざし，食料の質的要求よりは絶対量の確保を優先せざるを得なかった．つまり，栄養欠乏症の発症予防の観点から，食料の量的充足を重視していた時代である．世帯あたりの収入は上昇したものの，料理・食事パターンは依然として主食偏重で，副食としては「汁物」，「漬物」が標準的であった．調理法も「煮る」，「焼く」，「蒸す」程度の簡単なものであった．

昭和30年代後半には，主たる炭水化物給源である「米」の摂取量が減少し始め，諸外国からの食料支援物資が日常の食生活にも浸透し，小麦粉製品，乳・乳製品，肉類，砂糖，果物などの摂取量が増加した．

食材の種類が豊かになるに従い，調理法もしだいに多彩となり，「和え物」，「揚げ物」，「炒め物」など油を使用する洋風料理，中華風料理が副食（主菜・副菜）に登場してくる．

表7-1 食品群別摂取量の推移（全国、1人1日あたり） (g)

食品群		1946年	1950年	1955年	1960年	1965年	1970年	1975年	1980年	1985年	1990年	1995年	2000年	2001年
穀類	総量	398.4	476.8	479.6	452.6	418.5	374.1	340.0	319.1	308.9	285.2	264.0	256.8	464.1
	米類	241.1	338.7	346.6	358.4	349.8	306.1	248.3	225.8	216.1	197.9	167.9	160.4	356.3
	小麦類	157.3	68.7	68.3	65.1	60.4	64.8	90.2	91.8	91.3	84.8	93.7	94.3	99.6
	その他の穀類		69.4	64.7	29.2	8.3	3.3	1.5	1.5	1.5	2.2	2.3	2.1	8.1
種実類		0.3	0.9	0.4	0.5	0.5	1.9	1.5	1.3	1.4	1.4	2.1	1.9	2.2
いも類		277.9	127.2	80.8	64.4	41.9	37.8	60.9	63.4	63.2	65.3	68.9	64.7	63.0
砂糖類	総量	0.5	7.2	15.8	12.3	17.9	19.7	14.6	12.0	11.2	10.6	9.9	9.3	8.1
	砂糖				11.9		19.0	14.1	11.4	10.6	9.6	8.7	7.9	7.2
	ジャム・その他				0.5		0.7	0.5	0.6	0.6	1.0	1.2	1.4	0.9*
油脂類	総量	1.7	2.6	4.4	6.1	10.2	15.6	15.8	16.9	17.7	17.6	17.3	16.4	11.3
	植物性						13.9	13.7	15.4	16.4	16.5	16.2	15.2	9.9
	動物性						1.7	2.1	1.5	1.3	1.1	1.1	1.2	1.4
豆類	総量	37.2	53.7	67.3	71.2	69.6	71.2	70.0	65.4	66.6	68.5	70.0	70.2	57.2
	味噌		30.1	28.8	26.0		24.1	20.8	17.3	15.9	} 66.1	} 68.0	} 68.4	13.2*
	大豆・その他の豆類		14.7	29.4	37.3		38.9	40.8	40.0	42.0				55.3
	製品		8.9	9.1	7.9		8.3	8.4	8.2	8.8	2.3	2.0	1.9	2.0
野菜類	総量	357.0	242.0	246.2	214.1	219.4	249.3	246.7	241.4	261.7	269.4	310.4	311.0	279.4
	緑黄色野菜	153.8	75.6	61.3	39.0	49.0	50.2	48.2	51.0	73.9	77.2	94.0	95.9	93.6
	その他の野菜	154.7	121.9	130.6	125.6	170.4	162.8	161.3	169.4	163.9	173.1	196.2	194.2	162.2
	漬物	48.5	44.5	54.3	49.5		36.3	37.2	21.0	23.9	19.1	20.2	18.8	18.0
果実類		21.9	41.5	44.3	79.6	58.8	81.0	193.5	155.2	140.6	124.8	133.0	117.4	132.0*
藻類		4.2	3.0	4.3	4.7	6.1	6.9	4.9	5.1	5.6	6.1	5.3	5.5	13.5
調味嗜好品	総量	20.6	32.0	42.4	75.6	119.4	163.4	148.4	134.7	136.1	157.8	216.9	204.5	619.7*
	調味料						52.5	28.2	28.0	26.4	36.2	38.2	37.0	83.5
	酒類						44.3	42.7	49.8	52.5	61.1	87.1	89.0	93.5
	その他嗜好品						66.6	57.5	56.9	57.2	60.5	91.6	78.5	442.7
動物性食品	総量	55.4	81.8	114.9	147.4	198.3	249.9	303.3	313.3	318.7	340.0	366.8	338.7	378.5
	魚介類	45.3	61.0	77.2	76.9	76.3	87.4	94.0	92.5	90.0	95.3	96.9	92.0	94.0
	肉類	5.7	8.4	12.0	18.7	29.5	42.5	64.2	67.9	71.7	71.2	82.3	78.2	76.3
	卵類	1.3	5.6	11.5	18.9	35.2	41.2	41.5	37.7	40.3	42.3	42.1	39.7	36.8
	乳類	3.1	6.8	14.2	32.9	57.4	78.8	103.6	115.2	116.7	130.1	144.5	127.6	170.0

注：1. 1963年までは年4回調査が行われ、1964年以降は年1回調査されている。1966〜83年はその他の野菜にトマトが含まれる。
2. 果実類には1965年までトマトが含まれている。
3. 緑黄色野菜は1984年以降新しい分類となり、トマト、ピーマン等が緑黄色野菜に含まれている。
4. その他嗜好飲料とは菓子類、香辛料、その他である。
5. 1986年より分類が変更されている点での注意。特に「ジャム」は「砂糖類」から「果実類」に、「バター」は「乳類」から「油脂類」に、「味噌」は「豆類」から「調味料・香辛料類」のみになっている。また、「きのこ類」は「その他の野菜」に含まれる。
6. *2001年より分類が変更された。「動物性食品」の「総量」に「ジャム」は「果実類」とは一致しない。「バター」が含まれるため、内訳合計とは一致しない。「バター」には「バター」の「総量」に記載した数量となり、「マヨネーズ」は「油脂類」から「調味料」に分類され、「調味嗜好品」の「総量」に記載した数量が合まれる。また、2001年より調味を加味した数量となり、例えば「米」は「米・加工品」の「米」となり、「かゆ」なども「米」に含まれる。その他「ゆでこぼし」など、「藻類」の「乾燥わかめ」は「茶浸出液」などで算出している。従って、2000年とは接続しない。

資料：健康・栄養情報研究会栄養調査研究班編『戦後昭和の栄養動向』、第一出版(1998)。

食事パターンは「ごはん」中心であるが，朝食・昼食にはパン類，麺類も利用されている．大都会の勤労者の昼食に，カレーライス，ハヤシライス，オムライスなどの洋風ごはん類，炒飯，中華丼などの中華風ごはん類，パスタ類，中華麺，サンドイッチ，ハンバーガーなどの洋風料理が好んで食べられるようになった．副食品多食型パターンである．

昭和50年代に入ると，経済的にも安定成長期となり，自動車や電化製品の普及拡大，レジャーブームなどにより人びとの生活パターンが多様化してきた．一般家庭の台所では，加工食品，冷凍食品，レトルト食品などの利用が増加し，食の外部化(p.142参照)に拍車がかかる．食物・料理の評価基準は，栄養性よりも嗜好性，利便性，機能性，経済性，審美性などが優先される(グルメブーム)ようになってきた．

食生活は変容し，家庭で調理しなくても，すぐに食べられる「もち帰り総菜類」(中食)が急速に普及してきた．コンビニエンスストア，スーパーマーケット，デパートの食品売り場，各種デリカショップ，一般営業食堂，レストランのテイクアウトなどである．調理済み食品・料理の販売量の著しい進展は，「寿司，弁当，おにぎり，サンドイッチ，麺類」などの主食料理に負うところが大きい．

なお，食の外部化は調理の大量化を招き，新しい調理技術が開発され進展してきた．マイクロ波(電子レンジ)，電磁誘導(電磁調理器)による加熱法，クックフリーズ(急速冷凍調理)，クックチル(急速冷蔵調理)，真空調理などの新しい調理システムの導入などである．

7.3　食生活の変化

食生活は，自然・社会・経済，文化・宗教・教育的環境などにより絶えず変化している．ここでは，社会・経済的活動の変化の速度が著しかった第二次世界大戦以後の食生活の変化を概観する．

日本国憲法(1946年)，保健所法(1947年，現 地域保健法)，食品衛生法，労働基準法，児童福祉法(1947年)，栄養改善法(1952年，現 健康増進法)，学校給食法(1954年)などの各種保健衛生福祉関連の法律が制定され，社会基盤が整備された．第二次世界大戦後の混乱期から経済的自立を目標に，本格的な復興が進み出した時代といえる．

昭和30年代には，経済復興の速度が加速した．神武景気(1956年)，岩戸景気(1958年)，東京オリンピック(1964年)などを経験した．「消費者は王様」，「消費は美徳」などの言葉も生まれ，洗濯器，冷蔵庫，テレビなどの電化製品が普及し始めた．

食生活面でも，パン食を中心とした洋風化が進展し，アメリカ文化の流入が顕著になった．一方で，米3合(約420 g)の配給によって，日本国民が等しく「米食」を味わうことができるようになったのもこの時代である．即席麺が発売(1958年)され，加工食品の利用拡大，外食産業の台頭期ともなった．

昭和40年代になると，大量生産，大量消費がもてはやされる高度経済成長の時代となった．核家族化，マイカー時代，レジャーブームの到来である．

食生活面では，時代を反映して，スナック菓子，カップヌードル，インスタント食品，冷凍食品，真空パック食品，レトルト食品の利用が普及した．コンビニエンスストア，スーパーマーケット，ファミリーレストラン，ファーストフード店などの発展・成長期ともなった．同時に，米離れ，飽食，肥満傾向児の出現，食生活の多様化の兆しが出てきた．経済発展に伴う各種の環境汚染問題(公害)の顕在化と，公害発生に起因する健康障害も明らかにされるようになった．

昭和50年代に入ると，オイルショック，ドルショックなど経済分野での激動が見られた．公害問題の表面化により環境保全に注目が集まり，「消費は美徳」から「節約は美徳」へと経済的価値感は逆転した．女性の家事労働からの解放，高学歴化・社会進出が顕著になり，さらに，高齢化社会への移行時代である．食の簡便化，食の外部化，1億総グルメ時代ともなった．アメリカ人の食事目標が発表〔1977(昭和52)年〕され，日本型食生活の見直しの契機ともなり，食の和風化志向を促すことにもなった．

昭和60年代から平成時代には，バブル経済の始まりと崩壊とを経験した．金融ビッグバン，企業倒産，情報通信革命，各種事業の国際化，価値感の多様化など過去に経験したことのない社会・経済状況となった．

食生活部面でも，食の高級化，簡便化，多様化から，食の健康影響評価，食の安全性志向，食料資源の有効利用へと食意識の変化が認められるようになった．

腸管出血性大腸菌O157食中毒事件，HACCP認証工場製品による黄色ブドウ球菌食中毒事件，BSE事件，異物混入事件，遺伝子組換え食品問題，輸入食品の安全性問題，指定外食品添加物の不正使用問題，食品の産地偽装表示問題などが相次いだ．

食品表示法改定，新JAS法，栄養表示基準法，保健機能食品制度，食品リサイクル法，健康増進法などを新しく施行させ，消費者に適切な栄養情報を提供し，食品・料理選択の一助とするようになった．これらの施策は，健康の維持・増進，生活習慣病の予防，QOLの向上，健康寿命の延伸に通じるものと考えられる．

7.3.1 食行動の変化

食行動は，家族構成員の人数，性別，年齢別，世帯主の業種別・職種別，通勤時間，就業状態，残業の有無，調理担当者の就業の有無，家族構成員の身体状況，価値感など種々の要因により複雑多岐にわたっている．

(1) 食事時刻の変化

1996(平成8)年国民栄養調査の結果によると，図7-7に示すとおり，食事を決まった時刻に摂っていない人の割合は若い世代に多く，加齢とともに減少してくる．男性の20歳代，30歳代は2人に1人，女性の20歳代の約40％は決まった時刻に夕食を摂っていない．男女別に平均すると，男性が3人に1人，女性は5人に1人が決まった時刻に夕食を摂っていない．図7-8に示すとおり，1985(昭和60)年に比べ1997(平成9)年では，男女とも夕食時刻が遅くなっている．

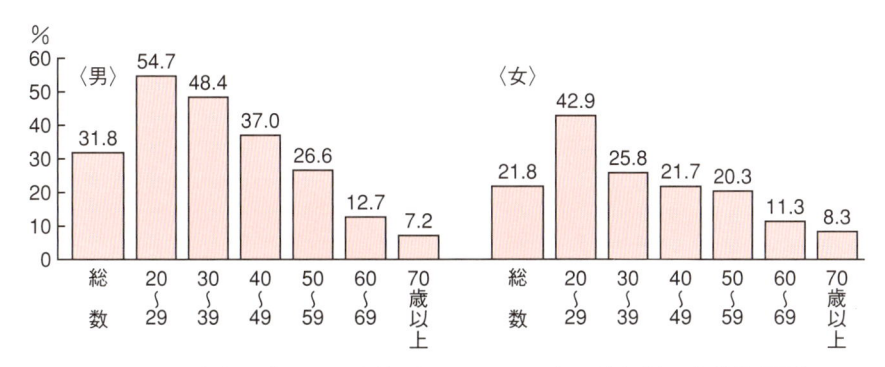

図7-7 食事を決まった時刻に摂っていない人の割合（性・年齢階級別）
国民栄養調査成績（1996）．

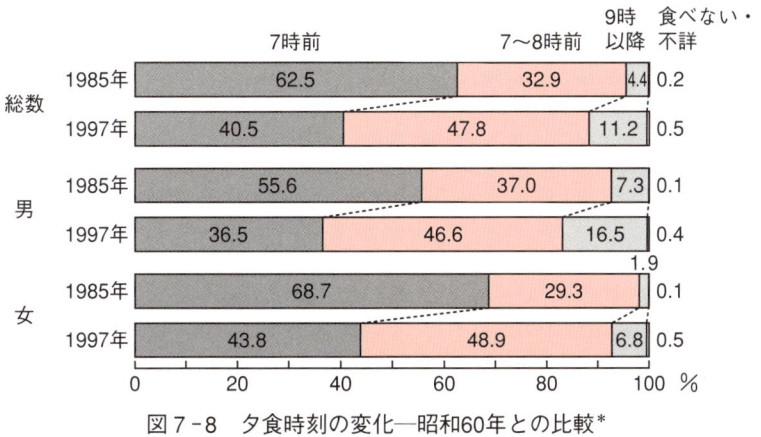

〈男〉 総数 31.8, 20～29 54.7, 30～39 48.4, 40～49 37.0, 50～59 26.6, 60～69 12.7, 70歳以上 7.2
〈女〉 総数 21.8, 20～29 42.9, 30～39 25.8, 40～49 21.7, 50～59 20.3, 60～69 11.3, 70歳以上 8.3

図7-8 夕食時刻の変化—昭和60年との比較*

		7時前	7～8時前	9時以降	食べない・不詳
総数	1985年	62.5	32.9	4.4	0.2
総数	1997年	40.5	47.8	11.2	0.5
男	1985年	55.6	37.0	7.3	0.1
男	1997年	36.5	46.6	16.5	0.4
女	1985年	68.7	29.3	1.9	0.1
女	1997年	43.8	48.9	6.8	0.5

＊「夕食時刻」に関する質問は，前回は1985年に実施（対象：20歳以上）．
国民栄養調査結果（1997）．

7・3 食生活の変化

(2) 家族の夕食の摂り方

(a) 同席状況

　国民生活センター調査研究部による，東京都内の大企業に勤務する勤労者世帯を対象とした夕食実態調査では，1週間のうち，夕食に家族全員がそろう日数は1～2日が32.8％，3～4日が25.8％，毎日あるいは週に5～6回そろうのは35.5％であり，1週間のうち3日以上は家族の誰かが夕食の席をはずしている．

(b) 同食状況

　調査対象者の70％以上は，同じ献立の食事をしている．世帯の中で違った食事を摂っているのは30％弱である．

(c) 夕食は誰と食べているか

　図7-9に示すとおり，家族がそろって食べることが多い夕食でも，1人で食べている人16.1％，母親と子どもだけ12.6％，家族バラバラ9.1％となっている．

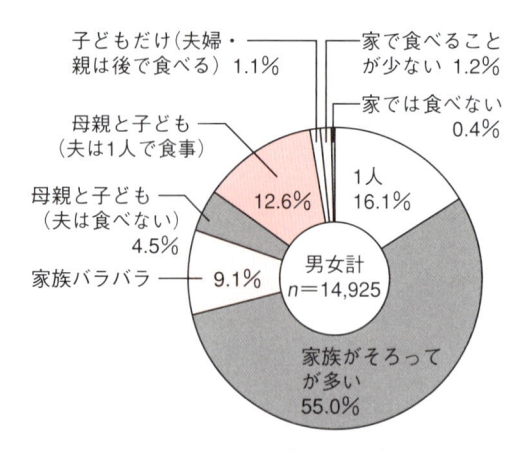

図7-9 夕食は誰と食べているか
生活情報センター 編,「食生活データ総合統計年報」, p.251,（株）生活情報センター（2003）.

(d) 食事の摂り方

夕食における「主食」はごはん類が多い．ごはんは味が淡泊で，継続して食べても飽きのこない，さまざまな調理法を用いて主菜，副菜としても適応性がよい食味をもっている．炊飯釜の普及，無洗米の普及により調理法も簡便である．また，おにぎり，寿司，カツ丼・天丼・中華丼・うな重などの丼もの，重もの，混ぜごはん，お茶漬，雑炊，カレーライス，ハヤシライス，ピラフ，炒飯などの変わりごはんで明らかなように，主食として多彩であることに特徴がある．

「主菜」には，たんぱく質給源食材として，魚介類，肉類が用いられている．幼少年期から高齢期になるに従い肉類から魚介類へ嗜好食材が変化する傾向にある．

調理法は，焼く，煮る，ゆでるが中心であったが，炒め物，揚げ物が増加してきた．家族構成員のうち，若い世代が多い世帯では，油を使用した調理法が多くなる傾向がある．揚げ物は，中食・総菜類（天ぷら，コロッケ，フライ，唐揚げなど）の多品種化による利用拡大が認められる．家族構成員の一人一人の生活行動パターンの分散，多様化により，家族構成員個々人の生活行動，健康状態，嗜好，価値感に対応した食事内容に変化してきた．

(e) 外食状況

図7-10に示すとおり，1975（昭和50）年から外食率は増加し続け，1991（平成3）年をピークに以後横ばい状態である．図7-11を見ると2001（平成13）年における昼食の外食率は20歳〜50歳男性で50％以上である．30歳代男性では，およそ3人に2人弱が昼食を外食で済ませている．1日の外食率の年次推移を図7-12に示す．

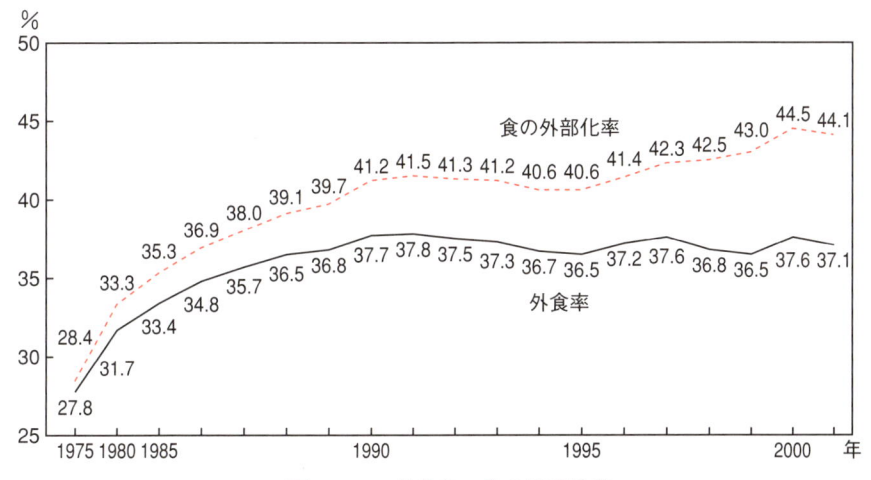

図7-10 外食率，食の外部化率

資料：内閣府，「国民経済計算報告」（家計の食料・飲料・煙草支出）．
　　　（財）外食産業総合調査研究センター，「外食産業市場規模」（外食と料理品の市場規模）．
　　　（社）日本たばこ協会調べの輸入品を含む煙草販売額．

注1）　外食率 ＝ $\dfrac{外食産業市場規模}{（家計の食料・飲料・煙草支出 － 煙草販売額）＋ 外食産業市場規模}$

　2）　食の外部化率 ＝ $\dfrac{外食産業市場規模 ＋ 料理品小売業}{（家計の食料・飲料・煙草支出 － 煙草販売額）＋ 外食産業市場規模}$

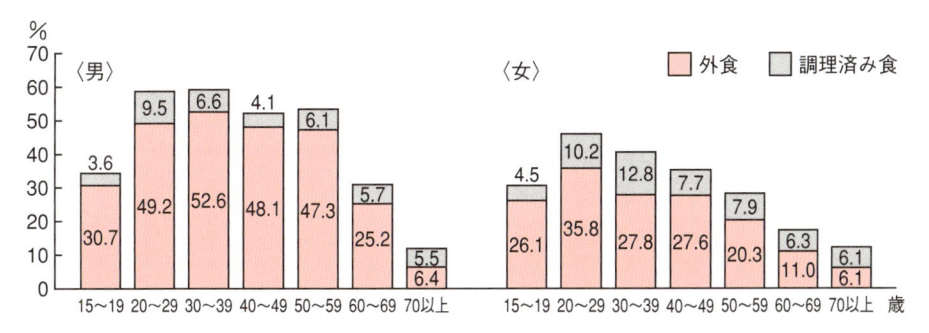

図7-11 昼食の外食率（性・年齢階級別）

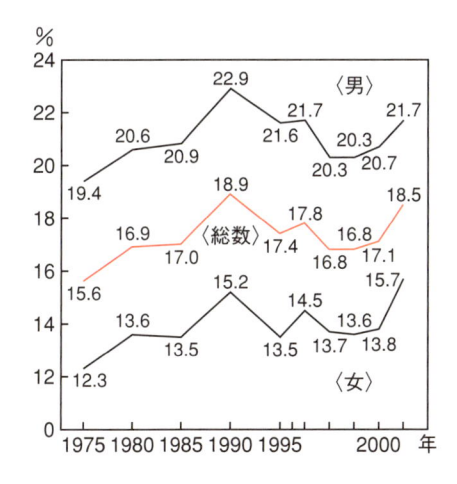

図7-12 1日の外食率の年次推移＊（性別）

注）2001年から外食率に，調理済み食が含まれている．
＊　1日の外食率＝外食数／1日の食事数．
国民栄養調査結果(2001)．

7・3 食生活の変化

(f) 欠食状況

朝食欠食率を性・年齢階級別に示した図 7-13, 7-14 を見ると，1975(昭和 50)年から欠食は年々増加し，1997(平成 9)年のピーク以後減少傾向が認められる．2001(平成 13)年における朝食の欠食率は，20 歳代男性で 20.4％, 同女性では 11.2％で最も高率であった．

朝食欠食習慣の有無別の夕食状況を示した図 7-15 によると，朝食欠食習慣者は，朝食喫食者に比べて，夕食時間が不規則である．夕食に塩分の多い食品・料理や揚げ物を食べることが多く，夕食に野菜や主食をあまり食べないことが多い．朝食欠食習慣者の欠食習慣化は幼少年期から始まり，高校卒業のころから 20 歳代にかけて最も多い．また，欠食頻度の多いものほど，非欠食者に比べて各種栄養素摂取量の充足率も低い．

図 7-13　朝食の欠食率(性・年齢階級別)

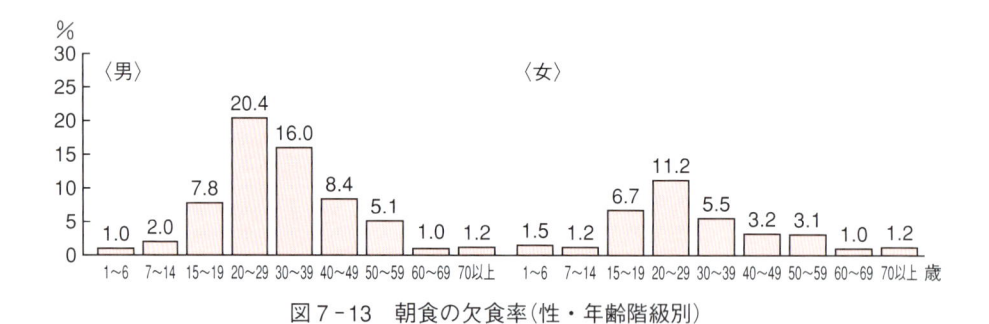

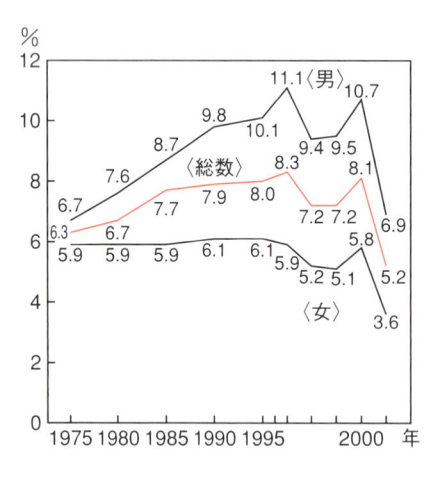

図 7-14　朝食欠食の年次推移(性別)

7 章　わが国の健康・栄養問題の現状と課題

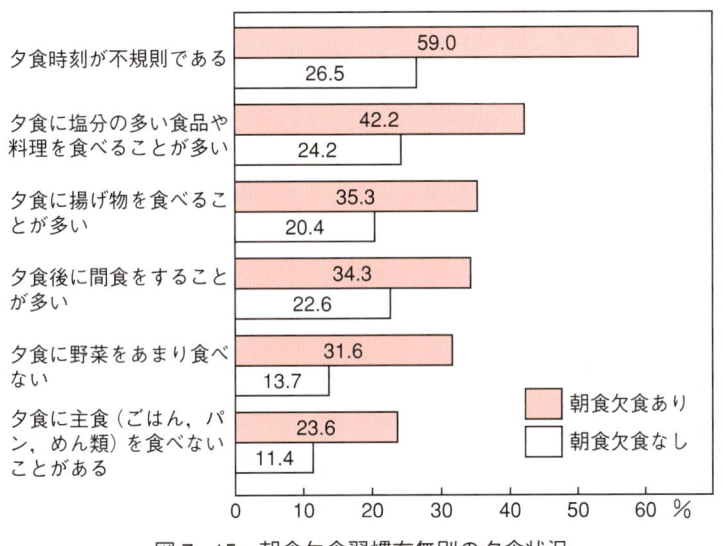

```
夕食時刻が不規則である           59.0
                                26.5
夕食に塩分の多い食品や           42.2
料理を食べることが多い            24.2
夕食に揚げ物を食べるこ           35.3
とが多い                         20.4
夕食後に間食をすること           34.3
が多い                           22.6
夕食に野菜をあまり食べ           31.6
ない                             13.7        ■ 朝食欠食あり
夕食に主食（ごはん，パ           23.6        □ 朝食欠食なし
ン，めん類）を食べない
ことがある                       11.4
          0  10  20  30  40  50  60 %
```

図7-15 朝食欠食習慣有無別の夕食状況

(g) 食事の摂り方，食事内容の問題点

食事の摂り方のアンケート調査から，回答数で最も多い順に列記すると，i) 食べ過ぎの傾向がある，ii) 早食いである，iii) 夜食・間食が多過ぎる，iv) 食事を食べたり食べなかったりする，v) インスタントものが多い，などであった．

また食事内容の問題点は，i) 脂肪が多過ぎる，ii) 濃い味を好む，塩分が多過ぎる，iii) 野菜をあまり食べない，などの回答が多かった．

(h) 食事に望むもの

1997（平成9）年国民栄養調査の結果によると，朝食には手軽に食べられるもの，夕食には手づくりの料理が最も多かった．加齢とともに健康にとって良いものの要望が高い．30歳代・40歳代の男女，50歳代男性では，家族との団らんの要望が上位にくる．

7.3.2 食知識・食態度・食スキルの変化

疾病発症の予防には，食生活，運動，休養，睡眠，ストレス，飲酒，喫煙，社会的活動などの生活習慣の改善に努めることが重要である．

国や地方自治体は，生活習慣病の具体的な予防対策として，壮年期死亡の減少，QOLの向上，健康寿命の延伸などを目的とした「21世紀における国民健康づくり運動（健康日本21）」で，各種指標に関する2010年までの目標値を設定した．また国は，国民の健康づくりや食知識向上の啓発・普及を支援するためにさまざまな施策を講じてきた（表7-2）．

7・3 食生活の変化

表7-2 健康づくりについての国の施策

1952年	栄養改善法公布
1978	第一次国民健康づくり対策開始
1980	農政審議会が日本型食生活の維持と定着化の方針発表
1986	加工食品の栄養成分等表示制度開始
1988	第二次国民健康づくり対策(アクティブ80ヘルスプラン)発表
1990	トータル・ヘルスプロモーション・プラン(THP)発表
1994	健康づくりのための食生活指針(対象特別)発表
	健康づくりのための休養指針発表
1996	栄養表示基準告示,公衆衛生審議会「生活習慣に着目した疾病対策の基本的方向性について」意見具申
1999	「第6次改定日本人の栄養所要量:食事摂取基準」発表
2000	健康日本21発表
2001	五訂日本食品標準成分表発表
2003	健康増進法施行,食品安全基本法制定(食品安全委員会の設置)

(1) 食知識の変化

戦後,社会・経済活動の順調な発展に伴い,食に関する知識は「量の充足」から「質の欲求」へと変化してきた.

ヒトの発育・成長・活動のために必要な最低限の食料の「量」の確保が達成されると,食知識は,生理学・生化学的要求量から,心理学的ならびに社会生活における福利厚生的欲求の高まりへと変化してきた.さらに,ヒトの多様な社会活動に対応する合目的的な食知識の獲得を志向するようになった.最近では,食にまつわる事故・事件の発生が相次ぎ,食の安全性に関する公的機関の客観的な情報提供が期待されている.

なお食生活は,生活習慣病の予防・発症・治療・再発防止などと密接な関係があると指摘され,これらの関連情報については行政機関,教育研究機関,保健医療機関,マスメディア,食品・健康産業関連会社などが催す一方通行的な講演会・講習会・キャンペーン活動などの知識・技術を受動的に吸収することが多かった.しかし,現在では自分の健康は自分で守るという意識・態度が尊重され,食知識の獲得は以前にも増して,より積極的・より能動的になっている.

健康づくりに役立つ栄養や食事に関する知識や情報をどこから得ているかを図7-16に示した.食情報源として多くあげられたものは,男性ではテレビ・ラジオ56.2%,家族46.0%,新聞32.8%,女性ではテレビ・ラジオ76.0%,雑誌・本55.3%,友人・知人45.9%となっている.医療機関,職場,学校,行政機関などからの食情報獲得者の割合は15%以下であった.食情報源の順位を1994(平成6)年と2000(平成12)年で比較したところ,2000(平成12)年のほうが,テレビ・ラジオから知識・情報を得ている人の割合が高くなってきた.なお,1994(平成6)年国民栄養調査の結果では,カルシウム給源食品の摂取頻度が低いほど,得ている情報が少ない傾向にある.

男　　　　　　　　　　　　　　　　　　　　　女

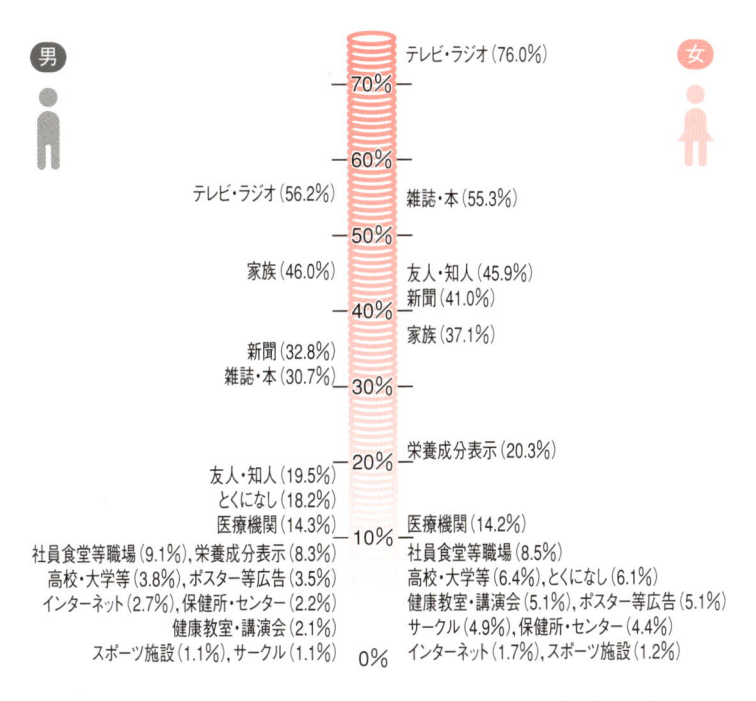

```
                          テレビ・ラジオ(76.0%)
              ─ 70%

              ─ 60%

テレビ・ラジオ(56.2%)         雑誌・本(55.3%)
              ─ 50%

家族(46.0%)              友人・知人(45.9%)
                         新聞(41.0%)
              ─ 40%
                         家族(37.1%)

新聞(32.8%)
雑誌・本(30.7%)  ─ 30%

                         栄養成分表示(20.3%)
友人・知人(19.5%) ─ 20%
とくになし(18.2%)
医療機関(14.3%)           医療機関(14.2%)
              ─ 10%
社員食堂等職場(9.1%),栄養成分表示(8.3%)   社員食堂等職場(8.5%)
高校・大学等(3.8%),ポスター等広告(3.5%)   高校・大学等(6.4%),とくになし(6.1%)
インターネット(2.7%),保健所・センター(2.2%) 健康教室・講演会(5.1%),ポスター等広告(5.1%)
健康教室・講演会(2.1%)      サークル(4.9%),保健所・センター(4.4%)
スポーツ施設(1.1%),サークル(1.1%) ─ 0% インターネット(1.7%),スポーツ施設(1.2%)
```

図 7-16　健康づくりに必要な栄養や食事に関する知識や情報を
　　　　　どこから得ているか

(2) 食態度の変化

　栄養や食事について考えることがある人は，加齢とともに増加傾向が認められる．栄養や食事について「まったく考えない」または「あまり考えない」人の割合は，男性の 15～29 歳で約 50％，30～59 歳で約 30％，女性の 15～19 歳で約 40％，20～29 歳で約 25％，30～69 歳以上では約 10％，70 歳以上では約 20％である．食事に気をつけている人の割合は，昭和 30 年代に比べ，平成年代では男女とも約 3 倍の増加である．

(3) 食スキルの変化

　公衆栄養学分野および栄養疫学分野の進展に伴い，食生活と健康との関連性がしだいに明らかにされてきた．社会活動の変動に従属するように，食知識・食態度も時代の推移とともに変化している．食スキル(食に関する技能・能力・技術・習熟・巧緻性など)情報も同様に，昭和の時代と比べ，平成年代では進歩した．

　一方では，不適切な食生活に起因すると考えられる肥満・やせ，高血糖，高血圧，高脂血，動脈硬化などの生活習慣病予備群の増加が懸念されている．健康増進法の主旨をよく理解し，個人および集団の健康増進，疾病予防に最も適切な食スキルを開発，提供，実践，評価することが，21 世紀の栄養士・管理栄養士に課せられている．

7・3　食生活の変化

7.4 食環境の変化

　食とは，ヒトが食べるもの（食料，食品，食物，料理など）および食べる行為（食べ方，時刻，場所，団らん，食空間など）のことである．食環境とは，食を取り巻く外界の諸種の要因をいう．多種多様な要因が食に影響を及ぼす相対的な作用の質と量との認識の問題である．

　ヒト（宿主）側の要因としては，各種属性（遺伝的素因，性・年齢・身長・体重，職業，健康状態など），生理的・心理的条件，生活習慣，社会的活動，価値観などである．ヒトを取り巻く外部環境には，自然環境，社会・経済・文化・宗教・教育・居住・家庭・職場環境，人口問題，情報環境などがある．食べ物の流れ，すなわち食料の生産，製造，加工，貯蔵，流通，陳列，授受，献立，調理，調味，盛付け，配膳，喫食，残食などについて理解しておくことも必要である．

　さらに，食品関係従事者，施設，設備，取扱い方法，食料資源の有効な利用法，食品リサイクル問題など，複雑で広範な内容は，時代の推移や科学技術の進展とともに常に変化している．

7.4.1　人口の増加と食料問題

　国連の2000年推計統計によると，1950年の世界人口は約25億人，1970年約37億人，1990年約53億人，2000年には約61億人であった．2050年の将来予測では，約93億人以上と見こまれている．

　過去，世界人口の増加に見合う食料総量の確保のためには，食料生産方法の技術革新などによってしのいできた．しかし，1980（昭和55）年ごろからは世界人口の増加に比べて，食料生産の増加率は相対的には低下傾向となり，現在，アジア，アフリカなどを中心に世界中では約8億もの人が慢性的に食料不足状態といわれている．

7.4.2　日本の食料自給率の変化

　図7-17にわが国の食料自給率の推移を示した．1960（昭和35）年は，供給熱量自給率および穀物自給率は約80％くらいであった．以後，両指標はともに漸次減少し，1999（平成11）年には，それぞれ40％，27％と半減してしまった．

　主要先進国の供給熱量自給率の推移を示した図7-18を見ると，わが国は，1970（昭和45）年の60％に比べて，1998（平成10）年は40％となり，20ポイントの減少であった．日本以外の国では，イギリスが40％から78％，ドイツが68％から100％，フランスが105％から141％で，それぞれ32，32，36ポイントの上昇であった．

7.4.3　食品の流通面の変化

　1975（昭和50）年ごろまでは，生鮮食料品・加工食品などは，食品専門の小売店（八百屋，魚屋，肉屋など）で売られていた．当時の食品流通形態は，生産者→出荷業者（農協など）→卸売市場→仲買業者→小売店→消費者（含飲食店）という流通形態が定着していた．

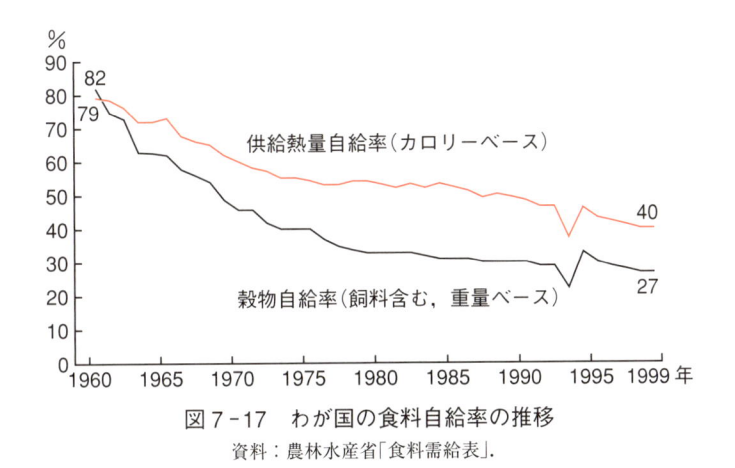

図7-17 わが国の食料自給率の推移
資料：農林水産省「食料需給表」．

図7-18 主要先進国の供給熱量自給率の推移
資料：農林水産省「食料需給表」，FAO "Food Balance Sheet" をもとに試算．

7・4 食環境の変化

　1975（昭和50）年以降，スーパーマーケット，コンビニエンスストア，チェーンレストラン，生活協同組合などの発展により，多段階流通過程を通さず，経費節減，鮮度保持が期待できる，生産者と消費者とが直接売買する産直方式が拡大してきた．

　スーパーやコンビニは，原則としてセルフサービスの小売形態である．専門小売店は対面販売とよばれ，対面販売では，商品の売り手と買い手との間に品質や価格に関するコミュニケーションが形成される．一方，スーパーやコンビニなどのセルフサービス店では，買い手が自身の商品知識を発揮して商品を選択しなければならない．したがって，すべての商品について，買い手の必要とする情報（価格，原材料，賞味期限，栄養表示，製造者など）を提供しておかないと，買い手が商品の選択にとまどうことになる．いきおい，スーパー，コンビニなどのセルフサービス店で売られる商品は規格化をもたらす結果となった．また，スーパー，コンビニでは，専門小売店よりも品ぞろえが豊富である．買い物に長時間かけられない共働き消費者は，同一店舗で求める商品が全部そろう便利さがある．

　さらに，コンピュータの普及により，スーパー，コンビニのレジでは，バーコードの採用，POSシステム情報処理の発達が食品市場の動向（いつ，どこで，何が，どれだけ売れたのか）を瞬時に把握し，供給できる体制を確立できるようになった．

他方スーパーやコンビニでは，規格に合わない商品は取り扱われにくい．規格外商品は，スーパー，コンビニから排除され，食料資源の有効利用面からは不利な状況になる．売れ筋商品を多く取り扱うため，人気のない商品は供給されず，稀少食品や地域性の高い食品，規格化に向かない商品はかえって高値になったり，入手しにくくなる．

その他，地域の食文化を担ってきた地域商店街の空洞化・衰退化，スーパー，コンビニ周辺の交通渋滞，騒音などといった環境の変化も引き起こしている．

7.4.4　食情報の提供面における変化

食品とは，植物・動物の成育に適した気候・風土で入手・流通・消費が可能な，きわめて地域限局性の高い商品であった．食品の製造・加工・流通・保管などの知識・技術が未発達の時代では，生産者も消費者も同一域内で生活し，対面販売形態が多く，消費者にとっては，生産者や商品の素性は明らかなものばかりであった．しかし，食品の製造・加工・流通・保管などの技術が発展し，食品は生産地から時間的にも，距離的にも遠い消費地でも利用されるようになると，消費者にとっては食品の履歴を把握することが困難になる．さらに，食料生産者，集荷業者，製造加工業者，流通関係業者，調理関係従事者，食事提供サービス関係者，食事者(消費者)などが介在し，食品の内容に関する情報の把握はますます困難になりつつある．そこで，食情報の開示が求められるようになった．

食品における各種の表示(情報)は，① 消費者の商品選択のための情報提供，② 公正な競争の確保，③ 事業者・消費者の利益宣伝，④ 事故・事件などの原因究明などに必要である．

最近の健康志向・安全性志向の高まりに伴い，食情報はテレビ・ラジオ・新聞・雑誌・行政機関，保健医療機関・学校・職場などで提供され，情報過多気味でもある．食品の表示(情報提供)制度は，法律，国からの通達，都道府県の条例，業界の自主規制などがある．農林物資の規格化及び品質表示の適正化に関する法律(JAS法：農林水産省)，食品衛生法(厚生労働省)，不当景品類及び不当表示防止法(公正取引委員会)，計量法(経済産業省)，食品安全基本法(内閣府)，消費者保護条例(都道府県)，その他表示に関する種々の制度が整備拡充されてきた．

(1) JAS制度による表示事項

一般的には，品名または品種，産地または原産国，生産者，出荷者または輸入業者，内容量，サイズまたは品位，出荷年月日，賞味期限，食べごろ，保存方法，調理方法，製造者等住所氏名，製造工場名，その他商品特性を明示する事項などである．また，有機農産物等に係る青果物等特別表示ガイドラインも設けられている．

(2) 食品衛生法による表示事項

表示の基準は適用される品目によって異なるが，共通的に表示すべき事項としては，名称，賞味期限，原材料名，内容量，保存方法，製造者，添加物，その他などである．

(3) 栄養表示基準による表示事項

原則として加工食品のすべてを対象とする．必須表示項目は，エネルギー，たんぱく質，脂質，炭水化物，ナトリウムの5項目で，その他の栄養成分については任意表示である．表示の方法や表示値に対する許容範囲も定められている．

その他，栄養機能食品，特別用途食品，地域食品の認証基準，特別表示食品の認証基準など，食情報の提供は多岐にわたっている．

7.4.5 生活情報の変化

(1) 家庭における食環境の変化

家庭の構成員には，乳幼児，学童，生徒，学生，社会人，高齢者，健康者，病人，要介護者，妊産婦などさまざまな状態の人がいる．農業が生活の中心的な時代では，同一域内もしくは周辺地域で，家族単位の同席・同食の食生活を営んでいた．

戦後，生活様式が一変し，性別，年齢別，就学状況別，就業状態別などにより，生活時間帯もしだいに分散してきた．核家族化・共働き世帯・個食（同席異食），孤食（異席同食，異席異食），外食・中食・欠食などが増加している．

家族構成員個々の生活がいくら分散しても，食生活の基本は家庭である．ヒトでは，妊娠，出生，授乳後から社会人になるまでの約20年間，人生の後半部30〜40年間，すなわち50〜60年間くらいの食生活は家庭で行われる．家庭における食習慣の知識・態度・行動が，生活習慣病の起因の一つとも考えられている．したがって，ヒトの成長段階に応じた望ましい食生活の基本を家庭で身に付けることが，QOLの向上，健康寿命の延伸につながると期待できる．

(2) 学校における食環境の変化

学校給食は学校給食法に基づき，児童および生徒の心身の健全な発達に資し，かつ，国民の食生活の改善に寄与することを目的としている．わが国の学校給食は，1889(明治22)年，山形県鶴岡市私立忠愛小学校で，経済的に恵まれない家庭の児童を対象に，昼食を無料で支給したのが始まりとされている．戦後の食料難の時期には，連合国総司令部，ララ委員会，ユニセフ等の支援物資により学校給食体制が維持整備され今日に至っている．1954(昭和29)年学校給食法が制定され，学校給食の対象が逐次拡大されていった．以後，学校給食の栄養所要量の基準の設定，食事内容の改善，学校栄養職員の職務内容などが規定された．

現在，児童生徒の食生活および健康上の問題点などが種々指摘されている．なお，学校栄養職員は，2001(平成13)年から食生活指導に参画，2002(平成14)年食生活に関する個別指導事例集の作成，2003(平成15)年安全かつ安心な学校給食実施に関する調査研究などが実施できるようになった．

(3) 職場における食環境の変化

わが国の就業年齢は，20歳前後から65歳くらいまでである．この時期は，身体的にも精神的にも最も安定した充実期といえる．高度経済成長期には，これらの年齢階層の人びとは企業戦士ともよばれ，経済活動一筋の生活を送り，食生活に注意をふり向ける余裕などはなかった．職場給食についても，生産性向上の一環としての位置付けが多かった．

最近では，転勤，単身赴任，海外出張，夜間勤務などに伴い，生活リズムの乱れ，精神的ストレスの増加，運動不足などを起因とする生活習慣病が漸次増加してきた．

40歳代ごろから増加する生活習慣病の予防に対処するために，職場においても，労働者が健康で，自身の能力を最大限に発揮できるよう職場環境を整備することが重要となってきている．職場給食も労働者の福利厚生の一環としての機能が求められている．企業内における食堂施設の位置は，地下からしだいに上層階へ移行し，料理メニューも単一定食メニューから，少量多品種のカフェテリア方式によるヘルシーメニューが増加してきた．また，労働者の健康保持増進対策として，図7-19に示すトータル・ヘルスプロモーション・プラン（THP）が1988（昭和63）年に策定され，食習慣・食行動の評価とその改善の指導が行われるようになった．

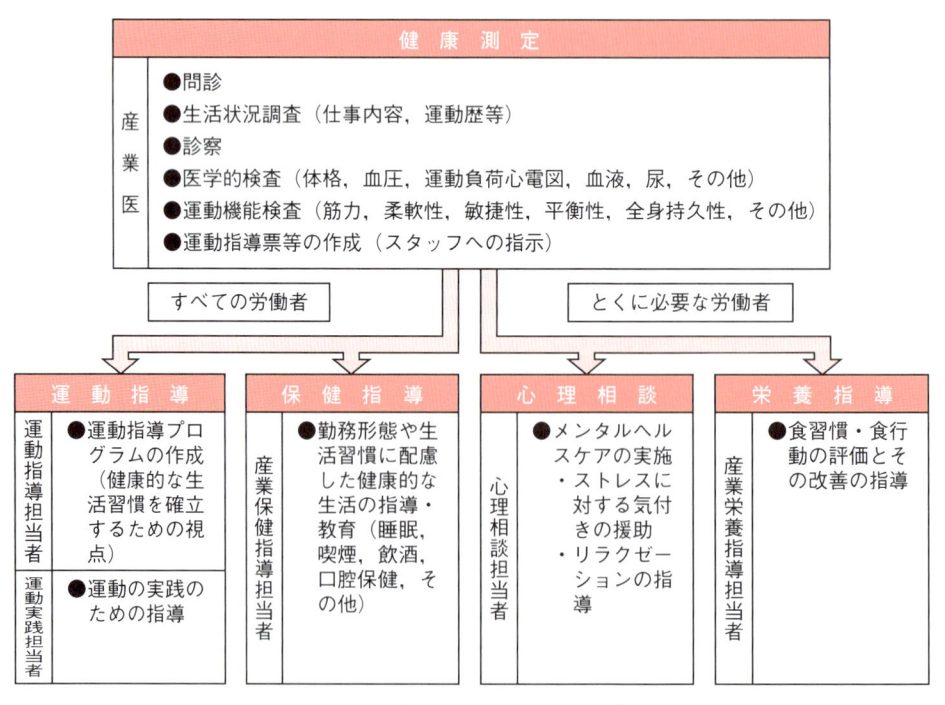

図7-19　健康づくりスタッフと役割
1988（昭和63）年から．

7.4.6　自然・社会・経済・文化的環境の変化

　どのような種類の食材料を選択し，どのくらいの量を，どのように調理・調味し，誰と，どこで，いつ，どのように食べるかは，ヒトが生活している自然・社会・経済・文化的環境に影響される．

(1) 自然環境の変化

　ヒトは，地球上で，自然環境の著しく異なるほとんどの地域に分布し，生活している．それぞれの自然環境に生存している植物・動物を採集し，栽培・収穫・狩猟・養殖し，それらを食料として活用しているので，地域別に多様な食生活パターンが存在する．

　自然環境の変動(地球温暖化，熱帯林の減少，野生生物種の減少，砂漠化，海洋汚染など)は，図7-20に示すとおり，ヒトの高度な経済活動(化石燃料や化学物質の大量使用など)によってもたらされる．食料の生産技術の進歩，遺伝子組換え食品の開発などにより，食料の生産性は飛躍的に拡大したが，いまだに，自然環境の変動により食料の生産量の増減が規制されるのが現状である．

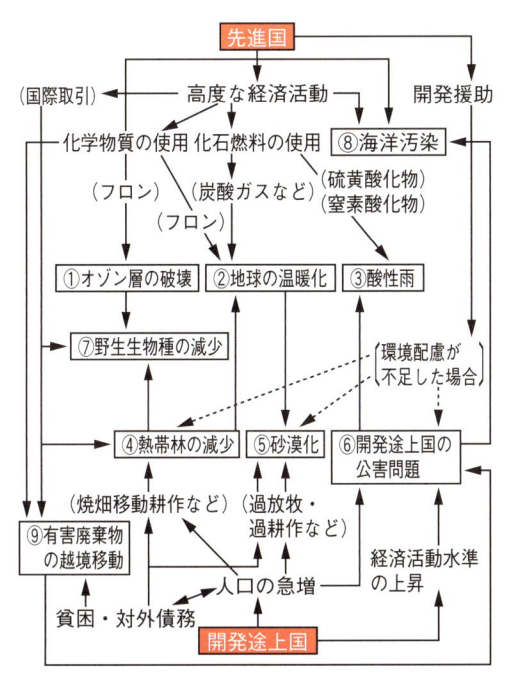

図7-20　地球環境問題の相互関係

環境庁 編，「環境白書(平成2年版)」，大蔵省印刷局(1991)．

(2) 社会的環境の変化

　時代・国・地域・人種・教育・宗教などにより，社会的環境の変化の速度は著しく異なる．一般的に，農業集約的な社会に比較し，都市経済型の社会のほうが変化の速度は速い．都市化の促進は，農山漁村から生産年齢人口を都市に吸収し，人口の社会増を招き，環境

問題・食料問題を引き起こす．一方，生産年齢人口を都市に送り出した農山漁村では，年少人口と老年人口の割合が高くなり，高齢地域化や過疎化，地域社会の活力が失われる可能性が出てくる．従属的には，料理の種類や内容が乏しくなり，家族団らんの喪失化も引き起こされ，家族の絆も薄れるおそれがある．

(3) 経済的環境の変化

経済的な側面とは，所得水準，景気動向，株価，物価，住宅ローン，教育費，光熱水費，医療などで，収入と支出のバランスにより食生活の内容は大きな影響を受ける．一般的に，所得水準が高いほど，動物性食品の利用頻度や外食・中食などが増加し，所得水準の低いほど，炭水化物系食品の利用頻度が多くなる．

所得水準の多寡により疾病構造も異なる．すなわち，所得水準が低い地域や世帯では感染症などが多く，所得水準の高い地域や世帯では慢性的非感染症（悪性新生物，循環器系疾患など）が多い．

(4) 文化的環境の変化

環境の異なる地域で生活している民族固有の料理様式，調理・調味方法，食器の種類，食べ方などは多種多様である．食を持続させるのは文化的システムであり，社会システムの進展・拡大により食の過程を変化させる傾向がある．

わが国の食を取り巻く外部環境の変化として，人口の高齢化，共働き世帯の増加，食品製造技術の発展，新しい調理法の開発，食料輸出入の増大などの要因がある．今後の食生活の変化の方向として，食の利便性，携行性，健康志向，安全性志向，新しい機能性成分の開発，デザイナーフーズの開発など，よりいっそうの発展が期待できる．

予想問題

1 わが国の健康・栄養問題についての記述である．正しいものの組合せはどれか．
　a．わが国の健康・栄養分野の課題は，生活習慣病の発生予防，QOL の向上および増進，健康寿命の延伸などである．
　b．国民健康・栄養調査の内容は，身体状況，食物摂取状況，患者調査などにより構成されている．
　c．1945（昭和20）年以後，わが国のエネルギー摂取量は激減している．
　d．1945（昭和20）年以後，わが国の炭水化物摂取量は横ばい状態を示している．
　e．わが国のカルシウム摂取量は，20〜40歳代までは男女とも食事摂取基準を満たしていない．
　（1）aとb　　（2）bとc　　（3）cとd　　（4）dとe　　（5）aとe

2 わが国の食生活状況に関する記述である．誤っているものはどれか．
　a．戦後，食生活は量的要求から質的要求へと変化してきた．
　b．男女とも，20歳代は，食事を決まった時刻に摂っていない人の割合が高い．

c. 年齢階級別に見た「朝食の欠食率」は，男女ともに 20 歳代が多い．
　d. 不適切な食生活は，生活習慣病の主因である．
　e. 「健康日本 21」では，自分の適正体重を維持することのできる食事量を理解している人の増加も目標の一つに掲げている．

3 食環境に関する記述である．正しいものはどれか．
　a. わが国の食料自給率は欧米先進国並みである．
　b. エネルギー，たんぱく質，脂質，炭水化物，ナトリウムの 5 項目は加工食品の必須表示項目である．
　c. 戦後，個食(同席異食)，孤食(異席同食，異席異食)などは減少している．
　d. 2001(平成 13)年からは，学校においては食生活指導は学校栄養職員しかできなくなった．
　e. 栄養指導，運動指導，保健指導，心理相談などのトータル・ヘルスプロモーション・プラン(THP)は老人保健法に規定されている．

8章 わが国の高齢社会の健康・栄養問題の現状と課題

8.1 社会的背景

8.1.1 わが国における高齢社会の進展

21世紀のわが国の社会を特徴付けるのは，少子高齢社会である．国際連合では1956年に，高齢者の人口に占める割合（高齢者人口比率）である高齢化率の国際比較を，全人口の中の65歳以上の人口比率で行ったが，その比率が7％以上の国を高齢化した（aged）国と扱った．それ以来高齢化率が7％以上の社会は高齢化社会，2倍の14％以上の社会は高齢社会とよばれている．わが国の高齢化率の推移は，1970（昭和45）年に7％を超えて高齢化社会に突入し，24年後の1994（平成6）年には14.1％を記録して高齢社会に移行したが，この比率はさらに上昇中である．

わが国のこうした高齢化率増加の理由としては，おもに平均寿命の伸長と死亡率の低下があげられる．日本人の平均寿命は男女ともに世界一であり，なお増加傾向にある一方，出生数は第一次，第二次ベビーブーム以降はしだいに低下し，これを合計特殊出生率（一定の仮定で一人の女子が一生の間に産むと想定される子どもの数）で見ると，1947（昭和22）年から1949（昭和24）年まではこの数が4を超えていたが，以後減少し1975（昭和50）年には2を割り，2004（平成16）年には1.29まで低下した．この値は人口置換水準（将来的に人口に増減を来さないために必要な合計特殊出生率）2.08を下回り，結果として2005（平成17）年には自然増加率（出生数と死亡数の差の割合）がマイナスに転じた．

8.1.2 平均余命と健康余命

ある国の健康状態を全体として表現する包括的な健康指標には粗死亡率や平均余命（life expectancy at birth）が，健康長寿国の比較には0歳の平均余命である平均寿命が広く利用されてきた．わが国の平均寿命は20世紀の後半から急上昇し，1984（昭和59）年からは世界一の地位を保っている（表8-1）．ただこの値は年齢別死亡数だけから算出され，生前の健康状態や自立度などを含む生活の質（QOL：quality of life）に対する評価が加えられていない．こうした背景から新しい概念として健康余命（health expectancy），健康寿命（0歳の健康余命）が提出されて，健康政策の目標や評価の指標となってきている．

表 8-1 平均寿命の推移

		男	女			男	女
1921～1925	(大正10～14年*)	42.06	43.20	1976	(昭和51)	72.15	77.35
1926～1930	(15～昭和5*)	44.82	46.54	1977	(52)	72.69	77.95
1935～1936	(昭和10・11*)	46.92	49.63	1978	(53)	72.97	78.33
1947	(22*)	50.06	53.96	1979	(54)	73.46	78.89
1948	(23)	55.60	59.40	1980	(55*)	73.35	78.76
1949	(24)	56.20	59.80	1981	(56)	73.79	79.13
1950～1952	(25～27*)	59.57	62.97	1982	(57)	74.22	79.66
1951	(26)	60.80	64.90	1983	(58)	74.20	79.78
1952	(27)	61.90	65.50	1984	(59)	74.54	80.18
1953	(28)	61.90	65.70	1985	(60*)	74.78	80.48
1954	(29)	63.41	67.69	1986	(61)	75.23	80.93
1955	(30*)	63.60	67.75	1987	(62)	75.61	81.39
1956	(31)	63.59	67.54	1988	(63)	75.54	81.30
1957	(32)	63.24	67.60	1989	(平成元)	75.91	81.77
1958	(33)	64.98	69.61	1990	(2*)	75.92	81.90
1959	(34)	65.21	69.88	1991	(3)	76.11	82.11
1960	(35*)	65.32	70.19	1992	(4)	76.09	82.22
1961	(36)	66.03	70.79	1993	(5)	76.25	82.51
1962	(37)	66.23	71.16	1994	(6)	76.57	82.98
1963	(38)	67.21	72.34	1995	(7*)	76.38	82.85
1964	(39)	67.67	72.87	1996	(8)	77.01	83.59
1965	(40*)	67.74	72.92	1997	(9)	77.19	83.82
1966	(41)	68.35	73.61	1998	(10)	77.16	84.01
1967	(42)	68.91	74.15	1999	(11)	77.10	83.99
1968	(43)	69.05	74.30	2000	(12*)	77.72	84.60
1969	(44)	69.18	74.67	2001	(13)	78.07	84.93
1970	(45*)	69.31	74.66	2002	(14)	78.32	85.23
1971	(46)	70.17	75.58	2003	(15)	78.36	85.33
1972	(47)	70.50	75.94	2004	(16)	78.64	85.59
1973	(48)	70.70	76.02	2005	(17)	78.53	85.49
1974	(49)	71.16	76.31	2006	(18)	79.00	85.81
1975	(50*)	71.73	76.89				

注：1）＊印は完全生命表
2）第1回～第3回，昭和20年，昭和21年は基礎資料が不備につき，本表から除いてある．
3）昭和47年以降は沖縄県を含めた値であり，46年以前は同県を除いた値である．
資料：厚生労働省「簡易生命表」，「完全生命表」．
国民衛生の動向(2002)．

21世紀における国民健康づくり運動(健康日本21)では，高齢に達せずに死亡する早世と障害を減らし，人生の中の健康で障害のない期間を健康寿命としているが，これはいいかえると壮年期での死亡を減らし，認知症(痴呆)や寝たきりにならない状態で生活できる期間のことであり，この健康寿命の延伸と生活の質の向上が健康日本21の目標である．国際的には，米国のヘルシーピープル2000が健康余命を目標値の一つに掲げ，世界保健機関も21世紀に向けたヘルスプロモーションに関するジャカルタ宣言で「諸国間の健康余命の格差を縮め，健康余命を延ばしていこう」と，健康余命と健康寿命の重要性を指摘している．

健康寿命の算定にはさまざまな方法があるが，世界保健機関ではその一つである障害調整平均余命(disabilities adjusted life expectancy)を算出し公表している．2000(平成12)年の発表では，1999(平成11)年の0歳児についての日本人のこの計算法での健康寿命は

74.5歳であり，191カ国中第1位であるが，平均寿命に占める障害のある（**要介護**）期間（同時期の日本人平均寿命から上記の健康寿命を引いた期間）の割合は7.9％で191か国中第8位であった（表8-2）．この値からは，わが国の健康の度合いは世界の上位にあるといえよう．ただ理想的な高齢者像は平均寿命と健康寿命とが接近していることであり，環境の影響や生活習慣病から平均寿命が延長しても健康寿命が接近せずにかえって差が拡大することもあり，この要介護期間を短縮する努力が必要であろう．なお各国の百歳以上の長寿者数もそうした指標の一つと見ることができるが，21世紀に入りわが国の百歳以上の高齢者数は1万5千人を突破し，さらに増加しつつある（図8-1）．

表8-2 障害調整平均余命と平均寿命に占める障害のある期間の国際比較

	障害調整平均余命（DALE）	歳	平均寿命に占める障害を有する期間	％
1	日本	74.5	ギリシア	7.0
2	オーストラリア	73.2	イギリス	7.1
3	フランス	73.1	オーストリア	7.4
4	スウェーデン	73.0	スペイン	7.5
5	スペイン	72.8	イタリア	7.7
6	イタリア	72.7	オランダ	7.7
7	ギリシア	72.5	フランス	7.8
8	スイス	72.5	日本	7.9
9	モナコ	72.4	オーストラリア	8.0
10	アンドラ	72.3	ベルギー	8.0

DALE：disabilities adjusted life expectancy.
資料：World Health Organization, "The World Health Report 2000"（2000年）．
厚生労働白書（平成13年）．

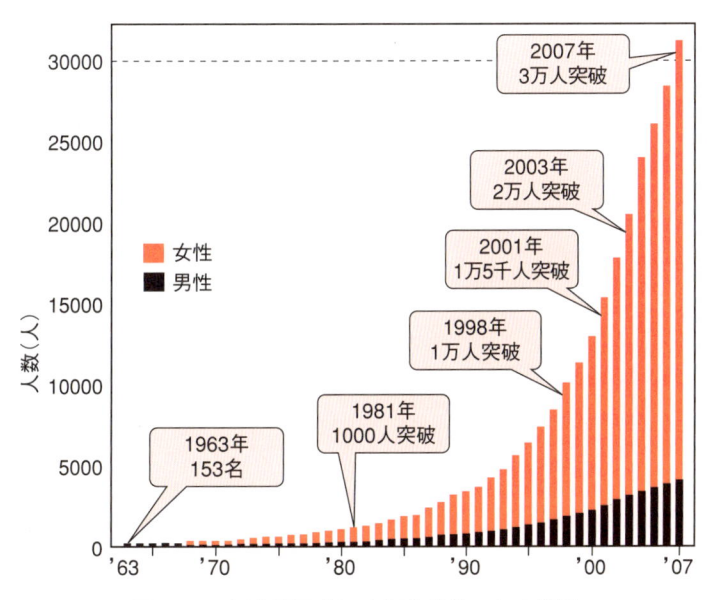

図8-1 男女別百歳以上長寿者数の年次推移

8.1.3 高齢社会と栄養士

こうした高齢社会にあって，社会の構成員一人一人が健康を維持し豊かな生活を送るためには，年齢を問わず各人の健康に対する努力と家族や地域社会など周囲の援助が必要になるが，栄養士はその中にあって健康政策の一環としての栄養政策をわかりやすく指導し，栄養の管理・教育にあたる役目を担っている．栄養士が高齢社会に対応する際の注意点は以下のようである．

① **年齢の区分**：65歳以上の高齢者を一括して扱うのは大きすぎるので，行政的には65～74歳を前期高齢者，75歳以上を一括して後期高齢者とする場合が多いが，85歳以上または90歳以上を超高齢者と区別して扱うこともある．

② **後期高齢者の増加**：人口推計では高齢化の進展とともに，後期高齢者の割合が前期高齢者より比較的増大することが推定されている（図8-2）．

③ **女性高齢者の増加**：平均寿命や百歳以上の高齢者の頻度からも推定されるように，後期高齢者は男性よりも女性に多い．

④ **地域差**：人口の高齢化は国内に限っても地域差が認められる．また，高齢者の一人暮らしや老夫婦だけの暮らしの多い地域，交通や食品購入の便が悪くなってしまう地域がある．一方，大都会と地方，在宅と施設によってもQOLが異なる．栄養の面からは，食材や料理の種類など，地域や習慣に密着している部分が多く，食文化は生活の中で大きな位置を占めている．高齢者が居住地を選択する場合など，行動には障害の有無に関わらず自己決定権があるので，高齢者に対しては，生活において本人の希望を尊重する姿勢が大切である．QOLや自己満足度を高めるのは高齢者本人である．

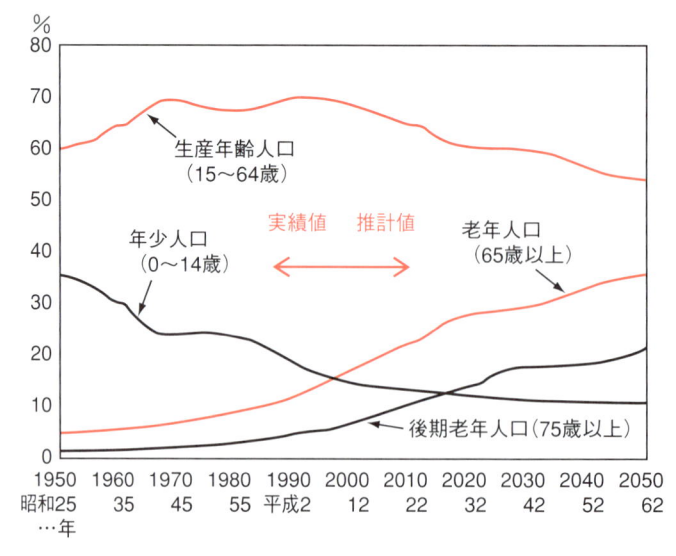

図8-2　年齢3区分別人口構成割合の推移〔昭和25～平成62年（1950～2050）〕

資料：昭和25～平成12年は総務省統計局「国勢調査報告」，「推計人口」，平成13年以降は国立社会保障・人口問題研究所「日本の将来推計人口（平成14年1月推計）」の中位推計値．
国民衛生の動向（2002）．

8.2 健康寿命の延伸法としての栄養指導

要介護期間を短縮するためには，二つの方向からの栄養指導が必要である．第一の目標は壮年期以降の生活習慣病による死亡を減らすことであり，そのためには生活習慣の影響の明らかな病気の一次，二次予防を徹底的に成人期以前から行うことである．第二には高齢者の自立を援助して体力を維持させ，寝たきりを防ぐことである．自立援助では栄養とともに運動が不可欠で，体育学やリハビリテーション医学の知識も利用される．

8.2.1 壮年期以降の死因と主要疾患の影響

わが国の死因順位を全年齢で見ると，第二次世界大戦後の1951(昭和26)年に初めて結核に代わり脳血管疾患が第1位を占めるようになり，その後悪性新生物が第1位に入れ替わったが，そのまま55歳から後期高齢者まで，悪性新生物，心疾患，脳血管障害の三大疾患が上位を占めて，85歳以上で心疾患が第1位と入れ替わるほかは変わらない．しかし内容的に64歳以下の壮年期の死因と75歳以上のそれとを比較すると，三大疾患以外は順序に入れ替わりが見られ，75歳以上の死因には老化因子の関与が強く示唆される．すなわち，死亡数の増加率は，心疾患や脳血管疾患に劣らず，肺炎，腎不全，慢性閉塞性肺疾患で高い．

表8-3 死因順位

	60～64歳	75歳以上(後期高齢者)
第1位	悪性新生物	悪性新生物
第2位	心疾患	心疾患
第3位	脳血管疾患	脳血管疾患
第4位	自殺	肺炎
第5位	不慮の事故	老衰
第6位	肝疾患	不慮の事故
第7位	肺炎	腎不全
第8位	糖尿病	慢性閉塞性肺疾患
第9位	腎不全	糖尿病
第10位	慢性閉塞性肺疾患	肝疾患

国民衛生の動向2006(平成18年)．

現在，三大疾患を含め，感染症や臓器不全には環境因子としての食生活の寄与が次第に明らかにされている．また死因には直接現れない骨折(骨そしょう症)や老人性認知症(痴呆)の予防にも栄養指導の重要性が明らかにされている．一部の臓器に不全が起こると生体は全体としてのホメオスタシスが破壊される．高齢者では多くの臓器で予力が失われており，背景として貧血，低酸素症，免疫機能低下などが存在する．

健康日本21の推進目標は健康増進と生活習慣病の一次予防に置かれているが，高齢者では早期に異常が発見されれば，治療食による食事指導は二次予防として大きな役割を果たす．この意味から，高齢者には継続したより広範囲の栄養評価が求められ，生活習慣病対策としての肥満度や内臓脂肪蓄積の有無とともに，貧血，低アルブミン血症，免疫機能低下などの評価が欠かせない．

8.2.2 寝たきりや認知症（痴呆）に対する援助

人口の高齢化は，健康寿命と要介護期間にどのような具体的影響を与えるのであろうか．**介護保険制度**では障害や認知症のある高齢者の自立度を判定して援助の内容を決定するが，それには障害老人および認知症の老人についての自立度判定基準が厚生省（当時）から発表されている（表8-4，8-5）．

介護保険で介護サービスを受ける場合には，あらかじめ表8-4，8-5に基づく主治医

表8-4 障害老人の日常生活自立度（寝たきり度）判定基準

生活自立	ランクJ	何らかの障害等を有するが，日常生活はほぼ自立しており独力で外出する 1．交通機関等を利用して外出する 2．隣近所へなら外出する
準寝たきり	ランクA	屋内での生活は概ね自立しているが，介助なしには外出しない 1．介助により外出し，日中はほとんどベッドから離れて生活する 2．外出の頻度が少なく，日中も寝たり起きたりの生活をしている
寝たきり	ランクB	屋内での生活は何らかの介助を要し，日中もベッドの上での生活が主体であるが，座位を保つ 1．車いすに移乗し，食事，排泄はベッドから離れて行う 2．介助により車いすに移乗する
	ランクC	1日中ベッドの上で過ごし，排泄，食事，着替えにおいて介助を要する 1．自力で寝返りをうつ 2．自力では寝返りもうたない

平成3年11月18日　老健第102-2号　厚生省大臣官房老人保健福祉部長通知．

表8-5 認知症老人の日常生活自立度判定基準

ランク	判定基準
0	非該当（認知症なし）
Ⅰ	何らかの認知症を有するが，日常生活は家庭内および社会的にほぼ自立している
Ⅱ	日常生活に支障をきたすような症状・行動や意志疎通の困難さが多少見られても，誰かが注意していれば自立できる
Ⅱa	家庭外で上記Ⅱの状態が見られる
Ⅱb	家庭内でも上記Ⅱの状態が見られる
Ⅲ	日常生活に支障をきたすような症状・行動や意志疎通の困難さがときどき見られ，介護を必要とする
Ⅲa	日中を中心として上記Ⅲの状態が見られる
Ⅲb	夜間を中心として上記Ⅲの状態が見られる
Ⅳ	日常生活に支障をきたすような症状・行動や意志疎通の困難さが頻繁に見られ，常に介護を必要とする
Ⅴ	著しい精神症状や問題行動あるいは重篤な身体疾患が見られ，専門医療を必要とする

厚生省痴呆性疾患調査研究班（1993）．

の意見と訪問調査とによる**要介護認定**を受け，その結果で介護サービス計画（**ケアプラン**）が作成されるが，作成に先立って**ケアアセスメント**が行われる．これには栄養状態の評価項目も含まれるが，目的は低栄養のスクリーニングである．介護予防では，栄養評価に，より具体的な数値目標を置き，介入前後を比較した効果判定が必要である．

このように，介護保険制度での**介護サービス**を受けるためには，本人の申込みと，要介護認定が必要であり，介護サービスを申し込むかどうか，またどのような内容の計画（ケアプラン）を希望するかは本人が選択する仕組みになっている．栄養指導にあたっては，高齢者の社会・経済的背景を個別に確認して行わなければならない．表 8-6，8-7 に要介護（要支援を含む）の認定を受けた高齢者の推計数と，とくに自立度Ⅱ以上の認知症老人の推計および将来推計とを示したが，この数は 2040 年まで増加することが推定されており，現在の介護体制では認知症老人の占める割合は，居宅より介護施設で高いことも示されている．

表 8-6　要介護（要支援）認定者の認知症老人自立度・障害老人自立度に関する推計

（単位：万人，カッコ内は％）

		総数	うち認知症老人	
			自立度Ⅱ以上	自立度Ⅲ以上
要介護（要支援）認定者		314	149	79（25）
認定申請時の所在（再掲）	居宅	210	73	28（15）
	特別養護老人ホーム	32	27	20（ 4）
	老人保健施設	25	20	13（ 4）
	介護療養型医療施設	12	10	8（ 1）
	その他の施設	34	19	11（ 2）

注：① 平成14年9月末の推計．
② 「その他の施設」は医療機関（療養病床〔医療保険適用〕，一般病床，精神病床等），グループホーム，ケアハウス等．
③ カッコ内は運動能力の低下していない認知症高齢者の再掲．
厚生労働省，高齢者介護研究会（2003）．

表 8-7　要介護（要支援）認定者における認知症高齢者の将来推計　（単位：万人，カッコ内は％）

	認知症老人	
	自立度Ⅱ以上	自立度Ⅲ以上
2002年	149（6.3）	79（3.4）
2005	169（6.7）	90（3.6）
2010	208（7.2）	111（3.9）
2015	250（7.6）	135（4.1）
2020	289（8.4）	157（4.5）
2025	323（9.3）	176（5.1）
2030	353（10.2）	192（5.5）
2035	376（10.7）	205（5.8）
2040	385（10.6）	212（5.8）
2045	378（10.4）	208（5.7）

注：カッコ内は65歳以上人口比．
平成14年9月末推計と同年1月の将来推計人口から算出．
厚生労働省，高齢者介護研究会（2003）．

8・2　健康寿命の延伸法としての栄養指導

地域には介護保険を申し込まないか，申し込んでも認定が要支援に止まる高齢者が多数生活している．居宅，施設を問わず，多少とも自立度の低下した高齢者では，身体機能が低下した場合の援助には，飲食物の咀嚼や誤嚥に対する指導や栄養教育，管理が必要になる．

一方，認知症やうつ病など精神機能の低下した場合の援助では，重度の場合は介助が避けられないが，病期の初期には「声かけ」がよく行われる．さらに郷土食や行事食を思い出させることも高齢者の気持ちを落ち着かせるのに役立ち，味覚や視覚などの五感を介した飲食が喜ばれる．これは，食物や食事は高齢者の過去の記憶と密接につながっているためと考えられる．この方法は回想法とよばれる心理療法に含められる．

8.3 高齢期の栄養指導

8.3.1 高齢者の一般的特徴

栄養指導に入る前に，高齢者の次のような一般的特徴を理解しておく必要がある．

① 聴覚，視覚，言語障害などで，コミュニケーションがうまくとれないときがある．
② 全身の主要な器官の機能が老化により低下していることを予想しておく．
　胃，腸などの消化器や心臓，腎臓など多くの臓器にも老化が見られ，さらに生活習慣病によって老化が促進されていることが多い．便秘，脱水などもまれでない．
③ 高齢者は薬物を使用している場合が多いが，薬物による副作用は予測しにくい場合があり食欲や精神状態にも影響する．
④ 症状や訴えが一定しないので，繰り返し指導する姿勢が必要になる．
⑤ 青・壮年期と違い高齢期には，肥満ばかりでなく筋組織減少症（サルコペニア），低栄養も認められる．栄養指導上はどちらも栄養障害であるが，とくに筋組織減少症や低栄養を重視する．

8.3.2 高齢者の低栄養とその背景

高齢者の低栄養の要因を食生活まで含めて取り上げると，表8-8のように大きく三種類の要因に分けられる．第一の要因は健康な高齢者にも認められる老化自体であり，生理

表8-8 高齢者の低栄養の要因

- 老化（老化因子）
- 病気（病的老化因子）
  消化器病（胃腸疾患）
  代謝・内分泌疾患（糖尿病）
  消耗性疾患（がん，感染症など）
  精神障害（心気症，うつ，認知症）
- 栄養摂取の不適切（栄養摂取障害因子）
  要介護状態（誤嚥，自立の障害）
  薬剤の副作用
  高齢者世帯や独居による影響（食品の購入，調理の困難）
  孤独感（身内の病気・死，失業）
  経済的理由（貧困）

的老化に伴う身体諸臓器の機能変化や筋組織減少症と並行している．この要因については，各個人の青・壮年期から高齢期への栄養状態の移行を比較すると変化がいっそう明らかとなるので，経年的視点が有用である．またこの要因は以下の第二，第三の要因の中にも含まれている．

　第二の要因は壮年期から高齢者に連続している病的老化因子で，慢性疾患，とくに消化器病や生活習慣病と結びついている低栄養因子である．低栄養の治療法や対処法が二次および三次予防として医療と関連している．

　第三の要因は日常生活に密着している栄養摂取障害因子で，心理状態や経済問題も含み，誤嚥，日常服薬している薬物の副作用による食欲不振などがある．これら要因は高齢者の自立を損い，支援や介護を必要とする要因であり，とくに後期高齢者に特徴的に現れる．

8.3.3　高齢者の栄養評価（アセスメント）

　さまざまな要因をもつ高齢者の栄養状態は，各高齢者の健康管理や改善目標にそって評価（アセスメント）され，目標にそって作成される企画，実行，成果判定のための基礎的データとして利用される．栄養評価にはこれまで多くの方法が提出されているが，基本は身長，体重と，これらから算出される BMI（body mass index）である．これらの指数は，少なくとも数カ月以前からの変化を含めた評価である必要がある．これにさらに身体計測（上腕筋周囲長，下腿囲など）や血液検査，血清生化学検査のデータが加わるのが望ましい．なぜなら，栄養評価はいくつもの側面から評価するほうがより正確だからである（表8-9）．一般的に高齢者の栄養評価では身体面の評価項目については他の年齢と比べて大きな変更はないが，後期高齢者では筋組織減少症の評価にとくに重点が置かれる．これはこの年代の神経系，内分泌系，循環器系の変化が，筋組織に反映しやすいためであろう．こうした身体計測値の変化とともに，血液検査ではとくに貧血の有無やヘモグロビンの変動が，また血清生化学検査ではアルブミン値が重視される．その判定は異常が疑われるときには随時に実施され，経過観察には，毎年実施される地域や職場での健診成績が利用できる．

表8-9　高齢者の栄養評価（アセスメント）

1. 身体計測
   身長，体重，BMI，上腕周囲長，上腕三頭筋皮下脂肪厚，下腿周囲長．
2. 血液・生化学検査
   血液検査（赤血球数，ヘモグロビン，ヘマトクリット）．
   血清・血漿検査（アルブミン，プレアルブミン，トランスフェリン，総コレステロール）．
   免疫検査（総リンパ球数）．
   尿検査（クレアチニン1日排泄量）．
3. 食物摂取量調査
4. 嚥下機能検査
5. 精神・心理調査
6. 社会・経済的調査

8.3.4　老化に伴う一般的な栄養障害（老化因子）

老化とともに食欲低下が一般に見られ，老人性食欲不振症ともよばれる．原因は老化で胃の容積が縮小することと，そのため食物が早期に胃の前庭部に移行して胃の充満が信号として中枢神経に伝えられ満腹感を感じやすくするためである．また十二指腸から分泌されるコレシストキニンは老化に伴って高値となり，この物質は食物通過時間を遅くして満腹感を持続させるように働いている．

8.3.5　高齢者の病的老化（病的老化因子）

生体に慢性の病気が加わると寿命を短くすることが多いが，これは病気が老化を促進しているとも捉えられ，病的老化とよばれる．急性の病気のうち一部は完全に治るが，一部は慢性化してしだいに進行する．慢性の病気の消化器疾患や生活習慣病は壮年期からの死を招きやすく寿命を縮めるので，適切な栄養指導が必要である．

8.3.6　自立度の障害（栄養摂取障害因子）

要介護期間の背景には脳血管疾患などがあり，手足が不自由となり，多くは動かさないため筋力が低下してくる（廃用症候群とよばれる）．このような場合には神経系や反射機能に障害が見られ誤嚥，転倒，尿失禁などを伴いやすく，日常生活での援助が欠かせなくなる．自立度の低下がまだ軽度の場合には老人福祉施設を利用するデイケアでの給食や，食事の宅配の利用で低栄養の予防効果が期待できる．こうした高齢者の低栄養予防は介護予防の大きな柱の一つであり，今後いっそうの推進が望まれる．また嚥下に問題がある場合には，栄養士は医師，歯科医師，看護師，理学療法士，介護士などと協力して，食事動作（用具の使用，咀嚼力の強化，体位とくに座位の確保など）や食事の性状（きざみ食，ミキサー食，おかゆ，ゼリー，とろみの有無）に注意を向け，改善に努力する必要がある．

また多種類の薬物を服用している場合，食欲の低下する例が多い．配偶者や子どもの病気や死，失業などの心理的・社会経済的原因も高齢者では低栄養のリスクとなっている．食品購入や調理などが困難な場合は援助が欠かせない．

8.4　高齢者の栄養指導と食環境

高齢者の栄養指導では，指導にあたる栄養士を支持する法的基盤と，高齢者のもつ栄養問題を適切に取り扱った情報や指針を，栄養士が高齢者とその家族，および関連する栄養供給側に速やかに伝えられる体制の確立が必要である．

8.4.1　法的な支持

高齢社会に対応するわが国の法的基盤として高齢社会対策基本法〔1995（平成7）年〕とそれに基づく「高齢社会対策の大綱について」〔2001（平成13）年〕があり，「自立と連帯の精神に立脚した，豊かな社会」を構築するための施策が総合的に推進されている．当初，高齢者の保健医療対策は老人福祉法〔1963（昭和38）年〕の中で取り上げられたが，老人保健法〔1982（昭和57）年〕が制定されて，高齢者の健康維持のための予防から医療，リハビリテ

ーションまでの総合的，一体的な保健・医療体制が確立された．老人保健法の内容には医療に対応するもの（医療等：主として老人医療費）と，医療以外に対応するもの（医療等以外の保健事業）とがあるが，対象年齢については医療等に対しては75歳以上の者および65歳以上75歳未満で障害認定を受けた者であり，一方保健事業では40歳以上である．わが国には，40歳前後を初老とよぶ習慣があり，老人保健法に40歳が選択された意義は大きかった．しかし，この制度は将来の高齢者の増加に対応する医療費の財源確保の目的から2006（平成18）年に改正され，高齢者医療確保法と名称が変更されて，これにより，医療などについては2008（平成20）年から「後期高齢者医療制度」が発足し，また保健事業については40〜74歳の保険の被保険者に対して特定健診・保健指導が導入された．この特定健診の指導の中心は，内臓脂肪症候群（メタボリックシンドローム）であるが，前期高齢者（65歳以上74歳以下）の支援対象者には，医師，保健師または管理栄養士によって動機付け支援が実施される（65歳以下では積極的支援も行われる）．ただ現行の「後期高齢者医療制度」や保健事業については，なお改善案の審議が継続している．

　この間，高齢者の福祉や介護についての検討も行われ，1997（平成9）年には介護保険法が制定されて2000（平成12）年から施行された．栄養については，2005（平成17）年に介護保険法の一部が改正され，介護予防重視システムへ転換したことが大きな意味をもっている．介護予防ケアマネジメントでは，基本健診の成績から，要支援者や要介護者になる恐れのある者を選出し，これを特定高齢者とよんで，運動器の機能向上，口腔機能の向上，栄養改善の3つの介護サービスに対する対象とするが，このうち，栄養改善では，①6か月間で2〜3kg以上の体重減少があった者，②BMIが18.5未満，③血清アルブミン値3.8g/dL以下，のうち，①および②に該当するか，または③に該当する者が実際に選ばれる．こうした介入の効果については，長期の観察が必要である．

　栄養士の職務に関しては健康増進法〔2002（平成14）年〕が制定され，2003（平成15）年から施行されている．これを基盤とし，健康日本21を中核とする健康づくり・疾病予防を栄養の立場から推進しながら，低栄養の予防を主眼とした介護予防・地域支え合い事業にも協力することが要請される．介護予防は筋組織減少や運動機能低下に対する予防を含むので，栄養士の大きな役割が期待される．

8.4.2　高齢者の栄養教育

　健康な高齢者に対する栄養指導には，毎年実施される国民健康・栄養調査成績を参考にする．近年の調査成績では，在宅高齢者の朝食欠食率は青・壮年期より少なく，他方でビタミン・ミネラルなどの利用が増加していることが高齢者の食生活の特徴である．こうした傾向は高齢者の健康志向を反映するものといえよう．しかしながら自立度の低下した高齢者の栄養の実態は，居住の種類，年齢分布，性差，合併する病気の数と程度，使用薬物の有無などで大きく左右され，基本指標である身長・体重の測定でさえ繰り返すのが難しい場合もある．今後，平均寿命の延長と人口高齢化の進行に伴い，70歳以上の高齢者では，栄養の調査や指導の面で年齢の細区分や目的にそった項目の層別化が必要となろう．

わが国の「食生活指針」の第一の項目は「食事を楽しみましょう」であり，高齢者の食事にも適した目標であるが，さらに，対象特性別の「健康づくりのための食生活指針」の一つとして広く利用されている「高齢者のための食生活指針」（厚生省，1990年）では，その第一の項目で「低栄養に気をつけよう」と述べており，この視点は高齢者の栄養指導の最重点項目であることは今後も変わらない．北米では一般用の「食事ガイドピラミッド」を70歳以上用に修正する試みが行われており，エネルギー量は青・壮年期より低下しても，水分，食物繊維，ビタミンB_{12}，ビタミンD，カルシウムなどの摂取の増量を勧めている．

予想問題

1 高齢者についての記述である．正しいものの組合せはどれか．
　a. 人口に占める65歳以上の高齢者の割合が10％以上のとき，高齢社会とよんでいる．
　b. わが国の高齢化率は世界で最も早い．
　c. わが国の100歳以上の高齢者数は2003年に3万人を超えた．
　d. わが国の人口の高齢化の要因は平均寿命の伸長と死亡率低下である．
　e. 寿命から考えて，前期高齢者数は将来的にも後期高齢者より多い．
　　（1）aとb　　（2）aとc　　（3）bとc　　（4）bとd　　（5）cとe

2 「健康日本21」についての記述である．誤っている組合せはどれか．
　a. 「健康日本21」とは21世紀における国民健康づくり運動のことで，国民健康づくり運動では第四次にあたる．
　b. その目的は健康増進と生活習慣病の一次予防であるが，最終的には，平均寿命を延長して，QOLの高い高齢期が過ごせることを目指している．
　c. 「健康日本21」は，これまでの国民健康づくり運動と相違して，北米の健康政策である「ヘルシーピープル」の2000や2010と同様に，数値目標を設定している．
　d. 健康増進の分野には，栄養，運動，休養が含まれる．
　e. 疾病の予防に関連する分野には，がん，糖尿病，歯周病予防が含まれる．
　　（1）aとb　　（2）cとd　　（3）cとe　　（4）dとe

3 高齢者の栄養指導についての記述である．誤っている組合せはどれか．
　a. 介護予防上，低栄養の予防は大きな柱である．
　b. 高齢者では頻回の排尿を避けるため，水分は控えさせる．
　c. 便秘予防のために食物繊維は十分にとらせる．
　d. QOLの点から，食物摂取は好みに任せておいてよい．
　e. ビタミン，ミネラルのサプリメント利用がすすめられる．
　　（1）aとc　　（2）aとe　　（3）bとd　　（4）cとe

9章 わが国の栄養政策

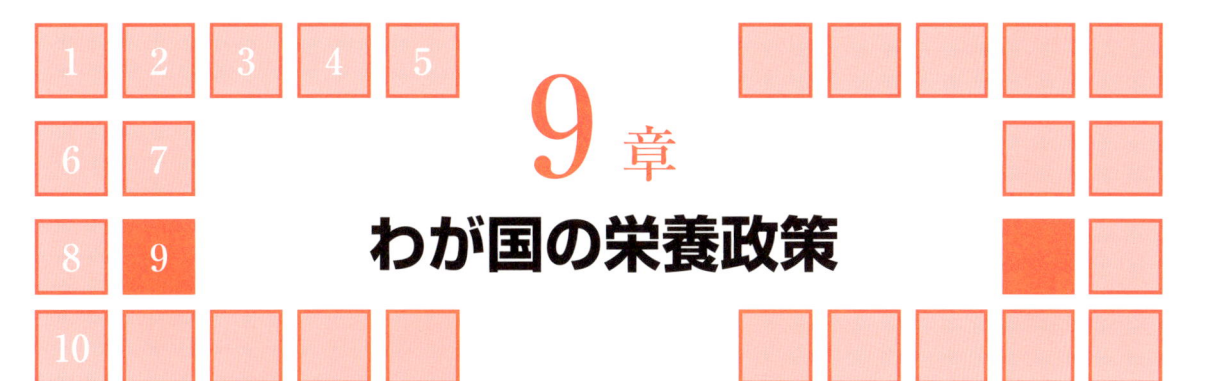

9.1 わが国の公衆栄養活動の歴史

わが国における公衆栄養活動の歴史は比較的浅く，栄養学がわが国に紹介されたのは1871（明治4）年であり，いわゆる栄養士が世に出たのは1926（大正15）年である．しかしその後，比較的短期間の中で栄養指導・栄養政策のあり方は大きく変化してきた（p.174，表9-1）．

9.1.1 戦前の公衆栄養活動

(1) 脚気対策

栄養改善指導に関しては，江戸時代に富裕階層を中心とした白米食の習慣化とともに脚気が「江戸患い」として流行していたことがいわれている．さらに，明治時代になって白米食が広く庶民の間に普及するにつれて脚気も全国的に広まっていったが，当時，脚気の原因ははっきりしないままであった．

1884（明治17）年ごろ，海軍軍医総監高木兼寛は，脚気予防のために遠洋航海に出た海兵の食事を白米食から米麦の混合食にしたところ脚気患者は急速に減少した．

また1886（明治19）年には森林太郎（森　鴎外）が「日本兵食論大意」を，1888（明治21）年には平野千代吉が「食餌療法新論書」を著し，栄養改善の必要性が説かれた．1910（明治43）年の鈴木梅太郎によるオリザニン（ビタミンB_1）の発見は脚気対策だけでなく，栄養学の発展に大きく貢献した．

(2) 栄養研究所の創設と栄養技手の養成開始

1911（明治44）年アメリカから帰国した佐伯　矩は栄養学の研究の重要性を説き，1914（大正3）年私設栄養研究所（現　独立行政法人国立健康・栄養研究所）を創設，また1925（大正14）年に栄養学校を設立し，研究と栄養思想の普及にあたった．1926（大正15）年には，栄養学校の第1回卒業生13人が栄養技手とよばれ世に出た．

(3) 栄養行政の始まり

1929（昭和4）年，警察部長会議および衛生課長会議において安達謙蔵内務大臣名をもって「国民栄養改善に関する件」が指示事項として取り上げられ，以後栄養士が各地方庁に配置されるようになった．とくに東北地方は冷害も多く，農民の健康と適切な食事の普及の

ために，1936(昭和11)年，東北6県の衛生課に国庫補助による栄養士が配置された．

1937(昭和12)年には保健所法(旧)が制定され，その任務の一つとして栄養の改善に関する指導を行うべきことが定められた．保健所栄養士の誕生である．

また1938(昭和13)年，厚生省(厚生労働省)の発足に伴い，栄養行政は内務省から厚生省に移管される．同年，国立公衆衛生院が設置され，栄養士教育が開始される．

しかし，戦争の影響により1939(昭和14)年からは食糧統制が始まり，国民の食生活は後退し食糧不足に苦しむ状態に至った．

9.1.2 戦後の公衆栄養活動

(1) 食料不足時代の公衆栄養活動

① 国民栄養調査開始：戦後から1945(昭和20)年代の前半ごろまでは食糧不足のため，多くの人が栄養失調となり，餓死者さえ出る状態であった．このような中で食料の援助を受けるための基礎資料づくりを目的として，連合軍最高司令官(GHQ)の指令で終戦間もない1945(昭和20)年12月に東京都民の栄養調査が行われた．国民栄養調査(国民・健康栄養調査)の始まりである．

② 1948(昭和23)年保健所施行令の公布に伴い保健所に栄養士が配置される．

③ 1952(昭和27)年には栄養改善法が制定され，本格的な栄養改善指導が展開されていった．

④ 1954(昭和29)年，学校給食法が制定され，1956(昭和31)年には小中学校の全児童を対象とした給食が実施されるようになる．また1954(昭和29)年には，栄養指導車(キッチンカー)が配置され地域における栄養改善活動の展開が図られていった．この栄養指導車は保健所から遠隔にある地域などを巡回し，栄養に関する知識の啓発とともに，調理をしながらの栄養指導講習を行い栄養改善指導に多大な功績をもたらした．

⑤ 1958(昭和33)年，厚生省から栄養教育として6つの基礎食品の普及についての通知がなされる．これはその後若干の改正がなされたが，現在においても栄養改善指導の基本として広く活用されている．同じころ不足する栄養素を食品に強化，添加した強化食品が，栄養改善法(健康増進法)のなかで特殊栄養食品として制度化され，ビタミンB_1強化米やL-リシン強化パンなどが製造販売された．

(2) 経済成長期の公衆栄養活動

昭和30年代はいわゆる神武景気とよばれ，1960(昭和35)年には「所得倍増論」がいわれ，高度経済成長に伴う消費ブーム，レジャーブームの中，とくに後半になると食糧事情は好転し，それまでの食糧不足による栄養欠乏症などの問題はいちおう解決した．スーパーマーケットの進出もこのころである．

① 1958(昭和33)年，病院における基準給食制度が創設され，次いで1961(昭和36)年には特別食加算制度がスタートし，医療分野の栄養士の位置付けに大きな進展を見た．

② 管理栄養士制度の発足：1962(昭和37)年9月，栄養士法の一部改正により管理栄養士制度が制定された(翌38年度より施行)．また栄養改善法の一部改正により大規模集団給食施設への管理栄養士の配置努力が規定され，1964(昭和39)年4月から施行された．

(3) 成人病(生活習慣病)時代の公衆栄養活動

昭和40年代の後半から徐々に成人病(その後生活習慣病に改称)の増加が目立つようになってきた．成人病は日常の生活習慣，とくに食生活のあり方がその発症に大きく影響することがいわれている．

① 1970(昭和45)年，栄養，運動，休養の三要素を基本内容とした保健栄養学級講座が全国の保健所で開催される．

② 1972(昭和47)年，その実践的指導機関として健康増進モデルセンターが設置された．

(4) 健康づくり時代の公衆栄養活動

昭和も50年代に入ると，肥満と同時に低栄養に伴う疾患とが混在してきた．これらは，栄養素摂取量の問題だけでなく，身体活動状況やストレスなど生活全体による影響が大きいことから，栄養指導は食物摂取のあり方のみでなく運動や休養と合わせ，また集団指導のみでなく個人に適応した個人別指導をも実施する必要性がより増加してきた．

① 1978(昭和53)年，厚生省は国民の総合的な健康づくりを目指し，国民健康づくり対策を打ち出した．

② 1985(昭和60)年，厚生省は健康づくりのための食生活指針を策定．これは国民一人一人が生活習慣病を自覚して食生活改善に努力する必要性を唱えたものである．

③ 1986(昭和61)年度から厚生省の指導監督により，日本栄養食品協会の自主制度として加工食品に対する栄養成分表示(JSD)制度が施行された．

④ 1988(昭和63)年度から10年計画でアクティブ80ヘルスプランを展開することとした．

(5) 地域保健の中での公衆栄養活動

① 1988(平成元)年6月に厚生省の地域保健将来構想検討会から「地域保健将来構想報告書」が提出され，これは1994(平成6)年に地域保健法として取りまとめられた．

② 2000(平成12)年，第三次国民健康づくり対策として，生活習慣病の具体的実践目標であり，かつ評価指標ともなる「数値」に基づく指標を特徴とする健康日本21が策定された．なお，健康日本21は国の指標であり，都道府県，市町村はこれらをもとに地域の独自性に基づく各指標を策定することとされており，地域保健の促進が求められている．

地域保健の基本は，地域に密着したよりきめの細かい生活習慣病の予防を中心とする対人保健サービスの展開にある．その基本的担い手として，従来の保健所から市町村への大きな転換が図られたのであるが，これまでの経緯と現状を踏まえ，栄養・食生活における個人別指導の実施，また，運動や休養の指導について栄養士はどう対応すべきか，どこまで対応できるのか，また，保健所と市町村の機能分担やマンパワーの配置のあり方を今後どのように進めていくのか，などについては今後の緊要な課題である．

(6) 食育時代の公衆栄養活動

生活習慣病対策の重要性が増加する中，栄養改善から健康づくりへの方向が明確にされ，食生活改善については食情報の提供とともに食環境の整備が進められていく．一方，O157やBSE，鳥インフルエンザ問題また食品の表示や品質に関する偽装問題など食品の

安全性は大きく低下し，さらに食料自給率の低下や食文化減少など，食に関する問題が複雑多様化している．総合的な「食」への対応を図るべく食育の推進が図られていった．

① 昭和27年以来わが国における栄養改善の基本的法律としてなじまれてきた栄養改善法が廃止され，健康増進法が制定される（平成15年5月1日施行）．

② 平成15(2003)年からは，終戦直後から60年近くに渡って1度も欠けることなく実施されてきた国民栄養調査が，国民健康・栄養調査として健康増進法に基づき実施されることとなる．また同年には「健康づくりのための睡眠指針検討会」報告書の公表や，食品の安全性確保に向けての食品安全基本法の交付が行われる（平成15年7月1日施行）．

③ 平成16年には「健康づくりのための食環境整備に関する検討会」報告書の取りまとめ，「日本人の食事摂取基準（2005年版）」の公表，栄養教諭制度の創設（平成17年4月1日施行），また厚生労働省健康局総務課に「食育推進室」の設置，翌平成17年6月には食育基本法の公布，また平成18年11月には政府が初の「食育白書」を閣議決定するなど「食育」推進の基盤整備が進められる．そして平成20年4月からは，生活習慣病対策の基本的実施として「特定健診・特定保健指導プログラム」の全国的な展開が図られてきているが，その日常への導入，さらに効果獲得については今後を待つことになる．

9.2 管理栄養士・栄養士養成制度

9.2.1 管理栄養士・栄養士養成制度

栄養士法（昭和22年法律第245号，平成13年6月29日改定）において，「栄養士とは，都道府県知事の免許を受けて，栄養士の名称を用いて栄養の指導に従事することを業とする者をいう」（栄養士法律第1条第1項），また「管理栄養士とは，厚生労働大臣の免許を受けて，管理栄養士の名称を用いて，傷病者に対する療養のため必要な栄養の指導，個人の身体の状況，栄養状態等に応じた高度の専門的知識及び技術を要する健康の保持増進のための栄養の指導並びに特定多数人に対して継続的に食事を提供する施設における利用者の身体の状況，栄養状態，利用の状況等に応じた特別の配慮を必要とする給食管理及びこれらの施設に対する栄養改善上必要な指導等を行うことを業とする者をいう」（同第2項）と規定されている．

このように，栄養士および管理栄養士は名称独占であり，業務独占ではない．そのため，栄養士以外の職種の者でも栄養士の名称を用いなければ栄養指導を行うことができることを意味している．しかし，この業務を担当する中心的役割を果たすのが栄養士であることを位置付けたのが上記の規定である．

なお，健康増進法第19条において，医師または管理栄養士の資格をもつ者を前提とする栄養指導員を都道府県，保健所を設置する市または特別区に置くこととしている．

9章　わが国の栄養政策

9.2.2 管理栄養士・栄養士養成制度の沿革

(1) 栄養士養成制度の創設

わが国における栄養士の養成は 1925(大正 14)年に佐伯　矩が栄養学校を設立し，1926(大正 15)年に 13 人が栄養技手として世に出たことに始まる．これがわが国最初の栄養士の誕生といえる．

その後，1945(昭和 20)年 4 月に栄養士規則および私立栄養士養成所指定規則が公布され，栄養士の資格は地方長官の免許制として公式に定められた．

(2) 栄養士法の公布

1947(昭和 22)年 12 月新憲法の施行に伴い従来の栄養士規則を廃止し，栄養士法が公布され，ここに栄養士資格が法制化された．このときの免許は，厚生大臣の指定した養成施設(修業期間は 1 年以上)を修了した者または厚生大臣が行う栄養士試験(受験資格として 1 年以上の実務見習いが必要)に合格した者に対して，申請により都道府県知事が交付した．

1950(昭和 25)年に同法は改正され，栄養士の養成施設の修業期間および栄養士試験資格として必要な見習期間を 2 年以上とした．

(3) 管理栄養士制度の創設

1962(昭和 37)年 9 月の栄養士法の一部改正により管理栄養士制度が発足した．そのおもな業務は栄養指導業務であって，複雑または困難なものとされ，栄養改善法における栄養指導員や，大規模の集団給食施設への配置努力が規定された．

(4) 栄養士試験の廃止および管理栄養士の無試験登録制度の廃止

1985(昭和 60)年 6 月に，次を主旨とする栄養士法および栄養改善法の一部改正が行われた．

① 栄養士試験を廃止し，栄養士資格はすべて厚生大臣の指定した養成施設の卒業者に与える．
② 管理栄養士養成施設の卒業者に無試験で管理栄養士の登録を行う制度を廃止し，登録は管理栄養士国家試験の合格者のみを対象とする．
③ 集団給食であって，栄養改善上特別の給食管理が必要なものとして都道府県知事が指定するものの設置者は，当該施設に管理栄養士を置かなければならない．

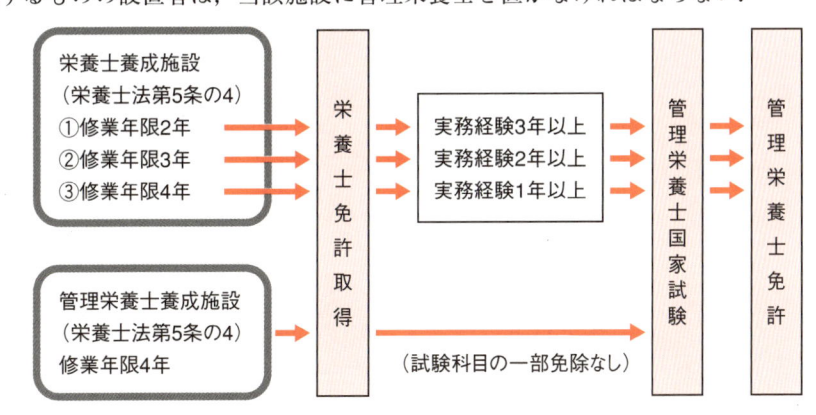

図9-1　栄養士免許取得および管理栄養士国家試験制度の概要

(5) 栄養士試験の廃止および管理栄養士の無試験登録制度の廃止

2002(平成14)年度から管理栄養士養成課程におけるカリキュラムの改正が行われ，これに伴い2005(平成17)年度からこの新カリキュラムに基づく管理栄養士国家試験が実施されることとなった．新たな栄養士免許取得および管理栄養士国家試験制度の概要は図9-1のとおりである．

表9-1　健康・栄養行政年表

西暦	元号	年 月 日	事　　　　項
1871	明治	4.	・ホフマンらにより栄養学が日本に紹介される
1889		22.	・山形県忠愛小学校で昼食給食開始（学校給食の始まり）
1914	大正	3.	・佐伯　矩，私設の栄養研究所を開設し，研究と栄養思想の普及にあたる
1920		9.	・国立栄養研究所設立（初代所長に佐伯博士就任）
1922		11.	・国立栄養研究所，日本人の栄養要求量を決定発表
1929	昭和	4.	・警察部長会議，衛生課長会議において，安達謙蔵内務大臣名をもって「国民栄養の改善に関する件」が指示事項として取り上げられ，以後栄養士が各地方庁に設置されるようになる
1931		6.	・東北六県の衛生課に国庫補助による栄養士を設置する
1932		7.	・文部省，学校給食臨時施設法（訓令）を発令
1937		12.	・保健所の設置に際し，その任務の一つとして栄養の改善に関する指導を行うべきことを定める
1938		13.	・厚生省発足に伴い，栄養行政は内務省から厚生省へ移管
1945		20. 5.	・大日本栄養士会（社団法人日本栄養士会の前身）設立
		12.	・連合軍最高司令官の指令により，東京都内で栄養調査が実施される（以後，翌年から全国的規模で国民栄養調査が実施される）
1947		22. 9. 5	・保健所法公布
		12. 12	・児童福祉法公布
		12. 24	・食品衛生法公布
		12. 29	・栄養士法公布（昭和23年1月1日施行．栄養士規則は廃止）
1948		23. 4.	・保健所法施行令公布により保健所に栄養士配置が規定される．
		7.	・医療法公布，同年11月の施行規則により，100床以上の病院に栄養士配置が規定される
1949		24.	・第1回栄養士試験実施
			・保育所給食の開始
1950		25. 3. 27	・栄養士法一部改正（同年4月1日施行） 栄養士の養成施設の修業期間および栄養士試験の受験資格として必要な見習期間を2年以上とし，栄養士の知識と技術の向上を図る
		9.	・社会保険制度拡充に伴い，病院における完全給食制度が実施される
1952		27. 7. 31	・栄養改善法公布（即日施行） 国民栄養調査の実施，栄養相談所および栄養指導員の設置，集団給食施設における栄養士または栄養指導員の指導，特殊栄養食品の表示許可，栄養審議会の設置等について規定がなされ，栄養行政の中核となる
1954		29. 6. 3	・学校給食法公布（即日施行） 義務教育諸学校の設置者はその学校において学校給食が実施されるように努めるべき旨を定め，国の補助について規定
1958		33. 3.	・厚生省公衆衛生局長から，栄養教育としての「6つの基礎食品」の普及について，通知される
		5.	・栄養改善法一部改正（同年11月9日施行） 特定多数人に対して継続的に食事を供給する施設における調理は，栄養指導員または栄養士がいる場合には，その栄養指導に従って行わなければならない旨の規定を追加 ・調理師法公布（同年11月9日施行） 38都道府県において実施されていた調理師条例による調理師の資格が都道府県知事の免許制として統一的に法定される
1959		34. 11.	・社団法人　日本栄養士会設立認可
1962		37. 9. 13	・栄養士法一部改正（1963年4月1日施行） 栄養士のうち複雑または困難な栄養の指導業務に従事する適格性を有する者として管理栄養士の資格を新設する
1963		38. 11	・第1回管理栄養士試験実施
1969		44. 8. 18	・厚生省において日本人の栄養所要量を策定
1972		47. 4. 1	・健康増進モデルセンター施設整備国庫補助の創設
1978		53.	・「健康づくり」元年として総合的な健康づくり施策の展開（第一次国民健康づくり対策） ・市町村健康づくり推進協議会および婦人の健康づくり推進事業国庫補助の創設

西暦	元号	年. 月. 日	事　項
1978	昭和	53. 5. 23	・栄養改善法一部改正（即日施行） 　栄養審議会を廃止し，公衆衛生審議会に統合（栄養部会となる） ・市町村健康づくり推進協議会および婦人の健康づくり推進事業国庫補助制度の創設
1979		54. 8.	・第二次改定　日本人の栄養所要量を策定
1980		55.	・市町村栄養改善事業国庫補助の創設
1982		57. 8.	・老人保健法公布
1984		59. 7. 1	・組織改正により栄養課から健康増進栄養課と名称変更
		8.	・第三次改定　日本人の栄養所要量の策定
1985		60. 5.	・健康づくりのための食生活指針を策定
		6.	・栄養士法および栄養改善法の一部改正（1987年4月1日施行） 　栄養士免許は，すべて厚生大臣の指定した養成施設を卒業した者に対して与えるものとし栄養士試験は廃止 　管理栄養士の登録は，すべて管理栄養士国家試験に合格した者について行う 　一定の規模の集団給食施設には管理栄養士を配置する義務規定が加わった
1986		61. 9. 25	・肥満とやせの判定表・図を発表
		11. 1	・加工食品の栄養成分表示始まる
1987		62.	・第1回管理栄養士国家試験実施
1988		63. 2.	・健康づくりのための運動指導者の知識および技能の審査・証明事業認定の告示 　（財）健康・体力づくり事業財団を認定する
		4.	・第二次国民健康づくり対策（アクティブ80ヘルスプラン）の展開 ・運動普及推進員養成事業国庫補助の創設
		12. 27	・集団給食施設における管理栄養士配置に係る指定基準の設置（事務次官通知）
1989	平成	元. 7. 12	・健康づくりのための運動所要量の報告
		9. 22	・第四次改定　日本人の栄養所要量の策定
		10.	・組織改正により国立栄養研究所を国立健康・栄養研究所に改組 ・公衆衛生審議会栄養部会を健康増進栄養部会に改組
		11.	・運動型健康増進施設の第一次認定
1990		2. 9.	・健康づくりのための食生活指針（対象特性別）を策定
1993		5. 4.	・健康づくりのための運動指針を策定
1994		6. 3.	・第五次改定　日本人の栄養所要量の策定
		6. 4.	・健康づくりのための休養指針を策定
		6. 7.	・保健所法の改正（地域保健法に改称）．これと関連して栄養改善法，母子保健法等，一部改正される
1995		7. 5.	・栄養改善法一部改正（1996年5月24日施行） 　栄養表示基準制度の創設，特殊栄養食品制度について強化食品制度を廃止し，特別用途表示制度として改変
2000		12. 3.	・厚生・文部・農林水産の3省による「食生活指針」の策定
		12. 4.	・栄養士法の一部改正（2002年4月1日施行） 　管理栄養士の資格を登録制から免許制にする等 ・21世紀における国民健康づくり運動（健康日本21）の実施
2001		13. 4.	・省庁再編により厚生省から厚生労働省に再編
2002		14. 8.	・健康増進法公布（平成15年5月1日施行）
2003		15. 3.	・「健康づくりのための睡眠指針検討会」報告書 ・「食品安全基本法」交付（平成15年7月1日施行）
		11.	・健康増進法に基づく国民健康・栄養調査の実施
2004		16. 3.	・「健康づくりのための食環境整備に関する検討会」報告書
		11.	・「日本人の食事摂取基準（2005年版）」発表 ・栄養教諭制度の創設（平成17年4月1日施行） ・厚生労働省健康局総務課に「食育推進室」を設置
2005		17. 6.	・食育基本法公布（平成17年7月15日施行）
		7.	・「フードガイド（仮称）検討会」報告書
		7.	・「健康フロンティア戦略」実施（10年計画）
		7.	・「食事バランスガイド」策定
2006		18. 7.	・「健康づくりのための運動基準」「健康づくりのための運動指針」策定
		18. 11.	・政府が初の「食育白書」閣議決定
2008		20. 4.	・「特定健康診査および特定保健指導」の制度開始

9・2　管理栄養士・栄養士養成制度

9.3 食事摂取基準

9.3.1 食事摂取基準（2005年版）の概要

ほぼ5年ごとに改定され，厚生労働省から発表されてきた栄養所要量が，今回の改定では，「食事摂取基準（2005年版）」という名称で発表された．これは，単なる名称の変更だけではなく，内容，考え方の刷新という大きな意味をもっている．その概要を理解するために，「背景」を簡単に紹介し，食事摂取基準の中の「総論」について概説することにする．

9.3.2 背景

栄養所要量の基本的な考え方は，決定論的な考え方に基づいて，欠乏からの回避を目的とするものである．しかし，この考え方では，現実の栄養問題に対処することが困難となってきており，その解決のために，新しい考え方の導入が望まれていた．

アメリカとカナダは1990年代の半ばに，摂取範囲と確率論という二つの考え方を主軸にした食事摂取基準の策定を開始し，現在まで合計9冊のレポートとして公開されている．このレポートのもう一つの特徴は，系統的レビューという方法を使ってつくられたことである．系統的レビューとは，世の中に存在する関連情報（主として学術論文）を系統的，網羅的に収集して，その内容を客観的に評価することによって，科学情報を集約する方法である．この流れは，アメリカとカナダだけでなく，イギリスやEU，そしてWHO，韓国など，世界各国に広がりつつある．

一方，わが国では，現在，厚生労働省や各種学会において，EBM（evidence‐based medicine）の考え方に基づいて，さまざまな疾病の予防や治療に関するガイドラインを策定する作業が精力的に進められ，その多くは系統的レビューを用いてつくられている．そのため，栄養所要量においても，この流れを無視するわけにはいかなかった．

このような国内外の情勢を背景として，今回の改定では，摂取範囲，確率論，系統的レビューの3点を中心に据えて策定されることになった．

9.3.3 総論

総論は，すべての栄養素，エネルギーに共通する基本的な事項をまとめたものである．総論の正しい理解が食事摂取基準を理解する近道である．以下にその要点をまとめる．

(1) 対象者

食事摂取基準を適用する対象は，主として健康な個人，ならびに，健康人を中心に構成されている集団である．何らかの軽度な疾患（たとえば，高血圧，高脂血症，高血糖）を有していても，自由な日常生活を営み，当該疾患に特有の食事指導，食事療法，食事制限が適用もしくは推奨されていない者は対象に含むとされている．何らかの健康上の理由によって通常の日常生活を営めない者や，何らかの疾患を有し，そのための食事療法を必要とする者，激しいスポーツを行っていて身体活動レベルが一般人と大きく異なる者は対象としていない．これらを対象とする場合には，他の指針，ガイドライン，各種資料を十分に検討した上で，食事摂取基準を参考資料として用いて判断を下すことが求められる．

(2) 摂取源

対象となるのは，経口摂取される食事に含まれるエネルギーと栄養素である．したがって，いわゆるドリンク剤，栄養剤，栄養素を強化した食品，特定保健用食品，栄養機能食品，サプリメントなど，疾病の治療ではなく健康増進の目的で摂取されるものに含まれるエネルギーと栄養素も含まれる．

(3) 摂取期間

食事摂取基準は，習慣的な摂取量の基準を与えるものである．つまり，短期間（たとえば1日間）に摂取されるエネルギー・栄養素の量や，特定の食事や献立に含まれるべき基準を示したものではない．

(4) 指標（栄養素）

栄養素については，異なる目的を果たすために五つの指標が設けられている．その概念図を図9-2に示す．例外もあるが，推定平均必要量，推奨量，目安量は欠乏からの回避を，目標量は生活習慣病の一次予防を，上限量は過剰摂取による健康障害からの回避を，それぞれ目的として設定された指標である．これらの指標が34種類の栄養素について設定されている．ただし，定められた指標の数は1種類から3種類までと，栄養素によって異なっている（巻末資料1参照）．

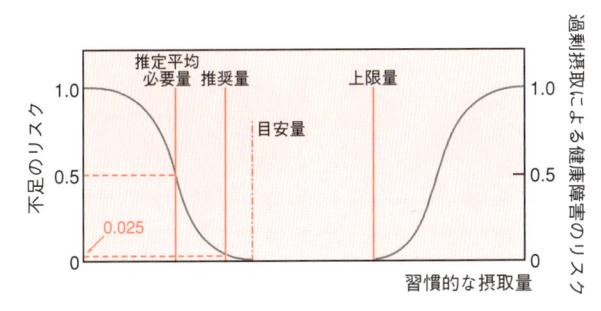

図9-2 食事摂取基準の各指標（推定平均必要量，推奨量，目安量，上限量）を理解するための模式図

不足のリスクが推定平均必要量では0.5（50％）あり，推奨量では0.02～0.03（中間値として0.025．2～3％または2.5％）あることを示す．上限量以上を摂取した場合には，過剰摂取による健康障害が生じる潜在的なリスクが存在することを示す．推奨量と上限量との間の摂取量では，不足のリスク，過剰摂取による健康障害が生じるリスクともにゼロ(0)に近いことを示す．

目安量については，推定平均必要量ならびに推奨量と一定の関係をもたない．しかし，推奨量と目安量を同時に算定することが可能であれば，目安量は推奨量よりも大きい（図では右方）と考えられるため，参考として付記した．

(a) 推定平均必要量と推奨量

栄養素については，不足の有無や程度を判断するための指標として，推定平均必要量（estimated average requirement：EAR）と推奨量（recommended dietary allowance：

RDA）の二つの値が設定されている．推定平均必要量は，食事摂取基準を理解する上で最も基本となる指標である．

推定平均必要量は，ある対象集団において測定された必要量の分布に基づき，母集団（たとえば，30〜49歳の男性）における必要量の平均値の推定値を示すものと定義されている．つまり，当該集団に属する50％の人が必要量を満たすと推定される摂取量として定義される．そして推奨量は，必要量の分布に基づき，その標準偏差の2倍量を加えた値とする．理論的には，集団の中の97〜98％（あえていえば97.5％）の者が不足を示さない摂取量である．

(b) 目安量

推定平均必要量と推奨量を求めるための実験ができず，そのため，これらの指標を設定できない栄養素が存在する．これらについて，目安量（adequate intake： AI）が設定されている．目安量は，「特定の集団における，ある一定の栄養状態を維持するのに十分な量」と定義されている．つまり，特定の集団において不足状態を示す人がほとんど観察されない摂取量である．当該栄養素の不足による健康障害がほとんどの人で生じていない集団を対象として，栄養素摂取量を観察した疫学的研究によって得られる．具体的には，摂取量分布の中央値を用いる．なお，乳児に関しては，すべての栄養素が目安量で算定されている．この場合には，基準哺乳量（ℓ／日）×母乳に含まれる栄養素量（平均値．g／ℓ など）として求められる．

(c) 目標量

生活習慣病の一次予防を専らの目的として，食事摂取基準を設定する必要のある栄養素が存在する．これらの栄養素に関しては，「生活習慣病の一次予防のために，現在の日本人が当面の目標とすべき摂取量」としての指標を提示し，目標量（tentative dietary goal for preventing life‐style related diseases： DG）とよぶ．ところで，摂取量が変化すれば，生活習慣病のリスクもその分だけ変化し，摂取量がある限界値よりも少なくなった場合に疾病のリスクが急に上昇するといった閾値が存在しないことが多い．このような場合，望ましい摂取量の限界について，明確な線引きをすることは困難であり，また線引きをする意味も乏しい．さらに生活習慣病は，一つの栄養素によって発生したり予防できたりするものではなく，ほかにも数多くの環境因子，遺伝因子が関わっている．目標量はこのような性質を前提として設けられた指標である．したがって，目標量を用いる場合には，このような特殊性を十分に理解して，注意深く用いることが望まれる．

今回の改定で，目標量が設けられた栄養素は，たんぱく質（上限のみ），総脂質（範囲として），炭水化物（範囲として），飽和脂肪酸（範囲として），n‐6系脂肪酸（上限のみ），n‐3系脂肪酸（下限のみ），コレステロール（上限のみ），食物繊維（下限のみ），カルシウム（下限のみ），ナトリウム（上限のみ），カリウム（下限のみ）となっている．

(d) 上限量

過剰摂取による健康障害を未然に防ぐことを目的として，上限量（tolerable upper

intake level：UL)が設定されている．真の上限量は，理論的には人を対象とした研究による「健康障害が発現しないことが知られている摂取量」の最大値(健康障害非発現量，no observed adverse effect level：NOAEL)と，過剰摂取による健康障害の発現症例に基づいて「健康障害が発現したことが知られている量」の最小値(最低健康障害発現量，lowest observed adverse effect level：LOAEL)とのあいだのどこかに存在する(図9-3)．しかし，人の健康障害非発現量に関する研究は非常に少なく，また特殊集団を対象としたものが多いことから，データの信頼度を考慮して，得られた健康障害非発現量を不確実性因子(uncertain factor：UF)で除した値が上限量として採用される．しかし，十分な科学的根拠が得られず，設定を見送った栄養素も存在する．上限量が与えられていないことが，無限量の安全性を保障しているわけではないことに留意すべきである．

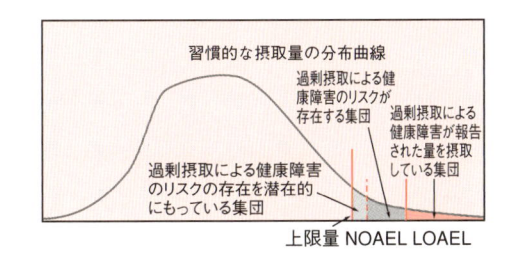

図9-3 過剰摂取による健康障害のリスクをもっている集団を理解するための模式図

上限量以上を習慣的に摂取している集団は，過剰摂取による健康障害のリスクを潜在的にもっている．LOAEL以上を習慣的に摂取している集団は，過剰摂取による健康障害が発生する事実が確認されている量以上を摂取している．
LOAEL：最低健康障害発現量，NOAEL：健康障害非発現量．

(5) 指標(エネルギー)

エネルギーについては，推定エネルギー必要量(estimated energy requirement)という指標が設けられている．エネルギーが栄養素と異なるのは，望ましい摂取量が範囲として与えられるのではなく，ある一つの値(点)で与えられることである．だからといって，その値が真の必要量というわけではない．推定エネルギー必要量は，その性・年齢階級，その身体活動レベル(後述する)の者にとって，不足のリスクと過剰のリスクがともに最も低くなる点として与えられる．つまり，そのエネルギーを摂取していると，体重が減少していくかもしれないし，また，増加していくかもしれないが，そのリスクの和が最も低くなる摂取量という意味である．この考え方を概念的に示すと図9-4のようになる．

成人では，性・年齢階級別に三つの身体活動レベルが設けられ，それぞれについて推定エネルギー必要量が算定されている．身体活動レベルは，「低い」，「ふつう」，「高い」に分類され，それぞれ，「生活の大部分が座位で，静的な活動が中心の場合」，「座位中心の仕事だが，職場内での移動や立位での作業・接客等，あるいは通勤・買物・家事，軽いスポ

ーツ等のいずれかを含む場合」,「移動や立位の多い仕事への従事者.あるいは,スポーツなど余暇における活発な運動習慣をもっている場合」と定義されている.

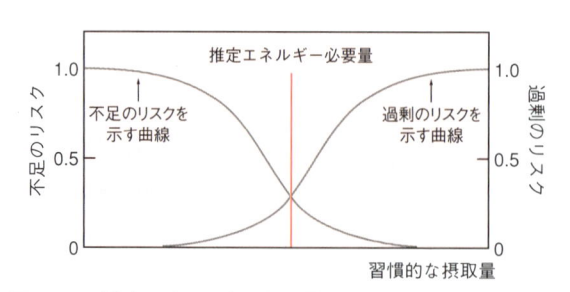

図 9-4　推定エネルギー必要量を理解するための模式図

習慣的な摂取量が増加するにつれて,不足のリスクが減少するとともに,過剰のリスクが増加することを示す.両者のリスクが最も少なくなる摂取量が推定エネルギー必要量である.

9.3.4　まとめ

「日本人の食事摂取基準(2005年版)」では従来の概念が一新された.利用者は,それぞれの値だけでなく,この策定理念や策定根拠,そして,さまざまな局面で想定される利用限界について十分に理解し,注意して利用することが大切である.

9.4　食事摂取基準の沿革

19世紀中ごろの欧州各国では,人びとが仕事をすることができ,また,身体を害さない十分な栄養素を含む食料を保健食料と称して,これを巡る議論が盛んに行われた.そして,多くの学者によりさまざまな学説が提唱されていた.こうした世界情勢の中にあって,明治期を迎えたわが国でも,いわゆるお雇い外人教師や医学・農学者の間で,日本人の食物や栄養状態,身体機能の善し悪し,あり方を巡る議論が活発に行われていた.

1887(明治20)年,日本人の栄養や食事のあり方に関する多くの学説の中で,当時内務省衛生試験所所長心得であった田原良純は,かつての留学先であるミュンヘン大学ウオイト教授の説の導入を行った.彼はウオイトの説をそのまま用いるのではなく,欧州人とわが国の囚人の体重割合を比較したり,脂肪分の少ない日本の食生活の実状などを考慮して,たんぱく質96 g,脂肪20 g,含水炭素(炭水化物)450 gをわが国の保健食料として設定した(図9-5).そして,これを満たすことができる標準食料(今日の食糧構成基準)の3案を肉,卵,牛乳などを使って作成し,その標本を試験所内に陳列した.こうした政府の栄養政策は,体格が大きく長命な西洋人を目標に人種改良を行うことを意図したものであった.

大正期に入ると,佐伯　矩(ただす)は1914(大正3)年に私立の栄養研究所を設立し,さらに国立の栄養研究所の創設に努力するなど,栄養学の独立と,その実践による食生活の改革を目

各營養分	分量	窒素	炭素
蛋白質	九六瓦	一四、九瓦	五一瓦
脂肪	二〇瓦	—	一五瓦
含水炭素	四五〇瓦	—	二〇〇瓦
合計	五六六瓦	一四、九瓦	二六六瓦

図9-5　日本で初めて設定された保健食料

指した．そして彼は，日本人に必要な摂取栄養量の説を提唱した．

　昭和期を迎えてからは，日中戦争下の1940(昭和15)年に，食糧報国連盟から日本国民食栄養規準が発表され，翌1941(昭和16)年には厚生科学研究所国民栄養部から日本人栄養要求量標準が作成された．その後，戦争が激しくなるにつれ，逼迫した食糧事情下の国民栄養確保と，本土決戦に備えて栄養量の規準に関する策定が次々になされた．1943(昭和18)年の日本学術振興会からは国民の栄養基準，1944(昭和19)年7月には国民栄養基準ならびに作業強度別職種分類表が食糧行政査察使栄養基準委員会によって作成され，同年9月には調査研究動員本部が「戦時最低栄養要求量」，そして，終戦間際の1945(昭和20)年5・6月には科学技術審議会から年齢別，性別戦時必需熱量および必需蛋白質，作業別戦時栄養基準が発表された．

　こうした施策にも拘わらず，1945(昭和20)年8月15日に敗戦．そして，1946(昭和21)年は未曾有の食糧難と言われた．これに対応するため，1947(昭和22)年4月，内閣の国民食糧及び栄養対策審議会が日本人1人1日当り所要摂取量，1949(昭和24)年6月，国民食糧及び栄養対策審議会(経済安定本部)から日本人年齢別，性別，労作別栄養摂取基準量，1952(昭和27)年5月には資源調査会食糧部会(経済安定本部)から微量栄養素摂取基

9・4　食事摂取基準の沿革

準量，さらに，1954(昭和29)年1月には，昭和24年策定の熱量及び蛋白質摂取基準量，昭和27年策定の微量栄養素基準量および昭和25年国勢調査による人口に基づいて日本人の栄養基準量が策定され，これと同時に栄養所要量と栄養基準量の定義が明確にされた．

1959(昭和34)年2月には，科学技術庁資源調査会から日本人の栄養所要量の改定が勧告された．この勧告について栄養審議会は審議した結果，同年12月にその内の熱量所要量だけを答申，続いてたんぱく質，無機質，ビタミンの各所要量を1960(昭和35)年7月に答申した．また，1963(昭和38)年1月の栄養審議会によって，昭和45年を目途とした栄養基準量及び食糧構成基準の答申がなされた．

そして，1969(昭和44)年8月には，昭和45年の日本人の推計体位をもとにした日本人の栄養所要量が答申され，その後は今日に至るまで5年ごとに改定が行われるようになり，2000(平成12)年に第六次改定日本人の栄養所要量(食事摂取基準)が設定された．そこでは，従来の栄養素欠乏症に主眼をおいていたものから，過剰摂取への対応も考慮した上限値(許容上限摂取量)が設けられるなど，四つの数値が設定され，その総称を食事摂取基準とよぶことになり，栄養学の国際的動向や最新の科学的知見をふまえた多くのビタミン，無機質が設定の対象になっている．さらに2005(平成17)年4月からは栄養所要量という言葉は外れ，新しい食事摂取基準が施行されている．

このように，食事摂取基準は国民の食事や栄養のあり方についての科学的根拠に基づいた理想と，各時代の食糧・栄養事情を考慮した行政目標的に策定され，国民栄養の基準値や目標値として利用されてきた．

9.5　国民健康・栄養調査

9.5.1　調査の目的

国民健康・栄養調査は，2003(平成15)年より施行された健康増進法に基づき，厚生労働省が行う調査である．この法律の第10条に「国民の健康の増進の総合的な推進を図るための基礎資料として，国民の身体の状況，栄養摂取量及び生活習慣の状況を明らかにする」と，この調査の目的が記されている．

2002(平成14)年まで栄養改善法に基づく調査として毎年実施されていた国民栄養調査に加えて，身体活動・運動，休養(睡眠)，飲酒，喫煙，歯の健康などの生活習慣や循環器疾患および糖尿病などの生活習慣病に関する事柄も含め，より総合的に拡充された調査として，国民健康・栄養調査が実施されるようになった．これは，「21世紀における国民健康づくり運動(健康日本21)」などの健康増進施策や，食事摂取基準および食生活指針の策定や評価において重要な役割を果たしている(図9-6)．

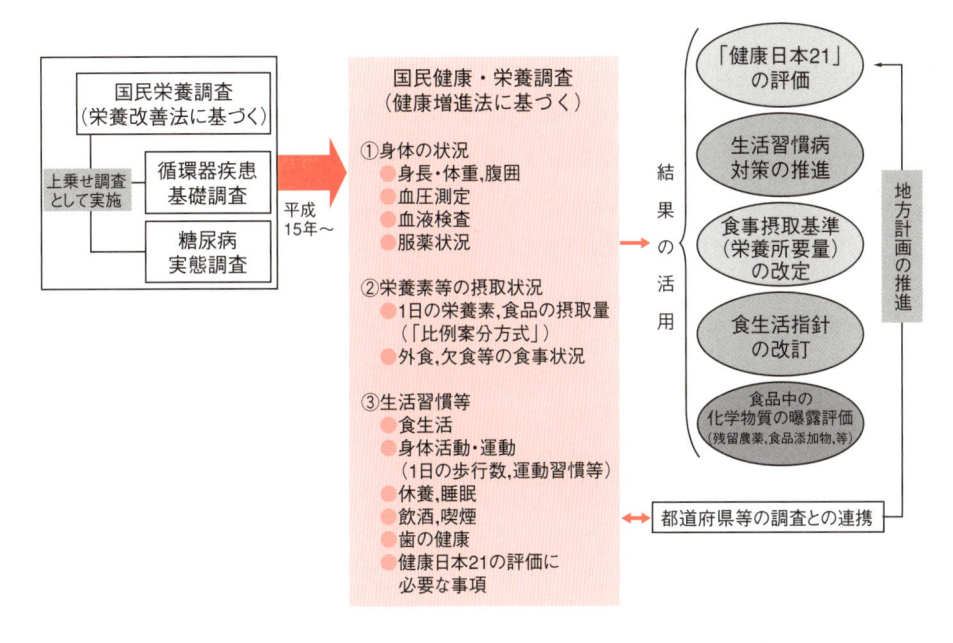

図9-6　国民健康・栄養調査の調査内容と期待される役割

9.5.2　調査の沿革

国民健康・栄養調査の沿革を表9-2に示す．

表9-2　国民健康・栄養調査（国民栄養調査）の沿革

調査年	新規調査項目など
1945年（昭和20）	東京都民約3万人を対象，連続3日間の栄養摂取状況調査，栄養不足の症候の臨床的診査，体重測定
1946年（　　21）	年4回実施（～1963年）
1948年（　　23）	46都道府県に対象地区を拡大，無作為抽出法による対象世帯の選定
1952年（　　27）	栄養改善法による調査実施
1964年（　　39）	年1回実施（～現在），連続5日間の栄養摂取状況調査（～1971年）
1972年（　　47）	連続3日間の栄養摂取調査（～1994年），食生活状況調査の導入，皮下脂肪厚測定，尿検査，血液検査（血色素）開始
1986年（　　61）	問診項目（運動習慣，飲酒習慣，喫煙習慣，降圧薬の服用）の導入
1989年（平成元）	歩数計による1日の運動量，血液検査の拡充（血清脂質，血糖等）
1995年（　　7）	比例案分による個人別栄養摂取状況調査（1日調査）の導入
2000年（　　12）	5訂食品成分表への対応（調理コード等の導入等）
2003年（　　15）	**国民健康・栄養調査への移行**

国民栄養調査は，第二次世界大戦後の1945（昭和20）年12月に，各国から食料援助を受けるのに必要な基礎データを得ることを目的として連合軍最高司令部（GHQ）の指令により実施されたのが始まりである．初回調査は東京都区内のみであったが，1946（昭和21）

年には調査地区が市部，郡部に拡大され，1948(昭和23)年からは全国規模の調査となった．

1952(昭和27)年には栄養改善法が制定され，法律に基づく調査として国民の健康状態や栄養素摂取量を把握する役割を担うようになった．その後の経済復興，高度経済成長時代に，わが国の食料事情は急速に改善し，栄養素摂取不足の問題から，生活習慣病との関連で過剰摂取や栄養素摂取の偏りがより大きな問題として認識されるようになった．

1972(昭和47)年からは血液・尿検査が行われるようになり，1986(昭和61)年には歩数調査，飲酒，喫煙などの生活習慣調査，血液検査項目などが新たに加えられた．1995(平成7)年には，それまで世帯単位で調査が行われていた3日間秤量記録法による栄養摂取状況調査が1日調査となり，個人単位での摂取量を推定するための比例案分法が導入された．このことにより，性・年齢階級別に栄養素摂取量などのデータを得ることが可能となった．また2000(平成12)年からは食品成分表の改訂に伴い，五訂日本食品標準成分表への切り替えが行われるとともに，各食品の調理による重量や栄養素量の変化が考慮されるようになった．

2003(平成15)年からは，健康増進法に基づく国民健康・栄養調査として調査の範囲が拡充されたが，基本的な枠組み(標本抽出の方法，実施時期，調査者など)はそれまでの国民栄養調査と同様であり，また栄養摂取状況調査についても大きな変更はなかった．

9.5.3　調査の内容

調査は，① 身体状況調査，② 栄養摂取状況調査，③ 生活習慣調査の三つの要素からなる．それらのおもな内容と調査対象を表9-3に示す．また調査項目は，毎年の調査において繰り返し把握されるものと，周期的に把握されるものとに分けられる．

たとえば，身体計測，血圧測定，血清脂質の測定，飲酒・喫煙の状況，「健康日本21」

表9-3　国民健康・栄養調査の内容(平成17年調査)

1．身体状況調査
 1) 身体計測：身長，体重(1歳以上)，腹囲(15歳以上)
 2) 血圧測定(15歳以上)
 3) 血液検査(20歳以上)：血色素，ヘマトクリット，赤血球数，白血球，血小板，血糖，ヘモグロビンA1c，総コレステロール，HDLコレステロール，トリグリセライド，総蛋白質，フェリチン，アルブミン
 4) 1日の運動量(15歳以上)：1日の歩数を歩数計で測定
 5) 問診(20歳以上)：服薬状況，運動習慣
2．栄養摂取状況調査・・・1歳以上の者全員
 1) 世帯状況：生年月，授乳婦別，妊娠週数，仕事の種類，身体活動レベル
 2) 食事状況(1日)：朝・昼・夕食別の"家庭食"，"調理済食"，"外食"，"欠食" 等の区別
 3) 食物摂取状況(1日)：料理名，食品名，使用量，廃棄量，世帯員ごとの案分比率
3．生活習慣調査・・・3歳以上の者，ただし，飲酒・喫煙は20歳以上
　　食生活，身体活動・運動，休養・睡眠，飲酒，喫煙，歯の健康，「健康日本21」の認知度

(あるいは地方計画)の認知度などについては毎年調査が行われるが，一部の血液検査項目，心電図検査，生活習慣に関わる詳細な項目については，周期的に重点事項を設定して調査が行われる．

9.5.4 調査の実施
(1) 調査の流れと組織（図9-7）

調査の企画・立案，予算措置などは厚生労働省が行い，各自治体（都道府県，政令市，特別区）を通じて，実際の調査は対象地区を管轄する保健所が行う．保健所においては，医師，管理栄養士，保健師，臨床（衛生）検査技師らにより，調査班が結成される．保健所で収集された調査票は，各自治体において整理・審査がなされた後に，独立行政法人国立健康・栄養研究所に送付され，集計が行われる．その結果について，厚生労働省の検討会などが解析を行い，毎年「国民健康・栄養調査報告」という形で報告される．

```
厚生労働省
  ↓ ・予算措置，調査の企画・立案，調査様式の承認手続き，調査地区の決定通知，
     調査方法の説明会，調査用紙の配布
都道府県，政令市，特別区
  ↓ ・調査事務計画の策定，世帯通知書交付手続き，調査員の任命手続き，調査方法
     の説明，検査機関との委託契約，調査用紙の配布
保健所
  ↓ ・準備：調査班の編成，調査実施日程表の作成，調査地区の確認，世帯名簿の作
     成，世帯通知書の交付，検査機関との打合せ，被調査者への事前説明，調査の
     準備
    ・調査：身体状況調査（身体計測，血圧測定，採血，問診等），栄養摂取状況調査，
     調査票の回収
    ・調査票の整理・審査
    ・調査票の提出
都道府県，政令市，特別区
  ↓ ・調査票の整理・審査
    ・調査票の提出
独立行政法人国立健康・栄養研究所
  ↓ ・調査票の整理・審査，データ入力，データチェック，集計・解析
厚生労働省
    ・データの解析・解釈，報告書の作成
```

図9-7 国民健康・栄養調査の流れ

(2) 調査の対象

全国の世帯および世帯員を母集団として，国民生活基礎調査地区より設定された単位区から無作為に300地区が抽出される．そして，その調査地区内の世帯（6,000世帯）およびその世帯の1歳以上の構成員を調査客体とする．健康増進法においては，厚生労働大臣が調査地区を定め，その地区内において都道府県知事が調査世帯を指定し，さらに，指定された調査世帯に属する者は「国民健康・栄養調査の実施に協力しなければならない」とされ

(3) 調査時期および事前準備

栄養摂取状況調査は，11月中の日曜日・祝日以外の任意の1日に実施される．また身体状況調査は，11月中に対象者が最も調査を受けやすい日時を選んで行われる．生活習慣調査は，栄養摂取状況調査日と同じ日に行われる．

調査実施前には対象者世帯に対して説明会が開催されるとともに，「国民健康・栄養調査の実施についてのお願い」(図9-8)が配布され，十分な説明がされるようになっている．

平成15年　　月

被調査世帯主　殿

厚生労働省

国民健康・栄養調査の実施についてのお願い

　厚生労働省では健康増進法(平成14年法律第103号)に基づき国民健康・栄養調査を実施することになりました．この調査は，皆さま方がどのような生活を送っているか，健康状態はどうかなどを調べて，国民の健康のめやすとしたり，健康づくりの対策を進めるための基礎資料として役立てられているものです．
　今年6月に行われた国民生活基礎調査の対象地区の中から抽選の結果，あなたのお住まいの地区が選ばれました．
　この調査は，あらかじめ配布される調査票に，日頃の生活習慣やある一日に食べたものの種類と量をお書きいただくものと身体状況に関する計測等を行うものです．
　世帯の皆さまには，身体状況に関する計測を下記の日時及び場所において実施いたしますので，ご多忙のところ恐縮ではございますが会場までお越しいただきますようお願いいたします．20歳以上でご了解の得られた方々につきましては，あわせて血液検査を実施いたします．血液検査項目は血色素量，ヘマトクリット値，赤血球数，白血球数，血小板数，血糖値，ヘモグロビンA_{1c}，総コレステロール，HDL-コレステロール，トリグリセライド，総たんぱく質，フェリチン，アルブミンの13項目です．なお，一部の地区の方には，コチニンを検査いたしますので，14項目になります．
　検査結果は後日お知らせいたしますので，皆さま方の健康管理にお役立てください．
　検査の結果は，目的以外に使うことはありませんし，法律により秘密は十分に守られます．
　ご協力いただきますようよろしくお願いいたします．

記

日　時　平成15年　　月　　日
場　所

図9-8　調査対象者への協力の依頼文書

(4) 身体状況調査

対象地区内に適当な会場が設けられ，身体計測（身長，体重，腹囲），血圧測定（水銀血圧計による2回測定），随時採血（なるべく食後4時間以上）および問診（服薬状況，運動習慣）が行われる．1日の運動量については，栄養摂取状況調査日と同じ日に歩数計を装着し，1日の歩数が測定される．血液検体は1カ所の検査センターに集められ，厳密な精度管理の下で一括して測定が行われる．

(5) 栄養摂取状況調査

調査日の前後に調査員が世帯を訪問し，秤量方法や記入方法の説明ならびに記入された調査票のチェックなどを行う．

(a) 世帯状況，食事状況

世帯構成員の性別，年齢，生年月，妊婦・授乳婦の別，仕事の種類，身体活動レベル（歩行・速歩時間および筋運動状況等から判定）を記入する．これらのことから食事摂取基準を求め，栄養素摂取量との比較を行う．また，調査日1日の3度の食事を，「外食」（家庭で調理をせず，食べる場所も家庭ではない場合），「調理済み食」（すでに調理されたものを買ってきたり，出前をとって家庭で食べた場合），「給食」（保育所・幼稚園，学校，職場），「家庭食」（家庭でつくった食事や弁当を食べた場合），「その他」（菓子・嗜好飲料等のみ，いわゆるサプリメントや栄養ドリンク等のみ），「欠食」に分類する．

(b) 食物摂取状況（図9-9，左）

月　日【朝食】　食物摂取状況調査　1　　1

被調査者記入欄

家族が食べたもの，飲んだものは全て記載してください ／ その料理は，どのように家族で分けましたか？

料理名	食品名	使用量（重量または目安量とその単位）	廃棄量	氏名 英一 1	氏名 陽子 2	氏名 健太 3	氏名 綾乃 4	氏名 5	氏名 6	氏名 7	氏名 8	氏名 9	残食分 残
パン	ロールパン（1個50g）	6個		2	2	1	1						
牛乳	加工乳（低脂肪）	400cc		1	1	0	0						
フルーツヨーグルト	りんご（芯・皮なし）	150g	なし	0	0	1	1						
	みかん（缶詰）	150g											
	ヨーグルト（無糖）	150g											
きのこの炒め物	しいたけ（生）	100g		1	0	0	0						
	まいたけ（生）	60g											
	バター	10g											
サラダ	ブロッコリー（生）	120g		0	3	2	1						
	トマト	60g											
	マヨネーズ（卵黄型）	8g											

調査員記入欄

調査員記入欄（ここには，記入しないでください）

料理・整理番号	食品番号	調理コード	摂取量（左記の家庭記録欄の使用量ー廃棄量を記入。外食の場合は、「人前」））	案分比率 1	2	3	4	5	6	7	8	9	残
1	1034		300	2	2	1	1						
2	13005		400	1	1	0	0						
3	7148		150	0	0	1	1						
	7035		150										
	13025		150										
4	8011	X	100	1	0	0	0						
	8028	↓	60										
	14017		10										
5	6263	B	120	0	3	2	1						
	6182		60										
	17043		8										

図9-9　食物摂取状況調査の記入例

基本的には世帯単位の秤量記録法を用いた調査である．すなわち，料理名，食品名（食材料）ならびにその使用量・廃棄量を記入する．秤量が原則であるが，計測ができない食品については目安量を用いる．また外食については料理名を記入し，“人前”として摂取量を表す．このような世帯単位の摂取状況に加えて，各世帯員と「残食」分について，料理をどのように家族で分け合ったのかを「案分比率」として表す．すなわち，① 簡単な整数（例

2：0：0：0：0：1），② 簡単な小数（例　0：1.5：0：0.5：0：0），③ 簡単なパーセント（例　20%：10%：10%：20%：0：20%：20%），④ 簡単な分数（例　0：2/4：1/4：0：0：1/4），といった形式で記入する．また外食，給食など，家庭外で世帯員の1人だけが食べた場合は，他の世帯員の「案分比率」をすべて「0」とすることにより，食べた本人へのふり分けがなされる．

「ごはん」や「りんご」など大きさの単位がはっきりしたものでは，世帯全体としての使用量が正しく秤量されていれば，個人の摂取量についても比較的精度の高い値が得られると思われる．一方，「すき焼き」など大皿や鍋から少しずつつまむような料理については，「案分比率」は大まかな目安にとどまることはやむを得ないであろう．

(c) 摂取量データのコード付けとデータ処理 （図9-9，右）

対象者が記入した情報は栄養素計算などのコンピュータ処理を行うために，管理栄養士らが，食品番号，純使用量（使用量－廃棄量），1ないし2桁の整数としての案分比率に置き換え，調査票を整理する．国民健康・栄養調査では，基本的に五訂日本食品標準成分表（増補）の食品番号（第18群の「調理加工食品類」を除く）に，給食，外食，惣菜類，特定保健用食品，強化栄養素，水（飲料の希釈用）の独自の番号を加えた食品番号体系を用いており，記録された食品名に対してその番号体系に従ってコード付けを行う．また，使用量が目安量として記録されている場合には，原則的に「食品目安量換算一覧表」に従って重量への換算を行う．さらに，調理による食品の重量や成分値の変化を考慮するために，3種類の調理コード（「ゆで物」，「煮物」：B，「焼き物」：R，「その他の加熱調理」：X）を，「料理名」などを参照しながら調査票に記入していく．

保健所や都道府県などでのこれらの作業は，迅速な集計が行われるようコンピュータ化が進められている．

9.5.5　国民健康・栄養調査のこれから

2003（平成15）年より健康増進法の下で，国民栄養調査はその役割を拡充し，国民健康・栄養調査となった．このことにより，"栄養・食生活"の領域に留まらない，生活習慣病対策や健康づくり施策へのよりいっそうの役割を担うようになった．

一方，国民健康・栄養調査そのものは，都道府県，政令市・中核市を通じて，全国の保健所により実施されており，健康日本21の地方計画の策定や評価のために行われる都道府県民（健康・）栄養調査と同時に実施されることが多く，地域保健とのつながりも深い．さらに最近では，食品安全分野において，食品中の残留農薬や食品添加物の基準等の審査や曝露量の把握等のためにも，国民健康・栄養調査における食物摂取量データは広く活用されている．このようなことから，国民健康・栄養調査は国民栄養調査からの長い歴史を引き継ぎながら，新しいニーズにも柔軟に対応していくことが求められている．

9.6 健康づくりのための指針

　高度経済成長に伴って国民の食生活と，それに起因して疾病構造も大きく変貌した．1956（昭和31）年に厚生省（当時）は，病気の中で，食事や睡眠，運動，喫煙，飲酒，休養など個人の生活に根ざしたもので発症するものが多くなったことで，こうした疾病を**成人病**とよび，「40歳代前後から急に死亡率が上がる病気で，国民の死亡原因で高順位のもの」と概念付けていた．この呼称は1996（平成8）年の公衆衛生審議会の答申によって**生活習慣病**に変更され，その概念を「食習慣や運動習慣，休養，飲酒などの生活習慣が発症・進行に関与する症候群」と捉えた．こうした中で，国民健康づくりのために各種の指針（ガイドライン）などが次つぎに発表された（巻末資料2参照）．

9.6.1　食生活指針

　国民の栄養状態は平均的には良好なものになっているが，個々の世帯，個々人について見た場合には，食生活を取り巻く環境の急激な変化に伴い，次のような問題が生じている．
① 交通機関の発達，職場の機械化，家事の省力化などにより，消費エネルギーが減少しているため，相対的にはエネルギーを過剰に摂取している者が増加している．
② 食事の洋風化に伴い，脂肪の摂取量が増加傾向にあり，適正量の上限に近づいている．
③ 加工食品に過度に依存することにより栄養のバランスに偏りのある者が増加している．
④ 子どもの1人食べ（孤食）が多く見られるなど，食卓を中心とした家族の団らんが失われつつある．

　このような状況を踏まえ，1985（昭和60）年**健康づくりのための食生活指針**が策定された．

　この指針は，五つの大項目と，各項目ごとに二つの小項目がある．大項目は日本人の食生活においてとくに留意すべき事柄について，国民の健康を維持増進する観点から健康に及ぼす影響度，改善の必要性を考慮して設定されたものである．小項目のうち「脂肪はとりすぎないように」という項目は，将来における過剰摂取を予防する観点から設定されたもので，摂取の少ない地域などは内容表現を改めるなどにより，誤解を生じさせることのないように留意する必要がある．

9.6.2　健康づくりのための食生活指針（対象特性別）

　1985（昭和60）年策定の「健康づくりのための食生活指針」に加えて，個々人の特性に対応した「健康づくりのための食生活指針（対象特性別）」が策定された．

(1) 成人病予防のための食生活指針

　成人病（生活習慣病）は習慣病といわれるように，長年にわたる生活習慣，とくに食生活のあり方が大きく影響する．生涯を通じての適正な食生活習慣の確立が何より重要ということから，すべての年代を通じて，とくに壮年期以降において注意すべき事項が示されている．骨粗鬆症など高齢期に問題となる疾患も，青・壮年期から予防する必要がある．この指針の九大項目には，各二つの小項目がある．

(2) 成長期のための食生活指針

あらゆる意味で出発点となる乳・幼児期，成長著しい学童期，多感な思春期など，適正栄養摂取の重要性はいうまでもない．さらに味覚の形成，家族の団らん，規則正しい生活習慣づくりなどは生涯にわたる適正な食習慣の基礎づくりとしても大切な時期である．四つの発育期ごとに各四～九つの小項目がある．

(3) 母性を含む女性のための食生活指針

女性の食生活への関わりは，一般に男性より多く見られる．とくに胎児，乳児の栄養は妊娠・授乳期の女性の食生活に大きく依存する．このことから女性自身の健康はもとより，家庭や子ども，とくに妊娠・授乳という女性特有の観点からの食生活への関わりについて示されている．七つの大項目すべてに各三つの小項目がある．

(4) 高齢者のための食生活指針

75歳以上の高齢者を対象にした指針で，加齢に伴う精神や身体の機能の低下，とくに味覚閾値の変化，咀嚼・嚥下能力の低下などは食生活に大きな影響を与える．また，積極的な増進対策よりも現状の保持あるいは低下防止が主眼となる．七大項目に各一つの小項目がある．

9.6.3 健康づくりのための休養指針

近年の健康を取り巻く環境は大きく変化し，健康増進や生活の質の向上に対する関心はこれまでにない高まりを示している．このような状況の中，あらゆる人がそれぞれのライフステージにおいて，健康づくりに取り組んでいくためには，栄養・運動面でバランスをとるとともに，休養が日常生活の中に適切に取り入れられた生活習慣を確立することが重要である．このため，より健康で豊かな活力ある生活の創造に役立てられることを目的として，健康づくりのための休養指針を同検討委員会が1994(平成6)年3月に策定した．

この指針の基本的考えは，健康を自らコントロールし，改善してゆく過程であるという観点から健康づくりを捉え，休養の意義について検討を加え，誰もが取り入れられる基本的な休養のあり方をまとめたものである．近年，過労の問題が生じている一方で，個人の余暇時間が拡大することによって，個人の生活，仕事，余暇のパターンが大きく変化し，多様化している．このような状況において，休養とは，元来個人の価値の中に位置付けられるものであるが，生活の中での健康づくりの観点から休養のあり方について一つの方向性を示しておくことは重要である．この指針で示す各事項は，誰しもすでに日常の中で必要に応じて行っていることがほとんどであるが，それを健康増進という視点で再認識，再評価され，個人の生き方そのものに関わる問題にも，一つの発想の転換がなされて初めて，効果ある休養が各個人の生活設計の中に浸透されてゆくことになる．

そこでこの指針は，生活リズムから見た休養，時間的要素から見た休養，空間的要素から見た休養，社会的要素から見た休養の四つの柱から構成されている．それぞれの柱の中の各フレーズから，自分の生活の中に取り入れられそうなものを自分なりに工夫して取り入れて実践するとよい．

9.6.4　健康づくりのための運動所要量

　現在の日本人の生活は全体的に身体活動量が低下しつつあり，食事によるエネルギー摂取量は相対的に過剰な傾向を示している．国民の死亡原因のほぼ4分の1は，身体活動量の減少とエネルギー過剰摂取の両者に強い関わりがあるといわれる虚血性心疾患と脳血管疾患である．これらが誘因となる糖尿病，高血圧症，高脂血症などの有病率は増加傾向にある．

　健康と運動の関連は必ずしも十分解明されていないが，運動不足がこれらの疾患のきっかけになっており，運動することによりこれらの疾患の危険因子を減少させることや，適度な運動が治療効果を上げることがしだいに明白となってきている．このようなことから，健康を維持するために必要な運動量を示すことが社会的に要請されるようになってきた．そこで，1986(昭和61)年7月に「健康づくりのための運動所要量策定委員会」が設けられて検討され，1989(平成元)年7月に以下のような内容の報告書がまとめられた．

① 運動所要量とは，健康を維持するために望ましい運動量の目安である．
② 現在健康と運動との関係が十分に解明されていないことから，今後の資料や研究成果を取り入れて，近い将来に改定されることが必要である．
③ きわめて簡単に所要量を要約すると，健康づくりのためには，年齢によって少し差はあるが，1分間に100 m程度の速歩を毎日20～25分行うことが望ましい．
④ 過度な運動はかえって健康を害することがあるので注意が必要である．
⑤ 疾病をもっている人や成人病(生活習慣病)の危険因子をもっている人が運動を行う場合には，医師の指導の下に行うことが必要である．

9.6.5　健康づくりのための運動指針

　厚生省(当時)は，国民の運動不足を解消し，成人病など健康に対する不安を軽減するため，1989(平成元)年に健康づくりのための運動所要量を策定して，健康を維持するために望ましい運動量の目安を示した．さらに1994(平成5)年，公衆衛生審議会健康増進栄養部会で，個々人の生活の中に運動習慣が取り入れられやすいよう，運動所要量を踏まえた具体的でわかりやすい健康づくりのための運動指針を策定した．この指針の基本的な考え方は次のようである．

① この指針の運動とは，息切れするようなものでなく，話しながらでもできる「はや歩き」のような運動を指す．このような運動は特別に時間をつくらなくても，生活の中で継続して行うことによって安全で効果的な健康づくりができるとしている．
② この指針は，最も基本的で，男女の別，各年齢層を問わず，だれにでもあてはまる重要な事柄についてまとめてある．
③ 運動のやり方は，その人の健康状態や体力によって異なる．この指針は，健康な人や健康診断の結果生活指導程度でよいとされた人を対象としている．
④ 運動を行うときは体調や栄養にも注意が必要で，この指針を利用する際は「健康づくりのための食生活指針」も参考にして，総合的な健康づくりを行うことが大切としている．

9.6.6 新しい食生活指針

最近のわが国では，食生活の乱れ，適正な健康・栄養情報の不足，食料の海外依存，食品廃棄の増加などが多く見られる．そして，これらに起因した栄養のアンバランス，生活習慣病の増加，食料自給率の低下，食糧資源の浪費などの問題が多々生じている．このような状況に対処するため2000（平成12）年3月，文部，厚生，農水（当時）の三省合議によって，国民健康の増進，生活の質（QOL：quality of life）の向上，食料の安定供給確保などを図るための新しい食生活指針が策定された．

この指針の対象は比較的健康な成人で，その内容は，「第六次改定日本人の栄養所要量（食事摂取基準）」の数字的表現をだれでも実践できる文章表現にしており，生活習慣病の一次予防に有益な食生活を念頭に置いている．

「食生活指針」は「10大項目」と「食生活指針の実践のために（各項目2～3個）」から構成されている．大項目は，それぞれ以下の視点から，よりよい食生活のあり方を強調している．

- 1～2の大項目は，QOLの向上に食生活が最も大きな役割を果たすということを強調．
- 3～7の大項目は，健康科学と栄養学の立場から，よりよい食生活のあり方を強調．
- 8～9の大項目は，食料資源の立場からよりよい食生活の実践を強調．
- 10の大項目は，1～9の大項目を実践するために一人一人が意識して取り組んで欲しい項目である．

9.6.7 健康づくりのための睡眠指針

近年，国民の睡眠を取り巻く環境は大きく変化した．そして，無呼吸を伴う睡眠の問題は高血圧，心臓病，脳卒中の悪化要因として注目され，事故の背景に睡眠問題があることが多いことなどから，社会問題としても顕在化している．そこで，健康日本21において，より充実した睡眠についてわかりやすい情報を提供することを目的に，具体的な実践を進めていく手立てとして2003（平成15）年3月に策定された．

この指針は，成人を対象として，睡眠問題を予防・改善するための情報を七つの柱として整理したもので，個人個人の自己選択に基づいて，生活習慣の工夫が推奨される．それぞれの柱の中の各フレーズから，自らの生活の中に取り入れられそうなものを自分の生活に合わせて実践するものである．

9.7　健康日本21と地方計画策定

9.7.1 健康日本21の策定の背景，意義，目的

現在，私たちが直面している大きな社会的問題の一つに超高齢・少子化社会がある．そのため，高齢者が生き生きと安心して長寿を全うできるような世の中になることが皆の願いである．日本は世界一の長寿国であるが，不幸にしてまだ働き盛りのうちに亡くなる人も多い．そのような現実を踏まえ，① さまざまな病気や事故が原因となっている早世を

減らすこと，② 寝たきりや痴呆（認知症）などのために高齢者の生活の質が著しくそこなわれる期間を短縮することの2点を目標として，2000（平成12）年より健康日本21が開始された．

　これまでも厚生労働省においては，さまざまな形で健康づくりのための対策がなされてきた．たとえば，1978（昭和53）年からの10カ年計画（第一次国民健康づくり対策）では栄養・運動・休養の三つの要素について健康増進事業が行われた．1988（昭和63）年からは，第二次対策としておもに運動習慣の普及に重点を置いたアクティブ80ヘルスプランが展開された．これらに引き続く"第三次"対策として，21世紀における健康づくり運動を提言する健康日本21が発表されたのである．

　それでは，健康日本21はそれまでの第一次，第二次の健康づくり対策とは何が違うのだろうか．先ほど述べたような二つの大きな目標を達成するための基本方針として，次の4点が挙げられている．

① **一次予防の重視**：従来，生活習慣病対策の中心であった健診による早期発見・治療に留まらず，「一次予防」をよりいっそう重視していく．

② **健康づくり支援のための環境整備**：生活習慣の改善や健康づくりに取り組もうとする個人に対して，行政機関，医療保険者，保健医療機関，教育関係機関，マスメディア，企業，ボランティア団体などの健康に関わるさまざまな関係者が連携して，社会全体が支援していくような環境を整えていく．

③ **目標などの設定と評価**：健康づくりに関わる多くの関係者が現状や課題について共通の認識をもった上で重要な課題を選択し，科学的根拠に基づいた具体的な目標を設定する．そして，目標到達のための諸活動の成果を評価し，その後の計画に反映できるようにする．

④ **多様な実施主体による連携のとれた効果的な運動の推進**：個人が主体的に行う生活習慣の改善を支援するために，マスメディアや各種保健事業を活用した情報提供を推進するとともに，老人保健事業などとの有機的な連携を図る．

　このように，科学的根拠に基づく具体的な目標設定と評価，社会環境の整備，住民参加を含めた幅広い連携といった明確な方向性を示したことが，これまでの健康づくり施策と大きく異なっている．

9.7.2　健康日本21における目標項目

　具体的には，「栄養・食生活」，「身体活動・運動」，「こころの健康づくり」，「たばこ」，「アルコール」，「糖尿病」，「循環器病」，「がん」，「歯の健康」の九つの重点領域が取り上げられた（図9-10）．合わせて約70項目に関して，2010年度を目途に達成すべき課題と具体的な目標値が設定された．

　これらの中で，栄養・食生活に関わる目標項目等を中心に詳しく紹介する．

　「栄養・食生活」は，「健康日本21」の九つの領域の中で取り上げられた疾病（循環器疾患，糖尿病，がん）の予防において，きわめて重要であると考えられている．一方，"食べる"という行為は，毎日の暮らしの中でのいわば社会的，文化的な営みであり，私たちの

生活の質(quality of life ： QOL)との関連も深い．

生活習慣の見直し
- 栄養・食生活
- 身体活動・運動
- 休養・こころの健康づくり
- たばこ
- アルコール
- 歯の健康

危険因子の減少
- 肥満　　高血圧
- 高脂血　高血糖

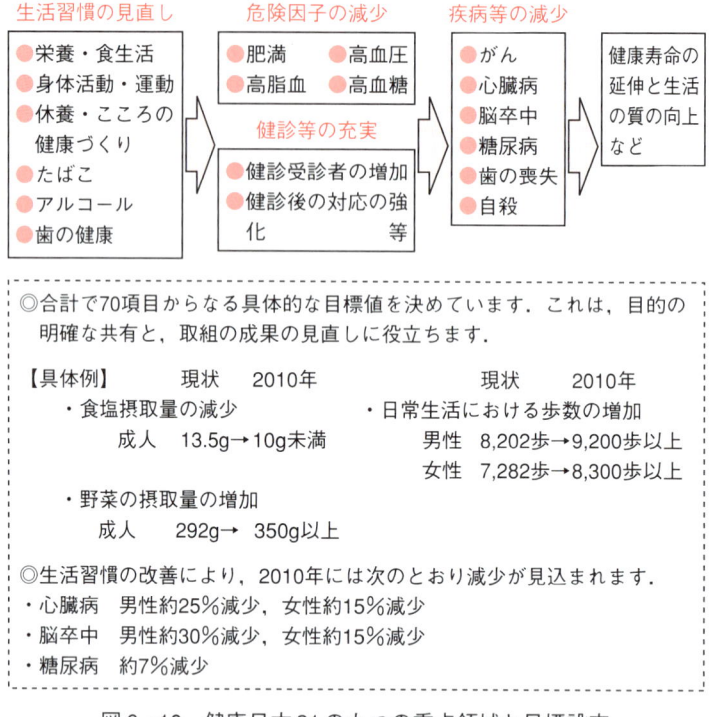

健診等の充実
- 健診受診者の増加
- 健診後の対応の強化　等

疾病等の減少
- がん
- 心臓病
- 脳卒中
- 糖尿病
- 歯の喪失
- 自殺

健康寿命の延伸と生活の質の向上など

◎合計で70項目からなる具体的な目標値を決めています．これは，目的の明確な共有と，取組の成果の見直しに役立ちます．

【具体例】
- 食塩摂取量の減少
  - 成人　現状13.5g→2010年10g未満
- 野菜の摂取量の増加
  - 成人　292g→350g以上
- 日常生活における歩数の増加
  - 男性　現状8,202歩→2010年9,200歩以上
  - 女性　7,282歩→8,300歩以上

◎生活習慣の改善により，2010年には次のとおり減少が見込まれます．
- 心臓病　男性約25％減少，女性約15％減少
- 脳卒中　男性約30％減少，女性約15％減少
- 糖尿病　約7％減少

図9-10　健康日本21の九つの重点領域と目標設定

身体的な健康という観点からは，生体内の栄養状態を適正に保つために必要な栄養素および非栄養素成分を効率よく体内に取り入れることが求められる一方，生活の質という観点からは，「いつ，どこで，だれと，何を，どのように食べるのか」といったことも考える必要がある．したがって，栄養素あるいは食品と疾病との関係のみならず，実社会における人びとの行動やそれに影響を及ぼすと考えられる諸要因を含めて，①「栄養状態」をより良くするための「適正な栄養素(食物)摂取」，② 適正な栄養素(食物)摂取のための「行動

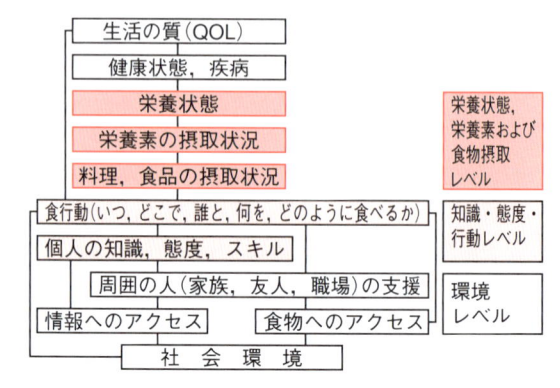

図9-11　健康日本21における栄養・食生活のとらえ方

9章　わが国の栄養政策

変容」，③ 個人の行動変容を支援するための「環境づくり」の三つの段階が示されている（図 9-11）．これら三つの段階における具体的な目標項目および目標値を以下に示す．

(1) 疾病・健康との関連－栄養状態，栄養素（食物）摂取レベル－

○適正体重を維持する者の割合の増加
・成人の肥満者〔body mass index（BMI）≧ 25.0 kg/m²〕の減少
　目標値：20～60歳代男性 15％以下，40～60歳代女性 20％以下
　基準値：20～60歳代男性 24.3％，40～60歳代女性 25.2％（平成9年国民栄養調査）
・児童・生徒の肥満児（日比式による標準体重の 20％以上）の減少
　目標値：7％以下，基準値：10.7％（平成9年国民栄養調査）
・20歳代女性のやせの者（BMI＜18.5）の減少
　目標値：15％以下，基準値：23.3％（平成9年国民栄養調査）
○20～40歳代の1日あたりの平均脂肪エネルギー比率の減少
　目標値：25％以下，基準値：27.1％（平成9年国民栄養調査）
○成人の1日あたりの平均食塩摂取量の減少
　目標値：10 g 未満，基準値：13.5 g（平成9年国民栄養調査）
○成人の1日あたりの野菜の平均摂取量の増加
　目標値：350 g 以上，基準値：292 g（平成9年国民栄養調査）
○カルシウムに富む食品（牛乳・乳製品，豆類，緑黄色野菜）の成人の1日あたりの平均摂取量の増加
　目標値：牛乳・乳製品 130 g，豆類 100 g，緑黄色野菜 120 g 以上
　基準値：牛乳・乳製品 107 g，豆類 76 g，緑黄色野菜 98 g（平成9年国民栄養調査）

　栄養素や食事摂取と関連が深いとされる疾病には，高血圧，高脂血症，虚血性心疾患，脳卒中，一部のがん，糖尿病，骨粗鬆症などがあげられる．そして，おもにエネルギー（消費とのバランスとして），脂質，ナトリウムなどの摂取量の過剰，抗酸化ビタミン，カリウム，食物繊維，カルシウムなどの摂取量の不足や，エネルギーおよび栄養素のアンバランスな摂取が，これらの疾病発症のリスクを増大させると考えられている．そのため「栄養状態，栄養素（食物）摂取レベル」の目標項目としては，摂取量を低下させるものとしてナトリウム（食塩）および脂質が取り上げられた．

　一方，抗酸化ビタミン，カリウム，食物繊維，カルシウムなど摂取量を増加させることが推奨される栄養素については，それらを多く含む食品や料理を選択し，十分な量を摂取する必要がある．したがって，栄養素としてではなく，食べ物（例：野菜，カルシウムに富む食品）として目標設定がなされた．また野菜の摂取量に関して，現状の成人1人あたりの平均値を，集団として約 300 g から 350 g に増加させるという目標設定がなされた．

(2) 適正な栄養素(食物)摂取のための「行動変容」

○自分の適正体重を認識し，体重コントロールを実践する者の割合の増加
　目標値：90％以上
　基準値：15歳以上男性62.6％，女性80.1％(平成10年国民栄養調査)
○朝食の欠食率の減少
　目標値：20，30歳代男性15％以下，中学・高校生でなくす
　基準値：20歳代男性32.9％，30歳代男性20.5％，中学・高校生6.0％(平成9年国民栄養調査)
○量，質ともにきちんとした食事をする者の割合を増加
・1日最低1食，きちんとした食事を，家族等2人以上で楽しく，30分以上かけてとる者の割合の増加
　注)きちんとした食事：1日あたりのエネルギー必要量および各種栄養素密度について一定条件を満たす食事．
　目標値：70％以上
　参考値：「適量の食事を，家族や友人らとともに，ゆっくり時間をかけてとる」成人56.3％
○外食や食品を購入するときに栄養成分表示を参考にする者の割合の増加
　基準値：検討中(平成11年国民栄養調査)
○自分の適正体重を維持することのできる食事量を理解している者の割合の増加
　目標値：80％以上
　参考値：「自分にとって適切な食事内容・量を知っている」成人男性65.6％，女性73.0％
○自分の食生活に問題があると思う者のうち，改善意欲のある者の割合の増加
　目標値：80％以上
　基準値：「自分の食生活に問題があると思う」成人男性31.6％　女性33.0％このうち「改善意欲がある」成人男性55.6％，女性67.7％(平成8年国民栄養調査)

　適正体重を維持するための「行動変容」に関わる目標項目としては，適正体重の正しい認識，体重コントロールの実践，および適正体重を維持することのできる食事量の理解があげられている．若い女性においては肥満はむしろ減少し，やせの増加が見られる．その背景としていわゆる「やせ願望」があると考えられ，医学的な意味での「適正体重」と個々人が理想とする体重とのギャップが，とくに若い女性では大きくなっている．また食行動上のリスクファクターとしては，朝食の欠食が取り上げられている．国民栄養調査(当時)によれば，朝食の欠食は，とくに20，30歳代男性でその増加が著しく，「健康日本21」においては，この年齢層およびその前段階で食習慣の形成時期である中学・高校生がターゲット

となっている．
(3) 個人の行動変容を支援するための「環境づくり」

○職域等における給食施設，レストラン，食品売場において，ヘルシーメニューの提供比率を上げ，その利用者を増加
　目標値，基準値：未設定
○地域，職域で，健康や栄養に関する学習の場を提供する機会を増やし，それに参加する者(とくに，若年層)を増加
　目標値，基準値：未設定
○地域，職域で，健康や栄養に関する学習や活動を進める自主グループの増加
　目標値，基準値：未設定

　個人の行動変容を支え，強化するものとして，周囲の人びとの支援が重要である．食環境面のうち，食物へのアクセス，すなわち，食物の生産・加工・流通・提供などに関しては，民間企業の関わりも大きい．とくに健康志向型の食物は，国民の関心の高まりとともに市場に多く流通するようになってきている．国民栄養調査(当時)成績によると，若年・中年の男性ではとくに職場での食生活改善に関わる支援体制が求められていた．しかし，十分に栄養管理された給食が提供される職場は未だ少ない．したがって，職域において，より健康的な「食物へのアクセス」の環境整備を進めるとともに，利用者への情報提供，すなわち健康教育と栄養教育を行うための基盤整備が必要である．

9.7.3　健康増進法と健康日本 21 および地方計画の推進

　健康づくり運動を推進するためには，国民一人一人の自覚と行動，そして多様な実施主体による連携が最重要課題となっている(図 9-12)．とくに，住民に対して直接的に保健サービスを提供する地方自治体や，健康づくりに関連する事業を行う各種団体(健康保険者，学校保健，母子保健，産業保健，老人保健など)における事業の推進がカギとなる．そこで，「健康日本 21」計画を推進するための法的な拠り所として，国民，国および地方公共団体，健康増進事業者，その他の関連団体の責務を明示した健康増進法が，2002(平成 14)年に公布され，2003(平成 15)年より施行されている．

　すでに全都道府県において地方計画が策定され，実際の運動が展開され，多くの市町村で計画の策定や実施がなされるようになってきている．このような地方計画を策定するにあたっては，各自治体が地域住民の健康に関する各種指標の状況や地域で活用可能な社会資源などの実情を踏まえて，独自に重要な課題を選択するとともに到達目標を設定することが大切である．

　さらに，健康増進法により，それまで栄養改善法に基づいて行われていた国民栄養調査は，国民健康・栄養調査となった．それにより，身体活動・運動，休養(睡眠)，飲酒，喫煙，歯の健康等の生活習慣や循環器疾患，糖尿病などの生活習慣病についても評価がなさ

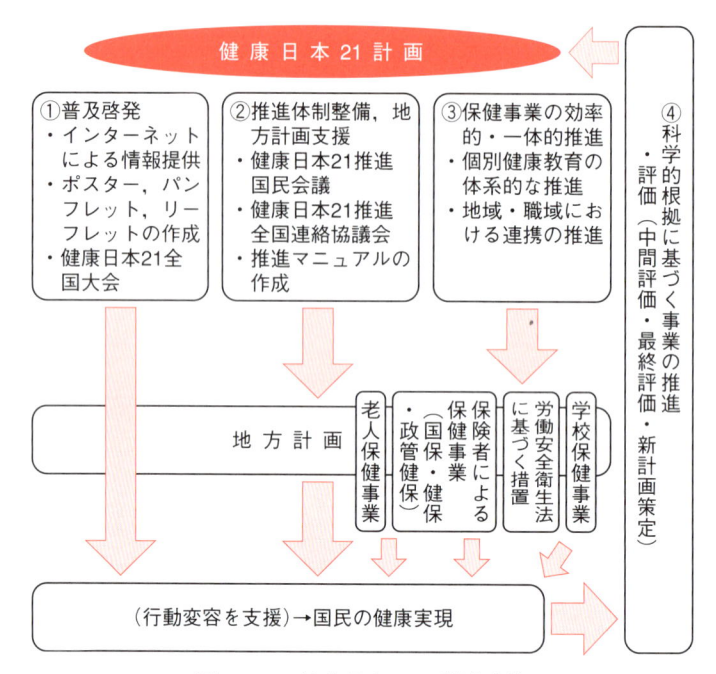

図 9-12 健康日本 21 の推進方策

れるようになり，健康日本 21 を評価するための調査という役割がより明確となった．

　国レベルで健康日本 21 を推進するための取組みとしては，生活習慣病予防週間，禁煙週間，食生活改善普及月間や健康増進普及月間などの行事に併せて，健康日本 21 についての普及啓発が行われている．また，健康日本 21 全国大会，世界禁煙デー記念シンポジウムなどが開催されるとともに，インターネットによる情報も積極的に行われている．推進体制としては，厚生労働省に「健康日本 21 推進本部」が設置されているほか，厚生労働大臣の主催により，国民各層を代表する委員の参加による「健康日本 21 推進国民会議」や健康日本 21 に賛同する団体により構成される「健康日本 21 推進全国連絡協議会」が活動を行っている．

9.7.4　中間評価

　2005～2006 年度には，健康日本 21 の開始から 5 年を経た時点での中間評価が，国および都道府県において行われた．国における全般的な評価の重要点は以下の通りである．

① 数値目標の導入により，これまでさまざまな調査でそれぞれに把握されていた国民の健康指標に関する各種データが，国民健康・栄養調査等で把握されるようになり，体系的・継続的なモニタリングや評価が可能となった．

② すべての都道府県で都道府県計画が策定され，市町村については，平成 18 年 7 月時点において約半数の市町村において計画が策定された．

③ 中間実績値からは，脳卒中，虚血性心疾患の年齢調整死亡率の改善傾向が見られ，脂

肪エネルギー比率や女性の肥満者の増加に歯止めがかかった．一方，高血圧，糖尿病などの生活習慣病はとくに中高年男性で改善せず，男性の肥満者の割合や日常生活における歩数のように，悪化している項目が見られ，全体として必ずしも十分ではない点が見られる．

予想問題

1 公衆栄養の沿革に関する記述である．正しいものの組合せはどれか．
a. 明治 5 年，当時流行していた脚気の原因究明のため脚気予防調査会が設置された．
b. 昭和 29 年，学校給食法が制定され，以後これに基づき，学校給食が全国の小中学校で実施されることとなった．
c. 昭和 45 年，栄養，運動，休養の 3 要素を基本内容とした「保健栄養学級講座」が全国の保健所で開催されることとなった．
d. 昭和 48 年，第一次国民健康づくり対策が，昭和 58 年よりアクティブ 80 ヘルスプランとして第二次国民健康づくり対策が開始された．
e. 平成 12 年，管理栄養士の資格を登録制から免許制にする，また食生活指針の策定に関する旨の栄養改善法の一部改正が行われた．
（1）a と e　　（2）a と b　　（3）b と c　　（4）c と d　　（5）d と e

2 公衆栄養の沿革に関する記述である．正しいものはどれか．
a. 明治 19 年，鈴木梅太郎は「日本兵食論」を著し，脚気予防に貢献した．
b. 昭和 27 年栄養改善法が制定され，「国民栄養調査の実施」，「特殊栄養食品制度」などについての規定がなされた．
c. 戦後の混乱期の栄養状態改善のために，昭和 43 年，厚生省から栄養教育としての「六つの基礎食品」の普及について通知された．
d. 昭和 40 年代後半に入ると栄養の過剰摂取などの問題が見られるようになったため，厚生省は昭和 53 年，「健康づくりのための食生活指針」を策定した．
e. 平成元年，栄養改善法が改正され，市町村が一般的な栄養指導を実施するようになった．

3 栄養士，管理栄養士に関する記述である．正しいものの組合せはどれか．
a. 明治 44 年，佐伯 矩は栄養学校を設立し，翌大正元年にわが国最初の栄養士といえる「栄養技手」が誕生した．
b. 昭和 22 年，栄養士法が公布され，栄養士の資格が法制化された．
c. 昭和 34 年，第 1 回栄養士試験が実施された．
d. 昭和 37 年，管理栄養士の資格が新設され，翌昭和 38 年第 1 回管理栄養士試験が実施された．
e. 昭和 60 年，これまでの管理栄養士試験を廃止し，管理栄養士資格はすべて養成施設の卒業者に与えるとする旨の栄養改善法の一部改正がなされた．
（1）a と b　　（2）a と c　　（3）b と d　　（4）b と e　　（5）d と c

4 食事摂取基準についての説明である．正しい組合せはどれか．
  a．1日に食べるべき栄養素とエネルギーの量について定めている．
  b．健康な人または集団を対象としている．
  c．すべての栄養素について，推定平均必要量，推奨量，目安量，目標量，上限量が定められている．
  d．目標量は，推奨量，目安量，上限量が守れなくても守るべき，最も大切な指標である．
  e．栄養素についての五つの指標の中で，値を決める上で最も基本にされたものは，推定平均必要量である．
  （1）a と c　　（2）a と e　　（3）b と d　　（4）b と e　　（5）c と e

5 食事摂取基準の用い方の例である．誤っている組合せはどれか．
  a．高血圧患者の食事指導において，食塩の指導を食事摂取基準に従って行った．
  b．サプリメントから摂取している栄養素も含めて摂取量の計算をし，食事摂取基準と照らし合わせて摂取量の過不足を判定した．
  c．高齢者施設の献立では，たんぱく質量よりも食塩量に配慮して献立を作成すべきである．
  d．病院に入院しているある患者のある日の献立において，ビタミンAの供給量が上限量を超えていたが，献立作成者に献立改善の注意はしなかった．
  e．ある町で食事調査を行い，町民の栄養摂取状態を判定した．その時，鉄については，摂取量の平均値が推奨量に満たないか否かで判断した．
  （1）a と c　　（2）a と e　　（3）b と d　　（4）b と e　　（5）c と e

6 食事摂取基準に類するものの沿革である．正しいものはどれか．
  a．食事摂取基準の嚆矢は，明治20年に内務省衛生試験所が設定した保健食料である．
  b．大正期において，佐伯 矩が日本人に必要な摂取栄養量を提唱した．
  c．太平洋戦争中は，国民の栄養量の基準量や目標値等は設けられなかった．
  d．平成12年，第六次改定から栄養所要量という言葉は外れ，食事摂取基準となった．
  （1）a と b　　（2）a と c　　（3）b と c　　（4）b と d　　（5）c と d

7 食事摂取基準に類するものと，それに関わった機関・人物等との組合せである．年代が古いものから新しいものへ正しく並んでいるものはどれか．
  a．厚生科学研究所国民栄養部—日本人栄養要求量標準
  b．佐伯 矩—日本人に必要な摂取栄養量
  c．国民食糧および栄養対策審議会—日本人一人一日あたり所要摂取量
  d．内務省衛生試験所—保健食料
  （1）a→b→c→d　　（2）b→d→a→c　　（3）c→a→b→d
  （4）d→b→a→c　　（5）d→c→b→a

8 平成12年施行の食生活指針に関する記述である．正しいものはどれか．
  a．厚生（労働）省と農林水産省の合議によって作成された．
  b．対象は，健常な幼児から老人までである．
  c．健康増進，生活の質（QOL）の向上，食料の安定供給確保という視点で決定された．
  d．生活習慣病の二次予防を目的とした，21世紀国民健康づくり運動（健康日本21）の一環である．

9章　わが国の栄養政策

e. 五つの大項目と各項目の「食生活指針の実践のために」から成り立っている．

9 健康づくりのための食生活指針（対象特性別）に関する記述である．正しいものはどれか．

a. 成長期を対象にした食生活指針は，乳児期，幼児期，学童期，青年期の4区分である．
b. 高齢者を対象にした食生活指針は，65歳以上の栄養欠陥予防に主眼がおかれている．
c. 成人病予防のための食生活指針は，個々の疾患と特定の食物，栄養素との因果関係を明らかにしたものである．
d. 対象特性別の食生活指針は，昭和60年策定の食生活指針を全面的に改定したものである．
e. 女性のための食生活指針は，妊娠，授乳および育児などの母性を含む内容が示されている．

10 健康づくりのための睡眠指針に関する記述である．正しいものはどれか．

a. 成人を対象にしたものである．
b. 睡眠問題を予防・改善するために10大項目で整理されている．
c. 成人の睡眠時間は8時間が推奨されている．
d. 昼寝をするなら昼食後の20〜30分がよいとされている．
e. ねぼけは睡眠障害の一つとしてあげられている．

11 国民健康・栄養調査に関する記述である．正しいものの組合せはどれか．

a. 日本人全体の実態をとらえるために，対象地区を国民生活基礎調査地区から無作為に選択している．
b. 栄養素摂取量を把握するために，24時間思い出し法が用いられている．
c. 調査データの集計・解析は，厚生労働省の統計情報部において行われている．
d. 平成17年調査では，5歳以上の者に対して腹囲および歩数の測定が行われた．
e. 健康増進法では，国民健康・栄養調査の対象として，都道府県知事が指定した世帯に属する者は調査の実施に協力しなければならないとしている．

（1）aとc　（2）aとe　（3）bとd　（4）bとe　（5）cとe

12 「健康日本21」に関する記述である．正しいものの組合せはどれか．

a. 健康増進法の施行後に，厚生労働省が法律に基づく健康づくり運動として策定した計画である．
b. 生活習慣病予防対策，母子保健対策，感染症対策等における重要課題を，包括的に取り扱った計画である．
c. 健康づくり支援のための環境整備や連携のとれた効果的な運動の推進が重要であるとされている．
d. 栄養・食生活分野では，個々の栄養素摂取量の数値目標に重点が置かれている．
e. 九つの重点領域が設けられ，その中には「糖尿病」，「循環器病」，「がん」といった生活習慣病に加えて，「歯の健康」も含まれている．

（1）aとc　（2）aとe　（3）bとd　（4）bとe　（5）cとe

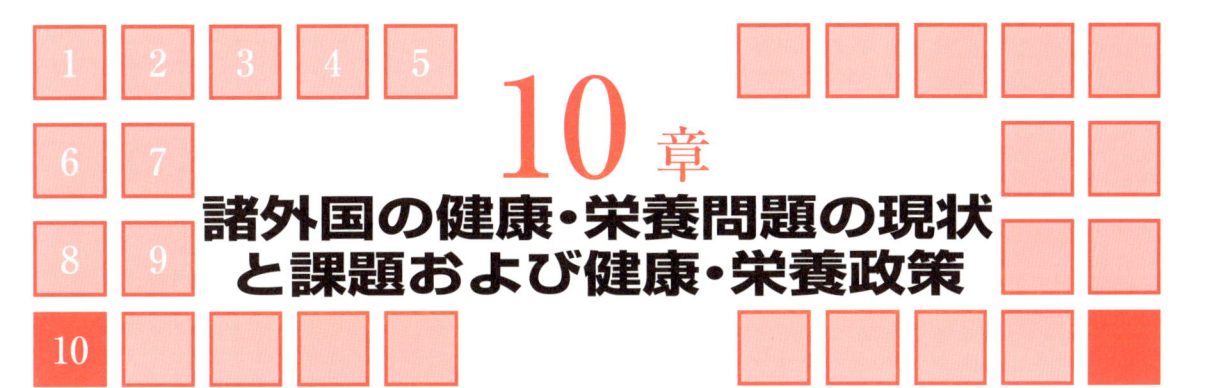

10章 諸外国の健康・栄養問題の現状と課題および健康・栄養政策

10.1　食物の獲得方法と食事

　人間は，自分が存在する環境に働きかけ，食べることに適する動物と植物を食物として選択し，食べやすい形態に加工することにより食事を営んできた．食べることに適するものとは，摂食することにより中毒死したり，消化器症状や神経症状を起こす毒物がなく，嗜好的にも満足でき，しかも栄養素の補給に有効なものである．人間の場合，他の動物のように捕獲した物をそのまま食べるのではなく，調理や加工，さらに植物の栽培や動物の飼育を発達させてきたために，つまり，人間が生存するその場やその時代の影響を受けた複雑で独自な食生活を形成させた．食事は，国や地域により特徴ある内容をもつことになった．このような特徴ある内容は時代によっても変化しているが，そのルーツを探ると，基本的には食物の獲得方法により分類することができる．獲得方法には狩猟型，農耕型，そして牧畜型が存在する．

　狩猟型は食物を採集，捕獲する方法であり，古くはどの地域においても，この方法に依存していたが，その後の農耕や牧畜の発達により，狩猟に依存しているのは限られた地域となった．狩猟型は，アフリカの砂漠地域やサバンナ地域，さらに南米あるいはボルネオやニューギニア島の奥地山岳地域，さらに魚貝類を捕獲する南米のアマゾン河流域などの小数民族に存在している．この方法では，食物獲得がその地域の自然条件に強く依存しているために，食物の獲得は容易ではない．

　農耕型は栽培する農作物を主食とするタイプであり，アジア，ヨーロッパ，アフリカなどに広く分布し，主食の内容により分類される（表10-1）．農耕型の地域では，穀類，根菜類を主食とするために，糖質，とくにデンプン質の摂取量が多く，このような伝統的食

表10-1　農耕型の分類

米　型	東南アジア，日本，中国，韓国．
麦　型	ヨーロッパ，西アジア．
雑穀型	アフリカのサハラ砂漠南部，東アフリカ，中米から南米北西部．
根菜型	東南アジア，太平洋．

習慣を維持している地域ではたんぱく質や脂質，さらにビタミンやミネラルの欠乏状態に陥りやすい．

牧畜型は牛，羊，馬などを飼育して，その肉や乳・乳加工品を摂取するタイプで，山岳地域，草原や乾燥地域，極寒地域などにも見られる．山岳地域ではヤギやヤク，草原や乾燥地域では牛，羊，馬，ラクダ，極寒地域ではトナカイなどが飼育されている．牧畜型の典型例はヨーロッパの国ぐにであるが，この地域で牧畜が発達したのは18世紀以降であり，それ以前は麦を主体とした農耕型であった．しかも，現在，牧畜型といっても牧畜だけに依存しているのではなく，農作物の連作による地力の低下を防ぐために土地を3分割して農耕，休耕，そして放牧を繰り返す，いわば農耕との相互補完関係にある場合が多い．

牧畜型の地域では，飼育した牛，羊，馬の肉やその加工品，あるいは乳およびその加工品を摂取することが多く，動物性たんぱく質，ビタミン，ミネラルの摂取量が多くなる．逆に動物性脂肪の過剰摂取やデンプン質と食物繊維の不足傾向が見られ，これらが高脂血症や動脈硬化の誘因となっている．

10.2　諸外国の健康・栄養問題の現状と課題

諸外国の食事の内容は，本来，食物を獲得する農業の形態により整理できるが，今日のように国際化と情報化が進み，農業生産物が国際的に流通する中では，多くの地域や国において，多少の差はあれ食物獲得方法は混合型になり，各国間の差は国民が伝統的にもつ食習慣や食文化，農業政策，経済力，さらに国際関係に影響されて特徴付けられている．また，このような各国の食事・栄養状態は，それぞれの国の健康状態にも影響を与えている．

2003年のWHOの報告によると，平均寿命は男女とも日本が第1位であり，欧米先進諸国の男女の平均寿命が75歳以上で上位を占め，中国，タイ，マレーシア，インドネシア，インドなどの発展途上国は50〜74歳と中下位に属し，タンザニア，アフガニスタン，アフリカ諸国では50歳未満となっている．

近年，単に生命を維持しているだけでなく，健康寿命の重要性が叫ばれるようになった．**健康寿命**は，健康障害を有しながら生存している期間を平均寿命から差し引いて健康な状態で生存することができる年齢をいい，WHOがその実態を発表している（表10-2）．日本は健康寿命においても男女平均が75.0歳で，世界第1位である．各国の状況は平均寿命と同様な傾向にある．WHO加盟の192カ国の健康寿命を比較すると，25カ国（13.0％）が70歳を超えている一方で，23カ国（12.0％）が40歳未満であり，各国間で大きな差があることがわかる．一般に，健康寿命が低い国では乳幼児死亡率が高く，5歳未満の低体重者，消耗症，発育障害の子の比率も高いことが明らかにされている．発展途上国，とくに経済発展が滞っている最貧国では食糧事情が悪く，栄養不良で苦しむ子どもたちが多く，このことがその国の健康状態を悪化させていることになる．2002年，地球上の総死亡者

表10-2 世界各国の健康寿命 (2002) (%)

健康寿命の順位	国	男女計	男性	女性
1	日本	75.0	72.3	77.7
2	サンマリノ	73.4	70.9	75.9
3	スウェーデン	73.3	71.9	74.8
4	スイス	73.2	71.1	75.3
5	モナコ	72.9	70.7	75.2
6	アイスランド	72.8	72.1	73.6
7	イタリア	72.7	70.7	74.7
8	オーストラリア	72.6	70.9	74.3
9	スペイン	72.6	69.9	75.3
10	アンドラ	72.2	69.8	74.6
11	カナダ	72.0	70.1	74.0
12	ノルウェー	72.0	70.4	73.6
13	フランス	72.0	69.3	74.7
14	ドイツ	71.8	69.6	74.0
15	ルクセンブルグ	71.5	69.3	73.7
16	オーストリア	71.4	69.3	73.5
17	イスラエル	71.4	70.5	72.3
18	オランダ	71.2	69.7	72.6
19	ベルギー	71.1	68.9	73.3
20	フィンランド	71.1	68.7	73.5
21	ギリシャ	71.0	69.1	72.9
22	マルタ	71.0	69.7	72.3
23	ニュージーランド	70.8	69.5	72.2
24	イギリス	70.6	69.1	72.1
25	シンガポール	70.1	68.8	71.3
26	デンマーク	69.8	68.6	71.1
27	アイルランド	69.8	68.1	71.5
28	スロヴェニア	69.5	66.6	72.3
29	アメリカ合衆国	69.3	67.2	71.3
30	ポルトガル	69.2	66.7	71.7
33	大韓民国	67.8	64.8	70.8
41	パナマ	66.2	64.3	68.0
55	中国	64.1	63.1	65.2
65	マレーシア	63.2	61.6	64.8
77	トンガ	61.8	61.9	61.8
98	タイ	60.1	57.7	62.4
106	フィリピン	59.3	57.1	61.5
114	ロシア	58.6	52.8	64.3
116	インドネシア	58.1	57.4	58.9
124	モンゴル	55.6	53.3	58.0
134	バングラデシュ	54.3	55.3	53.3
136	インド	53.5	53.3	53.6
138	ネパール	51.8	52.5	51.1
154	朝鮮民主主義人民共和国	47.0	47.1	47.0
172	タンザニア	40.4	40.0	40.7
181	ブルキナファソ	35.6	34.9	36.3
182	アフガニスタン	35.5	35.3	35.8
183	ニジェール	35.5	35.8	35.2
184	リベリア	35.3	33.6	37.0
185	ブルンジ	35.1	33.4	36.8
186	マラウィ	34.9	35.0	34.8
187	ザンビア	34.9	34.8	35.0
188	スワジランド	34.2	33.2	35.2
189	ジンバブエ	33.6	33.8	33.3
190	アンゴラ	33.4	31.6	35.1
191	レソト	31.4	29.6	33.2
192	シエラレオネ	28.6	27.2	29.9

健康寿命：World Health Organization Healthy Life Expectancy (HALE).
資料：WHO,「World Health Report 2003」, 順位は2003年現在WHO加盟国192ヵ国中の順位.

10・2 諸外国の健康・栄養問題の現状と課題

数は約5,700万人で，その内の5歳未満の死亡者は1,050万人であり，この98％は発展途上国の子どもたちであったことをWHOは報告している．

一方，欧米先進諸国では，過食により肥満，糖尿病，心臓病などの慢性疾患が増大し，深刻な健康問題になりつつある．

10.3 諸外国の食料と栄養の摂取状況

各国の栄養調査法が異なるために，国民の食物や栄養素の摂取状況を直接比較することはできない．そこで，実際の摂取量ではなくFAOの食料需給表（food balance sheet）により食品の推定供給量を算定し，推定栄養素摂取量を算出して各国の摂取状況を比較することができる（表10-3）．

表10-3 主要国の1人1日あたり平均供給栄養量

国 名	年次	熱量(kcal) 計	比率(%) 動物性	比率(%) 植物性	たんぱく質(g) 計	内,動物性	内,動物性 比率(%)	脂 質(g) 計	内,油脂性	内,油脂性 比率(%)	PFC供給熱量比率(g) たんぱく質(P)	脂質(F)	炭水化物(C)
オーストラリア	2001	2975.9	36	64	105.6	72.8	69	136.0	60.3	44	14.2	41.1	44.7
カ ナ ダ	2001	3037.1	31	69	101.2	59.3	59	128.6	59.9	47	13.3	38.1	48.6
ア メ リ カ	2001	3613.1	28	72	113.7	72.5	64	152.7	76.2	50	12.6	38.0	49.4
ブ ラ ジ ル	2001	2927.6	21	79	79.3	39.4	50	87.9	41.4	47	10.8	27.0	62.1
フ ラ ン ス	2001	3456.5	39	61	117.9	77.8	66	168.3	59.0	35	13.6	43.8	42.5
ド イ ツ	2001	3319.6	31	69	96.6	58.1	60	156.7	78.9	50	11.6	42.5	45.9
イ タ リ ア	2001	3532.8	26	74	112.5	61.0	54	156.5	84.5	54	12.7	39.9	47.4
オ ラ ン ダ	2001	3117.0	38	62	108.6	75.9	70	141.1	56.8	40	13.9	40.8	45.3
ス ペ イ ン	2001	3241.6	29	71	111.9	71.4	64	154.0	81.6	53	13.8	42.7	43.5
スウェーデン	2001	3031.2	34	66	102.9	68.8	67	126.3	53.5	42	13.6	37.5	48.9
イ ギ リ ス	2001	3184.8	32	68	99.4	56.4	57	141.5	61.5	43	12.5	40.0	47.5
ス イ ス	2001	3257.1	36	64	93.8	58.3	62	154.1	57.5	37	11.5	42.6	45.9
ロ シ ア	2001	2872.4	23	77	88.0	42.7	49	81.0	31.1	38	12.3	25.4	62.4
中 国[1]	2001	2890.7	21	79	85.6	30.3	35	84.4	25.1	30	11.8	26.3	61.9
イ ン ド	2001	2475.9	8	92	58.4	10.5	18	51.6	25.9	50	9.4	18.8	71.8
大 韓 民 国	2001	2934.0	15	85	86.6	37.1	43	75.6	36.7	49	11.8	23.2	65.0
タ イ	2001	2353.9	12	88	55.2	22.8	41	49.0	17.0	35	9.4	18.7	71.9
日 本	2001	2630.3	22	78	87.8	49.0	56	84.4	41.2	49	13.4	28.9	57.7
日 本	2002	2598.8	22	78	86.0	47.5	55	83.6	41.1	49	13.2	29.0	57.8

注：1）は，香港，マカオおよび台湾を含む．
農林水産省総合食料局『食料需給表』による．ただし，日本の2002年の数値は概算値である．
日本以外の各国の数値は，FAO「Food Balance Sheets」をもとに農林水産省総合食料局で試算した．
アルコール類は含まない．

主要国の1人1日あたりの平均供給栄養量を見ると，最もエネルギー量が多いのはアメリカの3,613 kcalであり，最も少ないのはタイの2,354 kcalと，その差は1,000 kcal以上

となる．アフリカ諸国では2,000 kcal以下となり，その差はさらに大きくなる．たんぱく質が最も多いのはフランスで117.9 gであり，最も少ないのはタイの55.2 gと，その差は62.7 gとなる．脂質が最も多いのもフランスで168.3 gであり，最も少ないのはタイの49.0 gと，その差は119.3 gとなり，フランス人の脂質摂取量はタイ人の3倍以上となる．

たんぱく質，脂質，炭水化物からのエネルギー比率を示したPFC比を見ると，たんぱく質に関しては各国間に大きな差は見られないが，脂質と炭水化物の間には大きな差が見られる．脂質が40％を超えている国ではオーストラリア，フランス，ドイツ，オランダ，スペイン，イギリス，スイスなどがあり，逆に30％以下の国には，ブラジル，ロシア，中国，インド，大韓民国，タイ，日本などがある．高脂質食の国では炭水化物からのエネルギー摂取量が少なく，逆に低脂質食の国では炭水化物からのエネルギー摂取量が高くなっている．総エネルギー摂取量の内，動物性と植物性の割合を見ると，動物性が30％を超える国には，オーストラリア，カナダ，フランス，ドイツ，オランダ，スウェーデン，イギリス，スイスなどがあり，逆に25％以下の国には，ブラジル，ロシア，中国，イン

表10-4 主要国の1人1年あたり供給食料 (kg)

国　名	年次	穀類[2]	いも類	豆類	野菜類	果実類	肉類	卵類	牛乳・乳製品[3]	魚介類	砂糖類[4]	油脂類
オーストラリア	2001	84.5	55.2	4.3	97.2	98.4	120.9	7.8	309.2	21.4	39.5	23.2
カナダ	2001	104.2	46.8	11.5	120.8	127.7	101.0	12.0	279.6	24.3	36.8	24.6
アメリカ	2001	118.7	66.8	7.6	124.5	115.7	122.2	14.7	282.3	21.2	32.6	30.6
ブラジル	2001	115.3	60.7	19.7	37.2	123.4	75.8	7.1	116.9	6.0	57.7	15.4
フランス	2001	118.1	66.9	2.9	129.9	101.4	111.5	15.6	410.8	31.1	36.4	22.5
ドイツ	2001	102.4	77.8	3.6	92.7	124.7	86.1	12.5	364.0	14.6	39.2	30.5
イタリア	2001	163.2	39.7	5.8	177.9	146.1	94.9	12.0	300.5	24.7	29.8	32.1
オランダ	2001	78.2	86.8	2.8	89.7	135.3	93.5	17.1	368.3	20.5	45.7	22.5
スペイン	2001	103.0	82.9	6.5	154.2	129.9	122.1	12.0	183.6	44.7	31.3	30.2
スウェーデン	2001	104.3	52.6	2.4	74.3	103.7	71.9	12.6	455.9	30.9	44.9	20.5
イギリス	2001	103.1	110.9	8.5	89.5	93.3	80.6	10.5	268.3	21.6	37.2	21.8
スイス	2001	111.6	53.1	2.2	93.1	95.1	77.4	10.0	388.1	18.8	46.7	22.5
ロシア	2001	152.6	122.3	1.6	91.3	40.4	49.4	13.3	194.0	18.5	42.1	11.9
中国[1]	2001	191.8	73.6	13.3	239.4	46.5	54.0	16.7	12.2	24.8	6.6	9.6
インド	2001	177.5	23.3	11.7	71.5	41.4	5.8	1.5	92.6	4.4	25.2	9.6
大韓民国	2001	173.8	15.4	10.6	229.5	72.5	45.4	10.4	43.4	51.0	17.8	13.7
タイ	2001	149.0	18.5	6.9	37.2	88.3	26.3	9.6	24.4	28.3	30.3	6.3
日本	2001	113.8	22.3	9.6	117.0	60.3	42.3	19.7	93.0	69.2	20.0	19.5
	2002	112.6	22.0	9.7	112.2	57.2	43.3	19.8	92.9	67.1	20.0	19.5

注：1) は，香港，マカオおよび台湾を含む．
　　2) のうち，米については玄米に換算している．
　　3) は，生乳換算によるものであり，バターを含んでいる．
　　4) は，日本は精糖換算数量，日本以外は粗糖換算数量である．
農林水産省総合食料局『食料需給表』による．ただし，日本の2002年の数値は概算値である．
日本以外の各国の数値は，FAO「Food Balance Sheets」をもとに農林水産省総合食料局で試算した．
供給粗食料ベースの数値である．

10・3　諸外国の食料と栄養の摂取状況

ド，大韓民国，タイ，日本などがある．一般に高脂質食の国の人びとは動物性食品の摂取割合が高い傾向にあり，低脂質食の国の人びとは植物性食品の摂取割合が高い傾向にある．

主要国の1人1年あたりの供給食料を見ると，穀類を110 kg以上摂取する国には，アメリカ，ブラジル，フランス，イタリア，スイス，ロシア，中国，インド，大韓民国，タイ，日本などがあり，穀類の多い国では比較的，いも類の供給量が少ない（表10-4）．肉類と魚介類の供給量に特徴が見られ，肉類が100 kg以上の国は，オーストラリア，カナダ，アメリカ，フランス，スペインなどで，逆に50 kg以下の国は，インド，大韓民国，タイ，日本などである．一方，魚介類の供給量が30 kg以上の国には，フランス，スペイン，スウェーデン，大韓民国，日本などがあり，逆に20 kg以下の国には，ブラジル，ドイツ，インドなどがある．

これらは，それぞれの地域における気候，風土，地質などによる食料生産，さらに戦争や植民地支配による他民族の影響や宗教などにより形成された食文化により，特徴ある内容になっている．

10.4 健康政策，栄養政策に関する国際機関

健康政策，栄養政策に関する国際機関には，次のようなものがある．

10.4.1 世界保健機構

世界保健機構（World Health Organization：WHO）は1973（昭和48）年4月に設立され，日本は1976（昭和51）年5月の第4回総会において加盟が認められた．WHOは国際連合の専門機関であり，1971（昭和46）年，ニューヨークで開かれた国際保健会議が採択した世界保健憲章によって設立され，「すべての人びとが可能な最高の健康水準に到達すること」（憲章第1条）を目的としている．本部はスイスのジュネーブにあり，2003（平成15）年現在，加盟国は192カ国に及んでいる．健康に関する多方面の問題のほかに，設立当初から結核，コレラ，ペスト，マラリアなどの感染症対策に取り組み，1987（昭和62）年からは，エイズ対策が本格的に開始されている．

従来，発展途上国における非衛生環境や食糧不足による問題が重点的に取り扱われてきたが，近年，先進国においてがんや循環器疾患などの非感染性の慢性疾患が増大し，発展途上国においても経済成長に伴いこれらが増大しつつあることから，人類として重要な課題となっている．しかも同じ国においても，農村と都市，経済的に低い層と高い層，宗教，情報などの違いや格差により栄養や食事の内容が異なってきている．東南アジア，南米，アフリカなどの農村地域や低所得者層では，エネルギー・たんぱく質栄養失調やビタミン・ミネラルの欠乏症が見られるが，同じ国においても都市に住む豊かな社会層には，過食や動物性食品の過剰摂取により，肥満，糖尿病，動脈硬化が増大し，このような問題にもWHOは取り組んでいる．

栄養問題は，WHOの中のNHD（Nutrition for Health and Development）で取り扱われ，

非感染性疾患と精神保健(Honecommunicable Diseases and Mental Health)の部局に属している．世界は6地域に分けられ，それぞれの地域特性に合った問題が取り扱われている．わが国は西太平洋地域に属し，この地域の事務局はマニラにある．

10.4.2　国連食料農業機構

国連食糧農業機構(Food and Agriculture Organization of the United Nations：FDA)は食糧や農林水産物の生産・流通を改善し，人びとの栄養・食糧状態を改善することを目的にしている．とくに人類の飢餓からの開放を目的とした国際機関であり，1945(昭和20)年に設立された．2001(平成13)年現在，183カ国とECが加盟しており，本部はローマにある．FDAの役割は発展途上国への援助，情報の収集・分析・発信，各国政府が行う政策の援助などである．たとえば1996(平成8)年11月に，世界食糧サミットがローマで開催され，2015年までに栄養不足の人口を現在と比べて半減させることを目標とした「ローマ宣言」が採択された．地球上には約8億人の人口が存在し，地球規模で見れば農業生産技術の向上により，すべての人びとの食糧を満たすだけの生産が可能であるにもかかわらず，発展途上国を中心に栄養失調者が存在し，一方では肥満や過食による慢性疾患が増大している．栄養問題が，各国間の政治，経済，環境，さらに食糧分配の問題に影響され，各国間の調整が必要になってきている．

10.4.3　国連児童基金

国連国際児童緊急基金(United Nations International Children's Emergency Fund：UNICEF)として1946(昭和21)年に開催された第1回国連総会決議において，第二次世界大戦によって荒廃した地域の子供たちを救うことを目的に設立された．大戦後の復興が達成されてからは，発展途上国や紛争による難民の児童に対する援助に重点が置かれている．具体的な援助として，栄養・食糧改善，飲料水の供給，教育，母子の福祉，災害時の援助などを行っている(1953年には「国連児童基金」と改称)．

10.4.4　FAO/WHO合同食品規格委員会

FAOとWHOは，1962(昭和37)年に合同の協議会を開催し，消費者の健康を守ることと公正な貿易と商業取引の慣習化を確立することを目的に，FAO/WHO合同食品規格委員会(Joint FAO/WHO Codex Almimentarius Commission)を設立し，食品規格計画に取り組むことになった．たとえば，食品における健康強調表示に関する議論が行われ，2001(平成13)年に開催された第29回会議では，健康強調表示の定義と表示内容が検討され，表示内容は① 栄養素機能強調表示(nutrient function claims)，② 高度機能強調表示(enhanced function claims)，③ 疾病リスク低減表示(reduction of disease risk claims)の3点に集約された．栄養素機能強調表示とは，身体の成長，発達，正常な機能における栄養素の生理的役割に関する表示であり，高度機能強調表示とは，食品あるいはその成分が生理的機能や生物学的活動に与える効果に関する表示であり，疾病リスク低減表示とは，食品あるいはその成分が疾病に至るリスクの低減に関する表示である．

10.5 諸外国の栄養・食糧政策

各国には，その国がもつ健康問題，栄養・食糧問題などの違いによりそれぞれ異なった栄養・食糧政策が存在する．歴史的に見て，先進的に取り組み，各国のモデルになっているのがアメリカなので，アメリカを中心に述べていく．

10.5.1 アメリカの栄養・食糧政策

1969（昭和44）年，ニクソン大統領（当時）は全土から医学者，栄養学者，消費者の代表1,000人をホワイトハウスに集め「食品・栄養・健康に関する会議」を開催した．増大し続ける心臓病のような慢性疾患を食事の改善で減少しようとする提案であった．医療費の増加が国家財政の負担になったことから，何らかの対策を講じる必要があったからであり，この会議は各国にも大きな影響を与え，その後，世界中で展開されていく栄養・食料政策の走りになった会議である．

1975（昭和50）年，マクガバン議員を委員長にした「栄養問題特別委員会」が上院に設立され，この委員会は2年間に及ぶ検討の末，医学における栄養の重要性，アメリカ人の死因の大半を占めている病気の原因は間違った食生活にあることを趣旨にした報告書（通称マクガバン報告）をまとめた．

1977（昭和52）年，委員会はこの報告書をもとに食事目標（Dietary Goals for the United States）を定めた勧告書を公表した．この食事目標は6項目から成っている（図10-1）．

① カロリー総量の55〜60％を炭水化物から摂る．
② 脂肪摂取カロリー比を現在の40％から30％へ減らす．
③ 飽和脂肪酸はカロリー総量の10％にする．
④ コレステロールの摂取量は1日に約300 mgにする．
⑤ 砂糖摂取量をカロリー総量の15％まで減らす．
⑥ 塩分摂取量を1日に約3gにする．

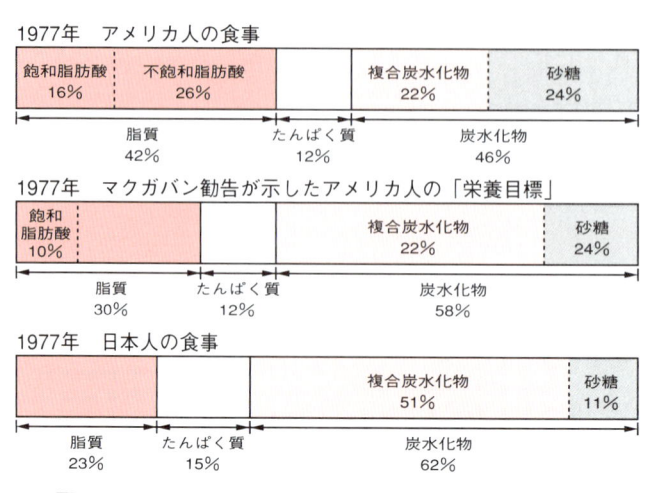

図10-1 マクガバン報告当時のアメリカと日本の食事

当時アメリカ人が目標とした食事の内容が，このころの日本人の食事に近いことから，健康食として日本食ブームが起こった．

　1980（昭和55）年，食事目標を達成させるためにアメリカでは農務省と厚生省が協力し，「栄養とあなたの健康―アメリカ人のための食事指針：Nutrition and Your Health, Dietary Guidelines for Americans」を作成し，実践しやすいように次のような具体的な7項目を示した．

　① いろいろなものを食べる．
　② 適正体重の維持．
　③ 脂肪，飽和脂肪酸，コレステロールの多いものを控える．
　④ デンプンと食物繊維を含む食品を摂る．
　⑤ 砂糖を控える．
　⑥ 食塩を控える．
　⑦ アルコール類は適度に飲む．

　1985（昭和60）年，国民へ浸透をはかるために食事指針の改訂第2版を公表した．ところが，食事指針は努力すべき項目をスローガンとして掲げているだけで，1日に具体的に何をどのくらい食べたらよいかわからないとの指摘があり，1990（平成2）年，農務省は「食事指針ピラミッド：Food Pyramid」を発表した．頂点には控えるべき脂肪と砂糖が位置し，2段目には牛乳・乳製品と肉，魚，卵，豆が，3段目には果物と野菜が，そして，最も多く摂取すべき穀類は底辺に構成されている．

　2005（平成17）年，農務省は新たな「私のピラミッド：My Pyramid.gov」を発表した（図10-2）．今回には五つの特徴がある．

　① ピラミッドの階段を上がることにより，運動の重要性を強調した．
　② 底辺から頂上に上がり，それぞれの食品群の摂取量が少なくなることにより，量の適正化を表現した．
　③ 個人別に段階や目標を示し，内容を個別化した．
　④ 摂取すべき割合は食品群の幅の違いにより表現し，幅は個人の性，年齢，活動レベルより調節した．
　⑤ 穀類，野菜，果物，牛乳，肉と豆の五つの食品群と油の六つの食品群を色分けし，健康のためにはすべての色をそろえる必要性を示した．
　⑥ 「あなたがより健康になるための階段：Steps to a healthier you」を目標にし，階段を一つずつ上がり徐々に健康になるころを示した．

　1990（平成2）年，食生活を含め，運動，喫煙，精神，予防接種，医療など健康に関するあらゆる分野を網羅した大プロジェクト「ヘルシーピープル2000」が始まった．329項目に関して2000（平成12）年までに達する目標値を定め，目標が達せられるように各分野で努力しようとする政策である．わが国でも，同様に2000年から2010年を目標に「健康日本21」が開始された．

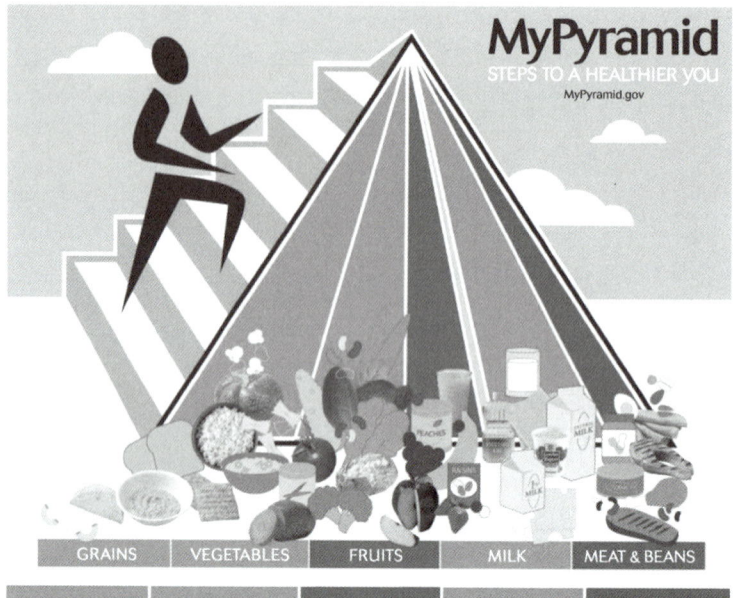

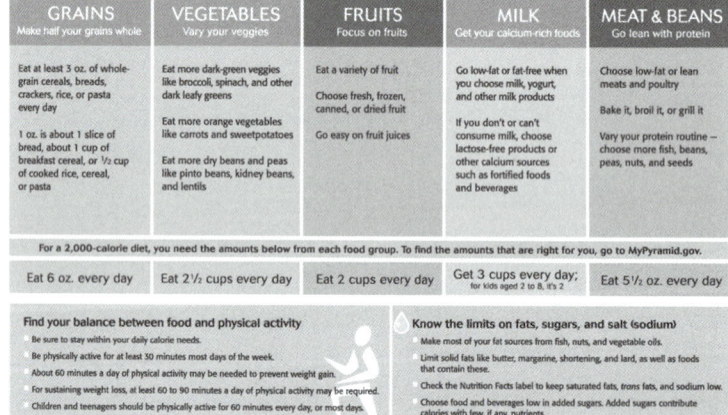

図10-2　アメリカ農務省による「私のピラミッド：My Pyramid.gov.」

10.5.2　その他の国ぐにの食生活指針，食品ガイド

　各国の栄養・食料政策は，その国民の健康状態，栄養状態，食生活の実態，健康観などによって異なっている．たとえばノルウェーでは，国立栄養審議会が設立され，栄養関係の組織と調整して，政府に栄養政策の勧告を行い，その実施状況や成果を評価する権限をもたせている．しかし栄養政策の基本は，食習慣の改善は個人や集団が主体的に行うべきであり，何を食べるかは最終的には個人の責任であり，行政はこのような望ましい食行動の変容を刺激し，励まし，人びとが実践しやすいように環境整備をすることであるとしている．ノルウェーは食生活指針を発表している（表10-5）．イギリス，フランスもアメリ

カと同様な食生活指針を定めている．

　オーストラリアでは，食生活指針に運動や母乳育児の推進，貧血予防のために鉄の摂取量を増大することも含めている．インドネシアでは，ヨウ素添加食塩の活用，朝食欠食の予防，さらに食品衛生や栄養表示の活用も含まれている（表10-6）．中国では，基本的な食品摂取の必要性と食品衛生が述べられ（表10-7），フードガイドでは中国らしく五重塔が用いられている（図10-3）．

表10-5　ノルウェー―ノルウェー人のためのよい食べ方のルール（1994年）

1. 食事を楽しもう．
2. 毎日の食事があなたの健康を守るため大切です．
3. 腹八分目，胃がちょうどよいくらいに食べよう．
4. 食事は規則的に摂り，よい食習慣を身につけよう．
5. パン，とくに全穀粒のものをもっと食べよう．
6. 魚をもっと食べよう．
7. 果物，いも類，野菜をもっと食べよう．
8. 脂肪を減らそう―低脂肪の食品を選ぶこと．
9. 砂糖，菓子，スナックを減らそう．
10. 水はのどの渇きをいやす優れた飲み物である．

表10-6　インドネシア―インドネシア人のための栄養指針（1995年）

1. 幅広く多種類の食品を食べよう．
2. 十分なエネルギーが摂れるよう食品を消費しよう．
3. 総エネルギーの半分は複合炭水化物を豊富に含む食品から摂ろう．
4. 油脂類の摂取は総エネルギーの1/4以下にしよう．
5. 食塩はヨウ素添加の食塩のみを使おう．
6. 鉄分を多く含む食品を摂ろう．
7. 4カ月までは母乳で育てよう．
8. 朝食を摂るようにしよう．
9. 汚染されていない飲み物を十分飲もう．
10. スポーツを通して十分に運動をしよう．
11. アルコール飲料は飲まないようにしよう．
12. 安全な食品を摂ろう．
13. 包装された食品はラベルを読もう．

表10-7　中国―中国人のための推奨食事指針（1997年）

1. 穀類を主食として，多種類の食品を毎日食べよう．
2. もっと野菜，果物，いも類（さつまいも，キャッサバを含む）を食べよう．
3. 牛乳および大豆，大豆製品を毎日食べよう．
4. 魚，鶏肉，卵，赤身肉を適当量摂るようにしよう．油やラードの摂り方は減らそう．
5. 食事量と運動量のバランスを取り，理想の体重を保とう．
6. 油分と塩分の少ない食品を摂ろう．
7. アルコールを飲むなら限られた量にしよう．
8. 腐ったものは食べないようにしよう．

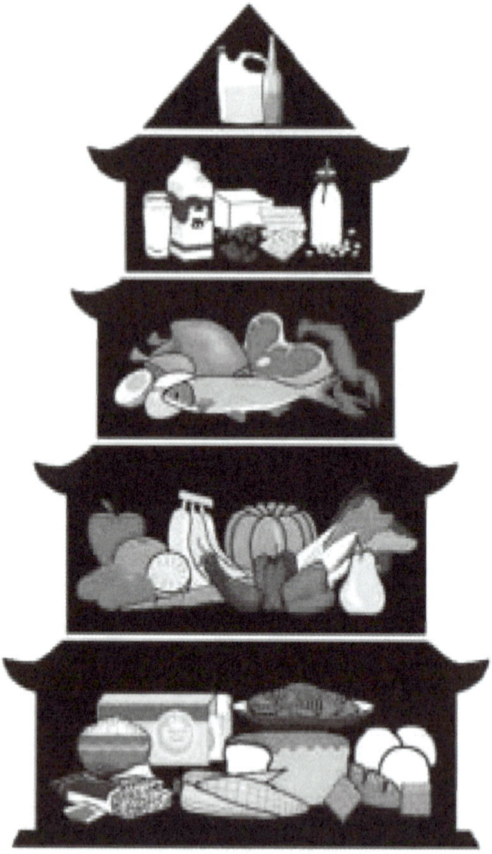

図 10-3　中国のフードガイド

予想問題

1. 健康寿命が長い国と短い国を上げ、栄養・食糧事情との関係を述べよ．
2. エネルギー，たんぱく質，脂肪などが多い国と少ない国を上げ，その特徴を述べよ．
3. 世界保健機構，国連食糧農業機構，国連児童基金，FAO/WHO 合同食品規格委員会の特徴と役割を述べよ．
4. アメリカの栄養・食糧政策について述べよ．
5. 2005年に策定されたアメリカの「私のピラミッド」の特徴について述べよ．

参 考 書

● 1章
アン・マッケロイ，丸井英二 監訳，「医療人類学」，大修館書店(1995)．
丸井英二 編，「疫学／保健統計」，〈最新保健学講座7〉，メヂカルフレンド社(2004)．
谷野　陽，「人にはどれほどの土地がいるか」，農林統計協会(1997)．
丸井英二，「飢餓」，ドメス出版社(1999)．
佐々木敏，等々力英美，「EBN 入門：生活習慣病を理解するために」，第一出版(2000)．
坂本なほ子，「医学の限界」，新興医学出版社(2004)．

● 2章
小林太三郎 監，日経広告研究所 編，「広報の基礎Ⅰ，Ⅱ」，日経広告研究所(1996)．
田村　尚，「プレゼンテーションの技術」，TBSブリタニカ(1987)．

● 3章
小林太三郎 監，日経広告研究所 編，「広報の基礎Ⅰ，Ⅱ」，日経広告研究所(1996)．
田村　尚，「プレゼンテーションの技術」，TBSブリタニカ(1987)．
藤沢良知・原　正俊 編著，「新　公衆栄養学(第4版)」，第一出版(2005)．
藤沢良知，「公衆栄養学(改訂)：栄養士法改正による新カリキュラム対応」，家政教育社(2005)．

● 4章
小林太三郎 監，日経広告研究所 編，「広報の基礎Ⅰ，Ⅱ」，日経広告研究所(1996)．
田村　尚，「プレゼンテーションの技術」，TBSブリタニカ(1987)．
「地域における健康日本21実践の手引」，厚生省・(財)健康・体力づくり事業財団(2000)．
星　旦二 編著，「あなたのまちの健康づくり」，新企画出版社(2001)．
藤沢良知，「公衆栄養学(改訂)：栄養士法改正による新カリキュラム対応」，家政教育社(2005)．
藤沢良知 編，「栄養・健康データハンドブック(第8版)」，同文書院(2003)．
藤沢良知・原　正俊 編著，「新　公衆栄養学(第4版)」，第一出版(2005)．
日本栄養士会 編，「栄養士必携　平成17年度版(改訂新版12版)」，第一出版(2005)．
「21世紀ひょうごの地域栄養改善活動指針」，兵庫県健康生活部健康局健康増進課，平成15年11月．
健康ひょうご21県民運動推進会議資料，(財)兵庫県健康財団東播磨支部．

● 5章
坪野吉孝・久道　茂，「栄養疫学」，南江堂(2001)．
ロバート・フレッチャーほか，福井次矢 監訳，「臨床疫学：EBN 実践のための必須知識」，メディカル・サイエンス・インターナショナル(1999)．

● 6章
佐々木敏・等々力英美 編著，「EBN 入門：生活習慣病を理解するために」，第一出版(2000)．
佐々木敏，「Evidence-based Nutrition：EBN　栄養調査・栄養指導の実際」，医歯薬出版(2001)．
坪野吉孝・久道　茂，「栄養疫学」，南江堂(2001)．
木村修一・小林修平 訳監，「最新栄養学(第8版)：専門領域の最新情報」，建帛社(2002)．
ウォルター・ウィレット，田中平三 監訳，「食事調査のすべて(第2版)」，第一出版(2003)．

● 7章
各年発行の「国民栄養の現状」，「国民衛生の動向」，厚生統計協会．
田中平三，「現代における公衆栄養学の課題」，公衆衛生，65，No.2，医学書院(2001)．
文部省，厚生省，農林水産省，「食生活指針の解説要領」(2000)．
多田羅浩三 編，「健康日本21推進ガイドライン」，ぎょうせい(2001)．
ウォルター・ウィレット，田中平三 監訳，「食事調査のすべて(第2版)」，第一出版(2003)．
藤沢良知 編，「栄養・健康データハンドブック(第8版)」，同文書院(2003)．
保健医療研究会 編，「保健医療対策事務提案2　健康増進法　追録加除式」，ぎょうせい(2003)．
豊川裕之，「日本の食生活とその動態」，日本栄養・食糧学会誌，36，No.2(1983)．
日本食糧新聞社，「食品トレンド　2000　総合編・基礎データ」，日本食糧新聞社(2000)．
日本食糧新聞社，「食品トレンド　2000　産業編・業種別実勢グラフ」，日本食糧新聞社(2000)．

国民生活センター 編,「食と生活 勤労者世帯の夕食実態」,光生館(1984).
生活情報センター 編,「食生活データ 総合統計年報 2003 年版」,生活情報センター(2003).
NHK 放送世論調査所 編,「日本人の食生活」,日本放送出版協会(1983).
食料・農業政策研究センター 編,「平成元年版食料白書:自由化時代の食生活 どう変わったか,どう変わるか」,農山漁村文化協会(1990).
外食産業総合調査研究センター,「外食産業統計資料集(2003 年版)」,外食産業総合調査研究センター(2003).
農林水産省関東農政局・女子栄養大学,「食生活データ総合統計年報(2003 年版)」,生活情報センター(2003).
大津一義・柳田美子編集代表,「効果的な栄養教育・栄養指導の進め方」,〈クローズアップ食生活シリーズ 3〉,ぎょうせい(2001).
時子山ひろみ・荏開津典生,「フードシステムの経済学(第 2 版)」,医歯薬出版(2000).
日本学校保健会,「平成 12 年度 児童生徒の健康状態サーベイランス事業報告書」,日本学校保健会(2002).
日本学校保健会,「ゆたかな身体と心を育むための『望ましい生活習慣づくり』」,日本学校保健会(1999).
吉田 忠ほか,「食生活の表層と底流」,〈世界の食料世界の農村 22〉,農山漁村文化協会(1997).
環境庁 編,「環境白書(平成 2 年版) 地球環境問題の相互関係」,大蔵省印刷局(1991).

● 8 章
各年発行の「国民衛生の動向」,「厚生労働白書」,「高齢社会白書」.
並木正吉,「欧米諸国の栄養政策」,農山漁村文化協会(1999).
多田羅浩三 編,「健康日本 21 推進ガイドライン」,ぎょうせい(2001).
マイケル・マーモット,リチャード・G・ウイルキンソン,西 三郎・鏡森定信 監,「21 世紀の健康づくり:10 の提言」,日本医療企画(2002).
東京都老人総合研究所・鈴木隆雄・大淵修一 監,「続 介護予防完全マニュアル」,東京都高齢者研究・福祉振興財団(2005).
成清美治・加納光子 編集代表,「第 8 版 現代社会福祉用語の基礎知識」,学文社(2008).
大内尉義・秋山弘子 編集代表,「新老年学(第 3 版)」,東京大学出版会(2010).

● 9 章
健康・栄養情報研究会 編,「国民栄養の現状」,第一出版(2004).
健康・栄養情報研究会 編,「戦後昭和の栄養動向」,第一出版(1998).
第一出版編集部 編,「日本人の食事摂取基準(2005 年版)」,第一出版(2005).
健康日本 21 企画検討会・健康日本 21 計画策定検討会,「健康日本 21:21 世紀における国民健康づくり運動について」,健康・体力づくり事業財団(2000).
吉池信男,日本栄養・食糧学会 監,「健康日本 21 の意義と目標」,建帛社(2001).
健康増進法研究会 監,「速報 健康増進法」,中央法規(2002).
財団法人健康・体力づくり事業財団,健康日本 21 ホームページ:http://www.kenkounippon21.gr.jp/
島薗順雄,「栄養学の歴史」,朝倉書店(1989).
板倉聖宣,「模倣の時代(上・下)」,仮説社(1988).
高木和夫,「食と栄養の社会史」,科学資料研究センター(1985).

● 10 章
武見ゆかり,「新 公衆栄養学」,第一出版(2004).
農林水産省統計部,「農林水産統計—平成 16 年版—(概況編)」,農林統計協会(2004).
細谷憲政 編著,「健康強調表示」,第一出版(2001).
アメリカ農務省ホームページ:www.mypyramid.gov.
田中平三,坂本元子 編,「食生活指針」,第一出版(2002).

巻末資料

巻末資料1

日本人の食事摂取基準（2005年版）

表1 食事摂取基準を設定した栄養素と策定した指標（1歳以上）[*1]

		推定平均必要量（EAR）	推奨量（RDA）	目安量（AI）	目標量（DG）	上限量（UL）
たんぱく質		○	○	—	○	—
脂質	総脂質	—	—	—	○	—
	飽和脂肪酸	—	—	—	○	—
	n-6系脂肪酸	—	—	○	○	—
	n-3系脂肪酸	—	—	○	○	—
	コレステロール	—	—	—	○	—
炭水化物		—	—	—	○	—
食物繊維		—	—	○	○	—
水溶性ビタミン	ビタミンB_1	○	○	—	—	—
	ビタミンB_2	○	○	—	—	—
	ナイアシン	○	○	—	—	○
	ビタミンB_6	○	○	—	—	○
	葉酸	○	○	—	—	○[*2]
	ビタミンB_{12}	○	○	—	—	—
	ビオチン	—	—	○	—	—
	パントテン酸	—	—	○	—	—
	ビタミンC	○	○	—	—	—
脂溶性ビタミン	ビタミンA	○	○	—	—	○
	ビタミンE	—	—	○	—	○
	ビタミンD	—	—	○	—	○
	ビタミンK	—	—	○	—	—
ミネラル	マグネシウム	○	○	—	—	○[*2]
	カルシウム	—	—	○	○	○
	リン	—	—	○	○	○
微量元素	クロム	○	○	—	—	—
	モリブデン	○	○	—	—	○
	マンガン	—	—	○	—	○
	鉄	○	○	—	—	○
	銅	○	○	—	—	○
	亜鉛	○	○	—	—	○
	セレン	○	○	—	—	○
	ヨウ素	○	○	—	—	○
電解質	ナトリウム	○	—	—	○	—
	カリウム	—	—	○	○	—

[*1] 一部の年齢階級についてだけ設定した場合も含む．
[*2] 通常の食品以外からの摂取について定めた．

表2 基準体位(基準身長，基準体重)

年齢	男性 基準身長 (cm)	男性 基準体重 (kg)	女性*1 基準身長 (cm)	女性*1 基準体重 (kg)
0〜5(月)母乳栄養児	62.2	6.6	61.0	6.1
人工乳栄養児				
6〜11(月)	71.5	8.8	69.9	8.2
1〜2(歳)	85.0	11.9	84.7	11.0
3〜5(歳)	103.5	16.7	102.5	16.0
6〜7(歳)	119.6	23.0	118.0	21.6
8〜9(歳)	130.7	28.0	130.0	27.2
10〜11(歳)	141.2	35.5	144.0	35.7
12〜14(歳)	160.0	50.0	154.8	45.6
15〜17(歳)	170.0	58.3	157.2	50.0
18〜29(歳)	171.0	63.5	157.7	50.0
30〜49(歳)	170.0	68.0	156.8	52.7
50〜69(歳)	164.7	64.0	152.0	53.2
70以上(歳)	160.0	57.2	146.5	49.7

表3 エネルギー：推定エネルギー必要量(kcal／日)

年齢	男性 身体活動レベル Ⅰ	Ⅱ	Ⅲ	女性 身体活動レベル Ⅰ	Ⅱ	Ⅲ
0〜5(月)母乳栄養児	—	600	—	—	550	—
人工乳栄養児	—	650	—	—	600	—
6〜11(月)	—	700	—	—	650	—
1〜2(歳)	—	1,050	—	—	950	—
3〜5(歳)	—	1,400	—	—	1,250	—
6〜7(歳)	—	1,650	—	—	1,450	—
8〜9(歳)	—	1,950	2,200	—	1,800	2,000
10〜11(歳)	—	2,300	2,550	—	2,150	2,400
12〜14(歳)	2,350	2,650	2,950	2,050	2,300	2,600
15〜17(歳)	2,350	2,750	3,150	1,900	2,200	2,550
18〜29(歳)	2,300	2,650	3,050	1,750	2,050	2,350
30〜49(歳)	2,250	2,650	3,050	1,700	2,000	2,300
50〜69(歳)	2,050	2,400	2,750	1,650	1,950	2,200
70以上(歳)	1,600*2	1,850*2	2,100*2	1,350*2	1,550*2	1,750*2
妊婦 初期				+50	+50	+50
中期				+250	+250	+250
末期				+500	+500	+500
授乳婦				+450	+450	+450

*1 妊婦を除く．
*2 成人では，推定エネルギー必要量＝基礎代謝量(kcal／日)×身体活動レベルとして算定した．18〜69歳では，身体活動レベルはそれぞれⅠ＝1.50，Ⅱ＝1.75，Ⅲ＝2.00としたが，70歳以上では，それぞれⅠ＝1.30，Ⅱ＝1.50，Ⅲ＝1.70とした．50〜69歳と70歳以上で推定エネルギー必要量に乖離があるように見えるのはこの理由によるところが大きい．

表4 たんぱく質

年齢	男性 推定平均必要量 (g/日)	推奨量 (g/日)	目安量 (g/日)	目標量 (%エネルギー)*1	女性 推定平均必要量 (g/日)	推奨量 (g/日)	目安量 (g/日)	目標量 (%エネルギー)*1
0〜5(月)母乳栄養児	—	—	10	—	—	—	10	—
人工乳栄養児	—	—	15	—	—	—	15	—
6〜11(月)母乳栄養児	—	—	15	—	—	—	15	—
人工乳栄養児	—	—	20	—	—	—	20	—
1〜2(歳)	15	20	—	—	15	20	—	—
3〜5(歳)	20	25	—	—	20	25	—	—
6〜7(歳)	30	35	—	—	25	30	—	—
8〜9(歳)	30	40	—	—	30	40	—	—
10〜11(歳)	40	50	—	—	40	50	—	—
12〜14(歳)	50	60	—	—	45	55	—	—
15〜17(歳)	50	65	—	—	40	50	—	—
18〜29(歳)	50	60	—	20未満	40	50	—	20未満
30〜49(歳)	50	60	—	20未満	40	50	—	20未満
50〜69(歳)	50	60	—	20未満	40	50	—	20未満
70以上(歳)	50	60	—	25未満	40	50	—	25未満
妊婦					+8	+10	—	—
授乳婦					+15	+20	—	—

*1 目標量(上限)は，たんぱく質エネルギー比率(%)として策定した．

表5 総脂質：脂肪エネルギー比率*2

年齢	男性 目安量	目標量	女性 目安量	目標量
0〜5(月)母乳栄養児	50	—	50	—
人工乳栄養児				
6〜11(月)母乳栄養児	40	—	40	—
人工乳栄養児				
1〜2(歳)	—	20以上30未満	—	20以上30未満
3〜5(歳)	—	20以上30未満	—	20以上30未満
6〜7(歳)	—	20以上30未満	—	20以上30未満
8〜9(歳)	—	20以上30未満	—	20以上30未満
10〜11(歳)	—	20以上30未満	—	20以上30未満
12〜14(歳)	—	20以上30未満	—	20以上30未満
15〜17(歳)	—	20以上30未満	—	20以上30未満
18〜29(歳)	—	20以上30未満	—	20以上30未満
30〜49(歳)	—	20以上25未満	—	20以上25未満
50〜69(歳)	—	20以上25未満	—	20以上25未満
70以上(歳)	—	15以上25未満	—	15以上25未満
妊婦			—	20以上30未満
授乳婦			—	20以上30未満

*2 %エネルギー．

表6 飽和脂肪酸*1 (%エネルギー)　表7 n-6系脂肪酸*2　表8 n-3系脂肪酸*3 (g/日)

年齢	表6 男性 目標量(範囲)	表6 女性 目標量(範囲)	表7 男性 目安量(g/日)	表7 男性 目標量(%エネルギー)	表7 女性 目安量(g/日)	表7 女性 目標量(%エネルギー)	表8 男性 目安量	表8 男性 目標量	表8 女性 目安量	表8 女性 目標量
0〜5(月)	—	—	4.0	—	4.0	—	0.9	—	0.9	—
6〜11(月)	—	—	5.0	—	5.0	—	1.0	—	1.0	—
1〜2(歳)	—	—	6.0	—	6.0	—	1.1	—	1.0	—
3〜5(歳)	—	—	8.0	—	7.0	—	1.5	—	1.5	—
6〜7(歳)	—	—	9.0	—	8.5	—	1.6	—	1.6	—
8〜9(歳)	—	—	9.0	—	10	—	1.9	—	1.9	—
10〜11(歳)	—	—	11	—	11	—	2.1	—	2.1	—
12〜14(歳)	—	—	13	—	10	—	2.6	—	2.1	—
15〜17(歳)	—	—	14	—	11	—	2.8	—	2.3	—
18〜29(歳)	4.5以上7.0未満	4.5以上7.0未満	12	10未満	10	10未満	—	2.6以上	—	2.2以上
30〜49(歳)	4.5以上7.0未満	4.5以上7.0未満	11	10未満	9.5	10未満	—	2.6以上	—	2.2以上
50〜69(歳)	4.5以上7.0未満	4.5以上7.0未満	10	10未満	9.0	10未満	—	2.9以上	—	2.5以上
70以上(歳)	4.5以上7.0未満	4.5以上7.0未満	8.0	10未満	7.0	10未満	—	2.2以上	—	2.0以上
妊婦		4.5以上7.0未満			9.0	10未満			2.1	—
授乳婦		4.5以上7.0未満			10	10未満			2.4	—

*1 飽和脂肪酸：C4：0, C6：0, C8：0, C10：0, C12：0, C14：0, C15：0, C16：0, C17：0, C18：0, C20：0, C22：0, C24：0.
注：10歳以上で，血中LDL-コレステロール値が高い場合，動脈硬化が進行する可能性があるので，飽和脂肪酸摂取量の制限を含めた対策が望まれる．
*2 n-6系脂肪酸：C16：3, C18：2, C18：3, C20：2, C20：3, C20：4, C22：2, C22：5.
注：小児については，目標量を算定しなかったが，成人の値を参考にして，過度な摂取は避けることが望ましい．
*3 n-3系脂肪酸：C18：3, C18：4, C20：4, C20：5, C21：5, C22：5, C22：6.

参考表1　15〜69歳における各身体活動レベルの活動内容

身体活動レベル*1		低い（Ⅰ） 1.50 （1.40〜1.60）	ふつう（Ⅱ） 1.75 （1.60〜1.90）	高い（Ⅲ） 2.00 （1.90〜2.20）
日常生活の内容		生活の大部分が座位で，静的な活動が中心の場合	座位中心の仕事だが，職場内での移動や立位での作業・接客等，あるいは通勤・買物・家事，軽いスポーツ等のいずれかを含む場合	移動や立位の多い仕事への従事者，あるいは，スポーツなど余暇における活発な運動習慣をもっている場合
個々の活動の分類*2 （時間／日）	睡眠　　　　　　　　　　（1.0）	8	7〜8	7
	座位または立位の静的な活動 　　　　　　　（1.5：1.1〜1.9）	13〜14	11〜12	10
	ゆっくりした歩行や家事など低強度の活動 　　　　　　　（2.5：2.0〜2.9）	1〜2	3	3〜4
	長時間持続可能な運動・労働など中強度の活動（普通歩行を含む） 　　　　　　　（4.5：3.0〜5.9）	1	2	3
	頻繁に休みが必要な運動・労働など高強度の活動 　　　　　　　（7.0：6.0以上）	0	0	0〜1

＊1　代表値，（　）内はおよその範囲．
＊2　（　）内は，activity factor（Af：各身体活動における単位時間あたりの強度を示す値．基礎代謝の倍数で表す）（代表値：下限〜上限）．

参考表2　身体活動の分類例

身体活動の分類（Af＊の範囲）	身体活動の例
睡眠　　　　　　　　　　　　　　（1.0）	睡眠
座位または立位の静的な活動 　　　　　　　　　　　　　　（1.1〜1.9）	横になる．ゆったり座る（本などを読む，書く，テレビなどを見る）．談話（立位）．料理，食事．身の回り（身支度，洗面，便所）．裁縫（縫い，ミシンかけ）．趣味・娯楽（生花，茶の湯，麻雀，楽器演奏など）．車の運転．机上事務（記帳，ワープロ，OA機器などの使用）．
ゆっくりした歩行や家事など低強度の活動 　　　　　　　　　　　　　　（2.0〜2.9）	電車やバス等の乗物の中で立つ．買い物や散歩等でゆっくり歩く（45m／分）．洗濯（電気洗濯機）．掃除（電気掃除機）．
長時間持続可能な運動・労働など中強度の活動（普通歩行を含む） 　　　　　　　　　　　　　　（3.0〜5.9）	家庭菜園作業．ゲートボール．普通歩行（71m／分）．入浴．自転車（ふつうの速さ）．子どもを背負って歩く．キャッチボール．ゴルフ．ダンス（軽い）．ハイキング（平地）．階段の昇り降り．布団の上げ下ろし．普通歩行（95m／分）．体操（ラジオ・テレビ体操程度）．
頻繁に休みが必要な運動・労働など高強度の活動　　　　　　　　　（6.0以上）	筋力トレーニング．エアロビックダンス（活発な）．ボートこぎ．ジョギング（120m／分）．テニス．バドミントン．バレーボール．スキー．バスケットボール．サッカー．スケート．ジョギング（160m／分．水泳．ランニング（200m／分）．

＊　Activity factor（Af）は，沼尻の報告に示されたエネルギー代謝率（relative metabolic rate）から，以下のように求めた．
Af＝エネルギー代謝率＋1.2
いずれの身体活動でも活動実施中における平均値に基づき，休憩・中断中は除く．

参考表3　基礎代謝量

性別	男性			女性		
年齢	基礎代謝基準値 （kcal/kg体重/日）	基礎体重 （kg）	基礎代謝量 （kcal/日）	基礎代謝基準値 （kcal/kg体重/日）	基礎体重 （kg）	基礎代謝量 （kcal/日）
1〜2（歳）	61.0	11.9	730	59.7	11.0	660
3〜5（歳）	54.8	16.7	920	52.2	16.0	840
6〜7（歳）	44.3	23.0	1,020	41.9	21.6	910
8〜9（歳）	40.8	28.0	1,140	38.3	27.2	1,040
10〜11（歳）	37.4	35.5	1,330	34.8	35.7	1,240
12〜14（歳）	31.0	50.0	1,550	29.6	45.6	1,350
15〜17（歳）	27.0	58.3	1,570	25.3	50.0	1,270
18〜29（歳）	24.0	63.5	1,520	23.6	50.0	1,180
30〜49（歳）	22.3	68.0	1,520	21.7	52.7	1,140
50〜69（歳）	21.5	64.0	1,380	20.7	53.2	1,100
70以上（歳）	21.5	57.2	1,230	20.7	49.7	1,030

参考表4　年齢階級別に見た身体活動レベルの群分け（男女共通）

身体活動レベル	レベルⅠ	レベルⅡ	レベルⅢ
1〜2（歳）	—	1.40	—
3〜5（歳）	—	1.50	—
6〜7（歳）	—	1.60	—
8〜9（歳）	—	1.70	1.90
10〜11（歳）	—	1.70	1.90
12〜14（歳）	—	1.70	1.90
15〜17（歳）	1.50	1.75	2.00
18〜29（歳）	1.50	1.75	2.00
30〜49（歳）	1.50	1.75	2.00
50〜69（歳）	1.50	1.75	2.00
70以上（歳）	1.30	1.50	1.70

巻末資料

表9 コレステロール*1(mg/日)　表10 炭水化物*2　表11 食物繊維(g/日)

年齢	コレステロール 男性 目標量	コレステロール 女性 目標量	炭水化物 男性 目標量	炭水化物 女性 目標量	食物繊維 男性 目安量	食物繊維 男性 目標量	食物繊維 女性 目安量	食物繊維 女性 目標量
0～5(月)	―	―	―	―	―	―	―	―
6～11(月)	―	―	―	―	―	―	―	―
1～2(歳)	―	―	―	―	―	―	―	―
3～5(歳)	―	―	―	―	―	―	―	―
6～7(歳)	―	―	―	―	―	―	―	―
8～9(歳)	―	―	―	―	―	―	―	―
10～11(歳)	―	―	―	―	―	―	―	―
12～14(歳)	―	―	―	―	―	―	―	―
15～17(歳)	―	―	―	―	―	―	―	―
18～29(歳)	750未満	600未満	50以上70未満	50以上70未満	27	20	21	17
30～49(歳)	750未満	600未満	50以上70未満	50以上70未満	26	20	20	17
50～69(歳)	750未満	600未満	50以上70未満	50以上70未満	24	20	19	18
70以上(歳)	750未満	600未満	50以上70未満	50以上70未満	19	17	15	15
妊婦		600未満						
授乳婦		600未満						

*1 10歳以上で、血中LDL-コレステロール値が高い場合、動脈硬化が進行する可能性があるので、コレステロール摂取量の制限を含めた対策が望まれる.
*2 %エネルギー.

表12 水溶性ビタミン

年齢	ビタミンB_1 (mg/日)* 男性 推定平均必要量	推奨量	目安量	ビタミンB_1 女性 推定平均必要量	推奨量	目安量	ビタミンB_2 (mg/日)* 男性 推定平均必要量	推奨量	目安量	ビタミンB_2 女性 推定平均必要量	推奨量	目安量
0～5(月)	―	―	0.1	―	―	0.1	―	―	0.3	―	―	0.3
6～11(月)	―	―	0.3	―	―	0.3	―	―	0.4	―	―	0.4
1～2(歳)	0.4	0.5	―	0.4	0.5	―	0.5	0.6	―	0.4	0.5	―
3～5(歳)	0.6	0.7	―	0.6	0.7	―	0.7	0.8	―	0.6	0.8	―
6～7(歳)	0.7	0.9	―	0.7	0.8	―	0.8	1.0	―	0.7	0.9	―
8～9(歳)	0.9	1.1	―	0.8	1.0	―	1.0	1.2	―	0.9	1.1	―
10～11(歳)	1.0	1.2	―	1.0	1.2	―	1.2	1.4	―	1.1	1.3	―
12～14(歳)	1.2	1.4	―	1.0	1.2	―	1.3	1.6	―	1.2	1.4	―
15～17(歳)	1.2	1.5	―	1.0	1.2	―	1.4	1.7	―	1.1	1.3	―
18～29(歳)	1.2	1.4	―	0.9	1.1	―	1.3	1.6	―	1.0	1.2	―
30～49(歳)	1.2	1.4	―	0.9	1.1	―	1.3	1.6	―	1.0	1.2	―
50～69(歳)	1.1	1.3	―	0.9	1.0	―	1.2	1.4	―	1.0	1.2	―
70以上(歳)	0.8	1.0	―	0.7	0.9	―	0.9	1.1	―	0.8	0.9	―
妊婦 初期				+0	+0	―				+0	+0	―
中期				+0.1	+0.1	―				+0.1	+0.2	―
末期				+0.2	+0.3	―				+0.3	+0.3	―
授乳婦				+0.1	+0.1	―				+0.3	+0.4	―

* 身体活動レベルⅡの推定エネルギー必要量を用いて算定した.

年齢	ナイアシン(mgNE/日)*1 男性 推定平均必要量	推奨量	目安量	上限量*2	ナイアシン 女性 推定平均必要量	推奨量	目安量	上限量*2	ビタミンB_6 (mg/日)*4 男性 推定平均必要量	推奨量	目安量	上限量*5	ビタミンB_6 女性 推定平均必要量	推奨量	目安量	上限量*5
0～5(月)	―	―	2*3	―	―	―	2*3	―	―	―	0.2	―	―	―	0.2	―
6～11(月)	―	―	3	―	―	―	3	―	―	―	0.3	―	―	―	0.3	―
1～2(歳)	5	6	―	―	4	5	―	―	0.4	0.5	―	―	0.4	0.5	―	―
3～5(歳)	7	8	―	―	6	7	―	―	0.5	0.6	―	―	0.5	0.6	―	―
6～7(歳)	8	10	―	―	7	9	―	―	0.7	0.8	―	―	0.6	0.7	―	―
8～9(歳)	9	11	―	―	9	10	―	―	0.8	0.9	―	―	0.8	0.9	―	―
10～11(歳)	11	13	―	―	10	12	―	―	1.0	1.2	―	―	1.0	1.2	―	―
12～14(歳)	13	15	―	―	11	13	―	―	1.1	1.3	―	―	1.0	1.3	―	―
15～17(歳)	13	16	―	―	11	13	―	―	1.2	1.5	―	―	1.0	1.2	―	―
18～29(歳)	13	15	―	300(100)	10	12	―	300(100)	1.1	1.4	―	60	1.0	1.2	―	60
30～49(歳)	13	15	―	300(100)	10	12	―	300(100)	1.1	1.4	―	60	1.0	1.2	―	60
50～69(歳)	12	14	―	300(100)	9	11	―	300(100)	1.1	1.4	―	60	1.0	1.2	―	60
70以上(歳)	9	11	―	300(100)	7	9	―	300(100)	1.1	1.4	―	60	1.0	1.2	―	60
妊婦 初期					+0	+0	―						+0.7	+0.8	―	―
中期					+1	+1	―						+0.7	+0.8	―	―
末期					+2	+3	―						+0.7	+0.8	―	―
授乳婦					+2	+2	―						+0.3	+0.3	―	―

NE=ナイアシン当量.
*1 身体活動レベルⅡの推定エネルギー必要量を用いて算定した.
*2 上限量：ニコチンアミドのmg量.（ ）内はニコチン酸のmg量.
*3 単位は、mg/日.
*4 たんぱく質食事摂取基準の推奨量を用いて算定した.
*5 ピリドキシンとしての量.

年齢	葉酸(μg/日)*1								ビタミンB12(μg/日)							
	男性				女性				男性				女性			
	推定平均必要量	推奨量	目安量	上限量*2	推定平均必要量	推奨量	目安量	上限量*2	推定平均必要量	推奨量	目安量	上限量*3	推定平均必要量	推奨量	目安量	上限量*3
0～ 5(月)	—	—	40	—	—	—	40	—	—	—	0.2	—	—	—	0.2	—
6～11(月)	—	—	60	—	—	—	60	—	—	—	0.5	—	—	—	0.5	—
1～ 2(歳)	80	90	—	—	80	90	—	—	0.8	0.9	—	—	0.8	0.9	—	—
3～ 5(歳)	90	110	—	—	90	110	—	—	0.9	1.1	—	—	0.9	1.1	—	—
6～ 7(歳)	110	140	—	—	110	140	—	—	1.2	1.4	—	—	1.2	1.4	—	—
8～ 9(歳)	140	160	—	—	140	160	—	—	1.4	1.6	—	—	1.4	1.6	—	—
10～11(歳)	160	200	—	—	160	200	—	—	1.6	2.0	—	—	1.6	2.0	—	—
12～14(歳)	200	240	—	—	200	240	—	—	2.0	2.4	—	—	2.0	2.4	—	—
15～17(歳)	200	240	—	—	200	240	—	—	2.0	2.4	—	—	2.0	2.4	—	—
18～29(歳)	200	240	—	1,000	200	240	—	1,000	2.0	2.4	—	—	2.0	2.4	—	—
30～49(歳)	200	240	—	1,000	200	240	—	1,000	2.0	2.4	—	—	2.0	2.4	—	—
50～69(歳)	200	240	—	1,000	200	240	—	1,000	2.0	2.4	—	—	2.0	2.4	—	—
70以上(歳)	200	240	—	1,000	200	240	—	1,000	2.0	2.4	—	—	2.0	2.4	—	—
妊 婦					+170	+200	—	—					+0.3	+0.4	—	—
授乳婦					+ 80	+100	—	—					+0.3	+0.4	—	—

*1 妊娠を計画している女性，または，妊娠の可能性がある女性は，神経管閉鎖障害のリスクの低減のために，400μg/日の摂取量が望まれる．
*2 プテロイルモノグルタミン酸としての量(通常の食事以外からの摂取量)．
*3 上限量は策定しなかったが，過剰摂取しても胃から分泌される内因子が飽和するため吸収されない．

年齢	ビオチン(μg/日)		パントテン酸(mg/日)		ビタミンC(mg/日)				
	男性	女性	男性	女性	男性			女性		
	目安量	目安量	目安量	目安量	推定平均必要量	推奨量	目安量	推定平均必要量	推奨量	目安量
0～ 5(月)	4	4	4	4	—	—	40	—	—	40
6～11(月)	10	10	5	5	—	—	40	—	—	40
1～ 2(歳)	20	20	4	3	35	40	—	35	40	—
3～ 5(歳)	25	25	5	4	40	45	—	40	45	—
6～ 7(歳)	30	30	6	5	50	60	—	50	60	—
8～ 9(歳)	35	35	6	5	55	70	—	55	70	—
10～11(歳)	40	40	6	6	70	80	—	70	80	—
12～14(歳)	45	45	7	6	85	100	—	85	100	—
15～17(歳)	45	45	7	5	85	100	—	85	100	—
18～29(歳)	45	45	6	5	85	100	—	85	100	—
30～49(歳)	45	45	6	5	85	100	—	85	100	—
50～69(歳)	45	45	6	5*	85	100	—	85	100	—
70以上(歳)	45	45	6	5	85	100	—	85	100	—
妊 婦		+2		+1				+10	+10	—
授乳婦		+4		+1				+40	+50	—

* 前後の年齢階級における値を考慮して，値の平滑化を行った．

表13 脂溶性ビタミン

年齢	ビタミンA(μgRE/日)							
	男性				女性			
	推定平均必要量*1	推奨量*1	目安量*1	上限量*2	推定平均必要量*1	推奨量*1	目安量*1	上限量*2
0～ 5(月)	—	—	250	600	—	—	250	600
6～11(月)	—	—	350	600	—	—	350	600
1～ 2(歳)	200	250	—	600	150	250	—	600
3～ 5(歳)	200	300	—	750	200	300	—	750
6～ 7(歳)	300	400	—	1,000	250	350	—	1,000
8～ 9(歳)	350	450	—	1,250	300	400	—	1,250
10～11(歳)	400	550	—	1,550	350	500	—	1,550
12～14(歳)	500	700	—	2,220	400	550	—	2,220
15～17(歳)	500	700	—	2,550	400	600	—	2,550
18～29(歳)	550	750	—	3,000	400	600	—	3,000
30～49(歳)	550	750	—	3,000	450	600	—	3,000
50～69(歳)	500	700	—	3,000	450	600	—	3,000
70以上(歳)	450	650	—	3,000	400	550	—	3,000
妊 婦					+ 50	+ 70	—	—
授乳婦					+300	+420	—	—

RE＝レチノール当量．
$1 \mu gRE = 1 \mu g$レチノール$= 12 \mu g \beta$-カロテン$= 24 \mu g \alpha$-カロテン$= 24 \mu g \beta$-クリプトキサンチン．
*1 プロビタミン・カロテノイドを含む．
*2 プロビタミン・カロテノイドを含まない．

年齢	ビタミンE(mg/日)*1				ビタミンD(mg/日)				ビタミンK(mg/日)	
	男性		女性		男性		女性		男性	女性
	目安量	上限量	目安量	上限量	目安量	上限量	目安量	上限量	目安量	目安量
0〜 5(月)	3	—	3	—	2.5(5)*2	25	2.5(5)*2	25	4	4
6〜11(月)	3	—	3	—	4(5)*3	25	4(5)*3	25	7	7
1〜 2(歳)	5	150	4	150	3	25	3	25	25	25
3〜 5(歳)	6	200	6	200	3	25	3	25	30	30
6〜 7(歳)	7	300	6	300	3	30	3	30	40	35
8〜 9(歳)	8	400	7	300	4	30	4	30	45	45
10〜11(歳)	10	500	7	500	4	40	4	40	55	55
12〜14(歳)	10	600	8	600	4	50	4	50	70	65
15〜17(歳)	10	700	9	600	5	50	5	50	80	60
18〜29(歳)	9	800	8	600	5	50	5	50	75	60
30〜49(歳)	8	800	8	700	5	50	5	50	75	65
50〜69(歳)	9	800*2	8	700	5	50	5	50	75	65
70以上(歳)	7	700	7	600	5	50	5	50	75	65
妊 婦			+0	—			+2.5	—		+0
授乳婦			+3	—			+2.5	—		+0

*1 α-トコフェロールについて算定した．α-トコフェロール以外のビタミンEは含んでいない．
*2 前後の年齢階級における値を考慮して，値の平滑化を行った．
*3 適度な日照を受ける環境にある乳児の目安量．( )内は，日照を受ける機会が少ない乳児の目安量．

表14 ミネラル

年齢	マグネシウム(mg/日)								カルシウム(mg/日)					
	男性				女性				男性			女性		
	推定平均必要量	推奨量	目安量	上限量*1	推定平均必要量	推奨量	目安量	上限量*1	目安量	目標量	上限量*2	目安量	目標量	上限量*2
0〜5(月)母乳栄養児	—	—	21	—	—	—	21	—	200	—	—	200	—	—
人工乳栄養児	—	—		—	—	—		—	300	—	—	300	—	—
6〜11(月)母乳栄養児	—	—	32	—	—	—	32	—	250	—	—	250	—	—
人工乳栄養児	—	—		—	—	—		—	400	—	—	400	—	—
1〜 2(歳)	60	70	—	—	55	70	—	—	450	450*3	—	400	400	—
3〜 5(歳)	85	100	—	—	80	100	—	—	600	550	—	550	550*3	—
6〜 7(歳)	115	140	—	—	110	130	—	—	600	600	—	650	600	—
8〜 9(歳)	140	170	—	—	140	160	—	—	700*4	600	—	800	700	—
10〜11(歳)	180	210	—	—	180	210	—	—	950	800	—	950	800	—
12〜14(歳)	250	300	—	—	230	270	—	—	1,000	900	—	850	750	—
15〜17(歳)	290	340	—	—	250	300	—	—	1,100	850	—	850	650	—
18〜29(歳)	290	340	—	—	230	270	—	—	900	650	2,300	700	600*4	2,300
30〜49(歳)	310	370	—	—	240	280	—	—	650	600*4	2,300	600*4	600*4	2,300
50〜69(歳)	290	350	—	—	240	290	—	—	700	600	2,300	700	600	2,300
70以上(歳)	260	310	—	—	220	270	—	—	750	600	2,300	650	550	2,300
妊 婦			+30	+40	—	—						+0*5	—	—
授乳婦			+0	+0	—	—						+0*5	—	—

*1 通常の食品からの摂取の場合，上限量は設定しない．通常の食品以外からの摂取量の上限量は，成人の場合350mg/日，小児では5mg/体重/日とする．
*2 上限量は十分な研究報告がないため，17歳以下では定めない．しかし，これは，多量摂取を勧めるものでも，多量摂取の安全性を保障するものでもない．
*3 目安量と現在の摂取量の中央値とが接近しているため，目安量を採用した．
*4 前後の年齢階級の値を考慮して，値の平滑化を行った．
*5 付加量は設けないが，目安量をめざして摂取することが勧められる．妊娠中毒症などの胎盤機能低下がある場合は積極的なカルシウム摂取が必要である．

年齢	リン(mg/日)			
	男性		女性	
	目安量	上限量	目安量	上限量
0〜 5(月)	130	—	130	—
6〜11(月)	280	—	280	—
1〜 2(歳)	650	—	600	—
3〜 5(歳)	800	—	800	—
6〜 7(歳)	1,000	—	900	—
8〜 9(歳)	1,100	—	1,000	—
10〜11(歳)	1,150	—	1,050	—
12〜14(歳)	1,350	—	1,100	—
15〜17(歳)	1,250	—	1,000	—
18〜29(歳)	1,050	3,500	900	3,500
30〜49(歳)	1,050	3,500	900	3,500
50〜69(歳)	1,050	3,500	900	3,500
70以上(歳)	1,000	3,500	900	3,500
妊 婦			+0	—
授乳婦			+0	—

表15 微量元素

年齢	クロム(μg/日):暫定値				モリブデン(μg/日):暫定値					
	男性		女性		男性			女性		
	推定平均必要量	推奨量	推定平均必要量	推奨量	推定平均必要量	推奨量	上限量	推定平均必要量	推奨量	上限量
0〜5(月)	—	—	—	—	—	—	—	—	—	—
6〜11(月)	—	—	—	—	—	—	—	—	—	—
1〜2(歳)	—	—	—	—	—	—	—	—	—	—
3〜5(歳)	—	—	—	—	—	—	—	—	—	—
6〜7(歳)	—	—	—	—	—	—	—	—	—	—
8〜9(歳)	—	—	—	—	—	—	—	—	—	—
10〜11(歳)	—	—	—	—	—	—	—	—	—	—
12〜14(歳)	—	—	—	—	—	—	—	—	—	—
15〜17(歳)	—	—	—	—	—	—	—	—	—	—
18〜29(歳)	35	40	25	30	20	25	300	15	20	240
30〜49(歳)	35	40	25	30	20	25	320	15	20	250
50〜69(歳)	30	35	25	30	20	25	300	15	20	250
70以上(歳)	25	30	20	25	20	25	270	15	20	230
妊婦			—	—				—	—	—
授乳婦			—	—				—	—	—

年齢	マンガン(mg/日)				鉄(mg/日)*1									
	男性		女性		男性				女性					
									月経なし*2		月経あり			
	目安量	上限量	目安量	上限量	推定平均必要量	推奨量	目安量	上限量	推定平均必要量	推奨量	推定平均必要量	推奨量	目安量	上限量
0〜5(月)母乳栄養児	0.001	—	0.001	—	—	—	0.4	—	—	—	—	—	0.4	—
人工乳栄養児					—	—	7.7	—	—	—	—	—	7.7	—
6〜11(月)	1.2	—	1.2	—	4.5	6.0	—	—	4.0	5.5	—	—	—	—
1〜2(歳)	1.5	—	1.5	—	4.0	5.5	—	25	3.5	5.0	—	—	—	20
3〜5(歳)	1.7	—	1.7	—	3.5	5.0	—	25	3.5	5.0	—	—	—	25
6〜7(歳)	2.0	—	2.0	—	5.0	6.5	—	30	4.5	6.0	—	—	—	30
8〜9(歳)	2.5	—	2.5	—	6.5	9.0	—	35	6.0	8.5	—	—	—	35
10〜11(歳)	3.0	—	3.0	—	7.5	10.0	—	35	6.5	9.0	9.5	13.0	—	35
12〜14(歳)	4.0	—	3.5*3	—	8.5	11.5	—	50	6.5	9.0	9.5	13.5	—	45
15〜17(歳)	4.0*3	—	3.5	—	9.0	10.5	—	45	6.0	7.5	9.0	11.0	—	40
18〜29(歳)	4.0	11	3.5	11	6.5*3	7.5*3	—	50	5.5*3	6.5*3	9.0*3	10.5*3	—	40
30〜49(歳)	4.0	11	3.5	11	6.5	7.5	—	55	5.5	6.5	9.0	10.5	—	40
50〜69(歳)	4.0	11	3.5	11	6.0	7.5	—	50	5.5	6.5	9.0	10.5	—	45
70以上(歳)	4.0	11	3.5	11	5.5	6.5	—	45	5.0	6.0	—	—	—	40
妊婦			+0	—					+11.0	+13.0	—	—	—	—
授乳婦			+0	—					+2.0	+2.5	—	—	—	—

*1 過多月経(月経出血量が80ml/回以上)の者を除外して策定した.
*2 妊婦ならびに授乳婦で用いる.
*3 前後の年齢階級の値を考慮して,値の平滑化を行った.

年齢	銅(mg/日)								亜鉛(mg/日)							
	男性				女性				男性				女性			
	推定平均必要量	推奨量	目安量	上限量	推定平均必要量	推奨量	目安量	上限量	推定平均必要量	推奨量	目安量	上限量	推定平均必要量	推奨量	目安量	上限量
0〜5(月)母乳栄養児	—	—	0.3	—	—	—	0.3	—	—	—	2	—	—	—	2	—
人工乳栄養児									—	—	3	—	—	—	3	—
6〜11(月)	—	—	0.3	—	—	—	0.3	—	—	—	3	—	—	—	3	—
1〜2(歳)	0.2	0.3	—	—	0.2	0.3	—	—	4	4	—	—	3	4	—	—
3〜5(歳)	0.3	0.4	—	—	0.3	0.3	—	—	5	6	—	—	5	6	—	—
6〜7(歳)	0.3	0.4	—	—	0.3	0.4	—	—	5	6	—	—	5	6	—	—
8〜9(歳)	0.4	0.5	—	—	0.4	0.5	—	—	6	7	—	—	5	6	—	—
10〜11(歳)	0.5	0.6	—	—	0.5	0.6	—	—	6	8	—	—	6	7	—	—
12〜14(歳)	0.6	0.8	—	—	0.6	0.7	—	—	7	9	—	—	6	7	—	—
15〜17(歳)	0.7	0.9	—	—	0.5	0.7	—	—	8	10	—	—	6	7	—	—
18〜29(歳)	0.6	0.8	—	10	0.5	0.7	—	10	8	9	—	30	6	7	—	30
30〜49(歳)	0.6*	0.8*	—	10	0.6	0.7	—	10	8	9	—	30	6	7	—	30
50〜69(歳)	0.6	0.8	—	10	0.6	0.7	—	10	8	9	—	30	6	7	—	30
70以上(歳)	0.6	0.8	—	10	0.5	0.7	—	10	7	8	—	30	6	7	—	30
妊婦					+0.1	+0.1	—	—					—	+3	—	—
授乳婦					+0.5	+0.6	—	—					—	+3	—	—

* 前後の年齢階級の値を考慮して,値の平滑化を行った.

年齢	セレン(μg/日)								ヨウ素(μg/日)							
	男性				女性				男性				女性			
	推定平均必要量	推奨量	目安量	上限量	推定平均必要量	推奨量	目安量	上限量	推定平均必要量	推奨量	目安量	上限量	推定平均必要量	推奨量	目安量	上限量
0〜 5(月)	—	—	16	—	—	—	16	—	—	—	130	—	—	—	130	—
6〜11(月)	—	—	19	—	—	—	19	—	—	—	170	—	—	—	170	—
1〜 2(歳)	7	9	—	100	70	8	—	50	40	60	—	—	40	60	—	—
3〜 5(歳)	10	10	—	100	10	10	—	100	50	70	—	—	50	70	—	—
6〜 7(歳)	10	15	—	150	10	15	—	150	60	80	—	—	60	80	—	—
8〜 9(歳)	15	15	—	200	15	15	—	200	70	100	—	—	70	100	—	—
10〜11(歳)	15	20	—	250	15	20	—	250	80	120	—	—	80	120	—	—
12〜14(歳)	20	25	—	350	20	25	—	300	95*	140	—	—	95*	140	—	—
15〜17(歳)	25	30	—	400	20	25	—	350	95*	140	—	—	95*	140*	—	—
18〜29(歳)	25	30	—	450	20	25	—	350	95	150	—	3,000	95	150	—	3,000
30〜49(歳)	30	35	—	450	20	25	—	350	95	150	—	3,000	95	150	—	3,000
50〜69(歳)	25	30	—	450	20	25	—	350	95	150	—	3,000	95	150	—	3,000
70以上(歳)	25	30	—	400	20	25	—	350	95	150	—	3,000	95	150	—	3,000
妊 婦					+4	+4	—	—					+75	+110	—	—
授乳婦					+16	+20	—	—					+130	+190	—	—

* 前後の年齢階級の値を考慮して，値の平滑化を行った．

表16 電解質

年齢	ナトリウム(mg/日) [( )は食塩相当量(g/日)]						カリウム*2 (mg/日)		高血圧予防を目的としたカリウム：目標量 (mg/日)			
	男性			女性			男性	女性	男性		女性	
	推定平均目安量	目安量	目標量*1	推定平均目安量	目安量	目標量*1	目安量	目安量	生活習慣病予防の観点からみた望ましい摂取量*4	目標量	生活習慣病予防の観点からみた望ましい摂取量*4	目標量
0〜 5(月)	—	100(0.26)	—	—	100(0.26)	—	400	400	—	—	—	—
6〜11(月)	—	600(1.5)	—	—	600(1.5)	—	800	800	—	—	—	—
1〜 2(歳)	—	—	(4未満)	—	—	(3未満)	800*3	800*3	—	—	—	—
3〜 5(歳)	—	—	(5未満)	—	—	(5未満)	800	800	—	—	—	—
6〜 7(歳)	—	—	(6未満)	—	—	(6未満)	1,100	1,000	—	—	—	—
8〜 9(歳)	—	—	(7未満)	—	—	(7未満)	1,200	1,200	—	—	—	—
10〜11(歳)	—	—	(9未満)	—	—	(8未満)	1,500	1,400	—	—	—	—
12〜14(歳)	—	—	(10未満)	—	—	(8未満)	1,900	1,700	—	—	—	—
15〜17(歳)	—	—	(10未満)	—	—	(8未満)	2,200	1,600	—	—	—	—
18〜29(歳)	600(1.5)	—	(10未満)	600(1.5)	—	(8未満)	2,000	1,600	3,500	2,800	3,500	2,700
30〜49(歳)	600(1.5)	—	(10未満)	600(1.5)	—	(8未満)	2,000	1,600	3,500	2,900	3,500	2,800
50〜69(歳)	600(1.5)	—	(10未満)	600(1.5)	—	(8未満)	2,000	1,600	3,500	3,100	3,500	3,100
70以上(歳)	600(1.5)	—	(10未満)	600(1.5)	—	(8未満)	2,000	1,600	3,500	3,000	3,500	2,900
妊 婦				—	—	—		+0				
授乳婦				—	—	—		+370				

*1 エネルギー摂取量の測定が可能な場合は，1〜69歳(男女)で4.5g/1,000kcal未満，ただし，12〜17歳(男女)は例外で，4g/1,000kcal未満とする．
*2 体内のカリウム平衡を維持するために適正と考えられる値を目安量として設定した．
*3 前後の年齢階級の値を参考にして，値の平滑化を行った．
*4 米国高血圧合同委員会第6次報告が，高血圧の予防のために，3,500mg/日を摂ることが望ましいとしている値．高血圧の一次予防を積極的に進める観点からは，この値が支持される．

巻末資料2

健康づくりのための指針

新しい食生活指針

食生活指針	食生活指針の実践	食生活指針	食生活指針の実践
食事を楽しみましょう	・心とからだにおいしい食事を，味わって食べましょう． ・毎日の食事で，健康寿命をのばしましょう． ・家族の団らんや人との交流を大切に，また，食事づくりに参加しましょう．	適正体重を知り，日々の活動に見合った食事量を	・太ってきたかなと感じたら，体重を量りましょう． ・普段から意識して身体を動かすようにしましょう． ・美しさは健康から，無理な減量はやめましょう． ・しっかりかんで，ゆっくり食べましょう．
1日の食事のリズムから，健やかな生活リズムを	・朝食で，いきいきとした1日を始めましょう． ・夜食や間食はとりすぎないようにしましょう． ・飲酒はほどほどにしましょう．	食文化や地域の産物を活かし，ときには新しい料理も	・地域の産物や旬の素材を使うとともに，行事食を取り入れながら，自然の恵みや四季の変化を楽しみましょう． ・食文化を大切にして，日々の食生活に生かしましょう． ・食材に関する知識や料理技術を身につけましょう． ・ときには新しい料理を作ってみましょう．
主食，主菜，副菜を基本に，食事のバランスを	・多様な食品を組み合わせましょう． ・調理方法が偏らないようにしましょう． ・手作りと外食や加工食品・調理食品を上手に組み合わせましょう．		
ごはんなどの穀類をしっかりと	・穀類を毎食とって，糖質からのエネルギー摂取を適正に保ちましょう． ・日本の気候・風土に適している米などの穀類を利用しましょう．	調理や保存を上手にして無駄や廃棄を少なく	・買いすぎ，作りすぎに注意して，食べ残しのない適量を心がけましょう． ・賞味期限や消費期限を考えて利用しましょう． ・定期的に冷蔵庫の中身や家庭内の食材を点検し，献立を工夫して食べましょう．
野菜・果物，牛乳・乳製品，豆類，魚なども組み合わせて	・たっぷり野菜と毎日の果物で，ビタミン，ミネラル，食物繊維をとりましょう． ・牛乳・乳製品，緑黄色野菜，豆類，小魚などで，カルシウムを十分にとりましょう．	自分の食生活を見直してみましょう	・自分の健康目標をつくり，食生活を点検する習慣を持ちましょう． ・家族や仲間と，食生活を考えたり，話し合ったりしてみましょう． ・学校や家庭での食生活の正しい理解や望ましい習慣を身につけましょう． ・子どものころから，食生活を大切にしましょう．
食塩や脂肪は控えめに	・塩辛い食品を控えめに，食塩は1日10g未満にしましょう． ・脂肪のとりすぎをやめ，動物，植物，魚由来の脂肪をバランスよくとりましょう． ・栄養成分表示を見て，食品や外食を選ぶ習慣を身につけましょう．		

成人病予防のための食生活指針

1. いろいろ食べて成人病予防
   - 主食，主菜，副菜をそろえ，目標は1日30食品
   - いろいろ食べても，食べすぎないように
2. 日常生活は食事と運動のバランスで
   - 食事はいつも腹八分目
   - 運動十分で食事を楽しもう
3. 減塩で高血圧と胃がん予防
   - 塩からい食品を避け，食塩摂取は1日10g以下
   - 調理の工夫で，無理なく減塩
4. 脂肪を減らして心臓病予防
   - 脂肪とコレステロール摂取を控えめに
   - 動物性脂肪，植物油，魚油をバランスよく
5. 生野菜，緑黄色野菜でがん予防
   - 生野菜，緑黄色野菜を毎食の食卓に
6. 食物繊維で便秘・大腸がんを予防
   - 野菜，海藻をたっぷりと
7. カルシウムを十分とって丈夫な骨づくり
   - 骨粗鬆症の予防は青壮年期から
   - カルシウムに富む牛乳，小魚，海藻を
8. 甘い物は程々に
   - 糖分を控えて肥満を予防
9. 禁煙，節酒で健康長寿
   - 禁煙は百益あっても一害なし
   - 百薬の長アルコールも飲み方次第

成長期のための食生活指針

1. 子供と親を結ぶ絆きずなとしての食事—乳児期—
   - 食事をとおしてのスキンシップを大切に
   - 母乳で育つ赤ちゃん，元気
   - 離乳の完了，満1歳
   - いつでも活用，母子健康手帳
2. 食習慣の基礎づくりとしての食事—幼児期—
   - 食事のリズム大切，規則的に
   - なんでも食べられる元気な子
   - うす味と和風料理に慣れさせよう
   - 与えよう，牛乳・乳製品を十分に
   - 一家そろって食べる食事の楽しさを
   - 心がけよう，手づくりおやつの素晴らしさ
   - 保育所や幼稚園での食事にも関心を
   - 外遊び，親子そろって習慣に
3. 食習慣の完成期としての食事—学童期—
   - 1日3食規則的，バランスとれたよい食事
   - 飲もう，食べよう，牛乳・乳製品
   - 十分に食べる習慣，野菜と果物
   - 食べすぎや偏食なしの習慣を
   - おやつには，いろんな食品や量に気配りを
   - 加工食品，インスタント食品の正しい利用
   - 楽しもう，一家団らんおいしい食事
   - 考えよう，学校給食のねらいと内容
   - つけさせよう，外に出て体を動かす習慣を
4. 食習慣の自立期としての食事—思春期—
   - 朝，昼，晩，いつもバランスよい食事
   - 進んでとろう，牛乳・乳製品を
   - 十分に食べて健康，野菜と果物
   - 食べすぎ，偏食，ダイエットにはご用心
   - 偏らない，加工食品，インスタント食品に
   - 気をつけて，夜食の内容，病気のもと
   - 楽しく食べよう，みんなで食事
   - 気を配ろう，適度な運動，健康づくり

女性（母性を含む）のための食生活指針

1. 食生活は健康と美の源
   - 上手に食べて体の内から美しく
   - 無茶な減量，貧血のもと
   - 豊富な野菜で便秘を予防
2. 新しい生命と母によい栄養
   - しっかり食べて，一人二役
   - 日常の仕事，買い物，よい運動
   - 酒とたばこの害から胎児を守ろう
3. 次の世代に賢い食習慣を
   - うす味のおいしさを，愛児の舌にすり込もう
   - 自然な生活リズムを幼いときから
   - よく噛んで，よーく味わう習慣を
4. 食事に愛とふれ合いを
   - 買ってきた加工食品にも手のぬくもりを
   - 朝食はみんなの努力で勢ぞろい
   - 食卓は「いただきます」で始まる今日のできごと報告会
5. 家族の食事，主婦はドライバー
   - 食卓で，家族の顔見て健康管理
   - 栄養バランスは，主婦のメニューで安全運転
   - 調理自慢，味と見栄えに安全チェック
6. 働く女性は正しい食事で元気はつらつ
   - 体が資本，食で健康投資
   - 外食は新しい料理を知るよい機会
   - 食事づくりに趣味を見つけてストレス解消
7. 「伝統」と「創造」で新しい食文化を
   - 「伝統」に「創造」を加えて，わが家の食文化
   - 新しい生活の知恵で環境の変化に適応
   - 食文化，あなたとわたしの積み重ね

高齢者のための食生活指針

1. 低栄養に気をつけよう
   ・体重低下は黄信号
2. 調理の工夫で多様な食生活を
   ・なんでも食べよう，だが食べすぎに気をつけて
3. 副食から食べよう
   ・年をとったらおかずが大切
4. 食生活をリズムに乗せよう
   ・食事はゆっくり欠かさずに
5. よく体を動かそう
   ・空腹感は最高の味つけ
6. 食生活の知恵を身につけよう
   ・食生活の知恵は若さと健康づくりの羅針盤
7. おいしく，楽しく，食事をとろう
   ・豊かな心が育む健やかな高齢期

健康づくりのための休養指針

1. 生活にリズムを
   ・早めに気付こう，自分のストレスに
   ・睡眠は気持ちよい目覚めがバロメーター
   ・入浴で，からだもこころもリフレッシュ
   ・旅に出かけて，こころの切り換えを
   ・休養と仕事のバランスで能率アップと過労防止
2. ゆとりの時間でみのりある休養を
   ・一日30分，自分の時間をみつけよう
   ・活かそう休暇を，真の休養に
   ・ゆとりの中に，楽しみや生きがいを
3. 生活にオアシスを
   ・身近な中にもいこいの大切さ
   ・食事空間にもバラエティを
   ・自然とのふれあいで感じよう，健康の息ぶきを
4. 出会いときずなで豊かな人生を
   ・見直そう，楽しく無理のない社会参加
   ・きずなの中ではぐくむ，クリエイティブ・ライフ

健康づくりのための運動基準2006 〜身体活動・運動・体力〜（概要）

身体活動，運動

① 「身体活動」：安静にしている状態より多くエネルギーを消費するすべての動きのことをいいます．
② 「運動」：身体活動のうち，体力の維持・向上を目的として計画的・意図的に実施するものをいいます．
③ 「生活活動」：身体活動のうち，運動以外のものをいい，職業活動上のものも含みます．

健康づくりのための運動所要量

年齢階級	1週間の合計運動時間	（目標心拍数 拍/分）
20代	180分	(130)
30代	170分	(125)
40代	160分	(120)
50代	150分	(115)
60代	140分	(110)

注）目標心拍数は，安静時心拍数がおおむね70拍/分である平均的な人が50％に相当する強度の運動をした場合の心拍数を示すものである．

身体活動の分類例

身体活動の分類（Af*の範囲）	身体活動の例
睡眠　　　　　　　　　　　(1.0)	睡眠
座位または立位の静的な活動 (1.1〜1.9)	横になる．ゆったり座る(本などを読む，書く，テレビなどを見る)．談話(立位)．料理，食事．身の回り(身支度，洗面，便所)．裁縫(縫い，ミシンかけ)．趣味・娯楽(生花，茶の湯，麻雀，楽器演奏など)．車の運転．机上事務(記帳，ワープロ，OA機器などの使用)．
ゆっくりした歩行や家事など低強度の活動　　　　　　　　(2.0〜2.9)	電車やバス等の乗物の中で立つ．買い物や散歩等でゆっくり歩く(45m/分)．洗濯(電気洗濯機)．掃除(電気掃除機)．
長時間持続可能な運動・労働など中強度の活動(普通歩行を含む)　　　　　　　　(3.0〜5.9)	家庭菜園作業．ゲートボール．普通歩行(71m/分)．入浴．自転車(ふつうの速さ)．子どもを背負って歩く．キャッチボール．ゴルフ．ダンス(軽い)．ハイキング(平地)．階段の昇り降り．布団の上げ下ろし．普通歩行(95m/分)．体操(ラジオ・テレビ体操程度)．
頻繁に休みが必要な運動・労働など高強度の活動　　(6.0以上)	筋力トレーニング．エアロビックダンス(活発な)．ボートこぎ．ジョギング(120m/分)．テニス．バドミントン．バレーボール．スキー．バスケットボール．サッカー．スケート．ジョギング(160m/分)．水泳．ランニング(200m/分)．

* Activity factor (Af) は，沼尻の報告に示されたエネルギー代謝率(relative metabolic rate)から，以下のように求めた．
Af＝エネルギー代謝率＋1.2
いずれの身体活動でも活動実施中における平均値に基づき，休憩・中断中は除く．

身体活動の強さと量を表す単位として，身体活動の強さについては「メッツ」を用い，身体活動の量については「メッツ・時」を「エクササイズ」と呼ぶこととしました．

① 「メッツ」（強さの単位）
　身体活動の強さを，安静時の何倍に相当するかで表す単位で，座って安静にしている状態が1メッツ，普通歩行が3メッツに相当します．

② 「エクササイズ(Ex)」（＝メッツ・時）（量の単位）
　身体活動の量を表す単位で，身体活動の強度（メッツ）に身体活動の実施時間（時）をかけたものです．より強い身体活動ほど短い時間で1エクササイズとなります．

運動で消費するエネルギー量

	速歩	水泳	自転車(軽い負担)	ゴルフ	軽いジョギング	ランニング	テニス(シングルス)
強度（メッツ）	4.0	8.0	4.0	3.5	6.0	8.0	7.0
運動時間	10分	10分	20分	60分	30分	15分	20分
運動量(Ex)	0.7	1.3	1.3	3.5	3.0	2.0	2.3
体重別エネルギー消費量							
50 kg	25 kcal	60 kcal	55 kcal	130 kcal	130 kcal	90 kcal	105 kcal
60 kg	30 kcal	75 kcal	65 kcal	155 kcal	155 kcal	110 kcal	125 kcal
70 kg	35 kcal	85 kcal	75 kcal	185 kcal	185 kcal	130 kcal	145 kcal
80 kg	40 kcal	100 kcal	85 kcal	210 kcal	210 kcal	145 kcal	170 kcal

エネルギー消費量は，強度（メッツ）×体重×時間(h)×1.05 の式から得られた値から安静時のエネルギー量を引いたものです．すべて5 kcal 単位で表示しました．

健康づくりのための睡眠指針―快適な睡眠のための7カ条

快適な睡眠でいきいき健康生活
- 快適な睡眠で，疲労回復・ストレス解消・事故防止．
- 睡眠に問題があると，高血圧，心臓病，脳卒中など生活習慣病のリスク上昇．
    - 定期的な運動習慣は熟睡をもたらす．
    - 朝食は心と体のめざめに重要，夜食はごく軽く．

睡眠は人それぞれ，日中元気はつらつが快適な睡眠のバロメーター
- 自分にあった睡眠時間があり，8時間にこだわらない．
- 寝床で長く過ごしすぎると熟睡感が減る．
- 年齢を重ねると睡眠時間は短くなるのが普通．

快適な睡眠は，自ら創り出す
- 夕食後のカフェイン摂取は寝付きを悪くする．
- 「睡眠薬代わりの寝酒」は，睡眠の質を悪くする．
- 不快な音や光を防ぐ環境づくり，自分にあった寝具の工夫．

寝る前に自分なりのリラックス法，眠ろうとする意気込みが頭をさえさせる
- 軽い読書，音楽，香り，ストレッチなどでリラックス．
- 自然に眠たくなってから寝床に就く，眠ろうと意気込むとかえって逆効果．
- ぬるめの入浴で寝付き良く．

目が覚めたら日光を取り入れて，体内時計をスイッチオン
- 同じ時刻に毎日起床．
- 早起きが早寝に通じる．
- 休日に遅くまで寝床で過ごすと，翌日の朝がつらくなる．

午後の眠気をやりすごす
- 短い昼寝でリフレッシュ，昼寝をするなら午後3時前の20〜30分．
- 夕方以降の昼寝は夜の睡眠に悪影響．
- 長い昼寝はかえってぼんやりのもと．

睡眠障害は，専門家に相談
- 睡眠障害は，「体や心の病気」のサインのことがある．
- 寝付けない，熟睡感がない，充分眠っても日中の眠気が強い時は要注意．
- 睡眠中の激しいいびき，足のむずむず感，歯ぎしりも要注意．

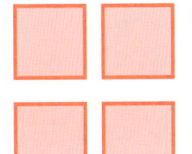

索 引

あ

アウトカム	69
アウトプット	69
アクティブ80ヘルスプラン	67, 171, 193
新しい食生活指針	192
アルマアタ宣言	13
アンケート調査	18
異常(評価研究での)	82
一次予防	10
遺伝子型	2
医療制度改革関連法	167
海の食物連鎖ピラミッド	7
運動所要量	191
栄養疫学	8, 97
栄養改善法	170, 182
栄養機能食品	71
栄養機能表示	72
栄養教諭制度	63
栄養士	169
栄養ケア・マネジメント	36
栄養指導員	172
栄養士法	32, 172
栄養所要量	176
栄養成分表示(JSD)	171
栄養摂取状況調査	184
栄養素機能強調表示	209
栄養とあなたの健康—アメリカ人のための食事指針	211
栄養表示	72
栄養表示基準	151
栄養表示基準制度	72
栄養密度法	126
栄養問題特別委員会	210
疫学指標	79, 128
エンゼルプラン	59
エンパワーメント	13
横断研究	100
オッズ比	129
オリザニン	169

か

介護サービス	163
介護保険	164
介護保険制度	162
介護保険法	10, 36, 167
介護予防	166
外食状況	142
外食料理の栄養成分表示ガイドライン	74
回想法	164
介入	82
介入研究	100
外部委託	69
科学的妥当性	89
確率論	176
価値判断	81
脚気	98, 169
学校給食法	151, 170
過程の評価	79
観察研究	100
規格化	149
規格基準型	70
危険因子	101
記述疫学	100
既存資料	21
強化食品	170
行政栄養士の業務	47, 48
共生社会	67
行政的指標	79
寄与危険	129
偶然誤差	112
グルメブーム	139
ケアアセスメント	163
ケアプラン	163
計画プログラム作成要領	25
経済学的指標	80
系統誤差	112
系統的レビュー	176
結果の評価	79
欠食状況	144
研究計画書	91, 92
研究対象者自身による選択	84
研究の実行可能性	89
健康・栄養関係法規	31
健康・栄養政策の評価	31
健康強調	71
健康寿命	159, 204
健康障害非発現量(NOAEL)	179
健康増進に関する憲章	56
健康増進法	31, 134, 167, 172, 182, 197
健康長寿都市宣言	49
健康づくりのための運動指針	191
健康づくりのための運動所要量	191
健康づくりのための休養指針	190
健康づくりのための食生活指針	168, 171, 189
健康日本21	15, 19, 28, 31, 33, 67, 145, 158, 167, 171, 182, 192, 211
健康ひょうご21	58
健康ひょうご21県民運動推進員	77
健康ひょうご21県民運動推進会議	77

健康ひょうご21県民運動地域会議　77
健康ひょうご21大作戦　75
健康福祉事務所　74
健康フロンティア戦略　172
健康余命　157
現状の評価　79
効果測定　24
高危険度群　113
後期高齢者医療制度　167
合計特殊出生率　157
公衆栄養　1, 97
公衆栄養学　1
公衆栄養活動　1
公衆栄養活動の評価項目と評価方法　27
厚生科学審議会　32
厚生労働省　32
行動科学的指標　80
高度機能強調表示　209
交絡　105
交絡因子　106
高齢化社会　157
高齢化率　157
高齢者医療確保法　66, 167
高齢社会　157
高齢社会対策基本法　166
高齢社会対策の大綱について　166
高齢者の栄養評価（アセスメント）　165
高齢者のための食生活指針　168
高齢者保健福祉推進十か年戦略（ゴールドプラン）　167
声かけ　164
国民医療費の適正化　35
国民栄養基準ならびに作業強度別職種分類表　181
国民栄養調査　170, 182
国民栄養の現状　134
国民健康・栄養調査　19, 134, 172, 182
国民健康づくり対策　171
国民の栄養基準　181
国立保健医療科学院　32

国連国際児童緊急基金　209
国連児童基金　209
国連食糧農業機構　209
個人間変動　113
個人内変動　108
コーディング　93
「異なる空間」による設定　83
「異なる時間」による設定　83
子ども・子育て応援プラン　59
個別広聴（聞き取り調査）　18
コホート研究　100, 101, 121
コミュニケーション　44
ゴールドプラン21　167
根拠に基づいた栄養学　1

さ

再現性　121
最終指標　80
最低健康障害発現量（LOAEL）　179
佐伯　矩　169
残差法　126
三次予防　10
産直方式　149
事業計画立案　42
時系列研究　100
市町村保健センター　28, 48
疾病の自然史　9
疾病リスク低減表示　209
指導群　82
see（評価）　24
JAS制度　150
重回帰分析法　118
集会広聴　18
習慣的な食事　108
重点施策実施5か年計画　67
重点施策実施（後期）5か年計画　67
住民参加　54
主体環境系　2
授乳・離乳の支援ガイド　62
狩猟型　203
障害調整平均余命　158
上限量（UL）　178
情報収集方法　26

情報バイアス　105
症例対照研究　100, 101
昭和27年策定の微量栄養素基準量および日本人の栄養基準量　182
昭和24年策定の熱量および蛋白質摂取基準量　182
昭和45年の日本人の推計体位をもとにした日本人の栄養所要量　182
昭和45年を目途とした栄養基準量及び食糧構成基準　182
食　148, 172
食育　62, 172
食育基本法　32, 172
食育推進室　172
食環境　148, 151
食環境の整備　171
食行動　140
食事ガイドピラミッド　168
食事記録法　118
食事指針ピラミッド（Food Pyramid）　211
食事摂取基準　182
食事摂取データ　115
食事目標　210
食スキル　149
食生活改善推進員（ヘルスメイト）　51, 52
食生活指針　69, 168
食態度　147
食知識　146
食の外部化　139
食の健康協力店　75
食品安全基本法　32, 172
食品・栄養・健康に関する会議　210
食品群別摂取量　137
食物摂取頻度調査法　115, 118
食物連鎖関係　5
食料自給率　148
食料需給表　206
新エンゼルプラン　59
人口置換水準　157

新ゴールドプラン 35，167	中期目標 37	妊産婦のための食生活指針 62
推奨量(RDA) 177	長期目標 37	年齢別，性別戦時必需熱量および必需蛋白質，作業別戦時栄養基準 181
推定エネルギー必要量 179	低栄養 164	
推定平均必要量(EAR) 177	動機付け支援 34	
健やか親子21 34，60	統計的分析 94	
鈴木梅太郎 169	do(実施) 24	農耕型 203
生活習慣病 14，189	(独)国立健康・栄養研究所 32	
生活の質(QOL) 15, 67, 133, 157, 194	特殊栄養食品 170	**は**
成人病 189	特定給食施設 74	バイアス 105
生存率 129	特定健診 167	廃用症候群 166
生態学的研究 100	特定保健用食品 70〜72	曝露情報 107
生態系 5	特別食加算制度 170	ばらつき 112
生態的地位 5	特別用途食品 70	半定量式摂取頻度調査法 120
生物学的環境 3	特別用途表示 70	比較群 82
生物学的指標 81	トータル・ヘルスプロモーション・プラン(THP) 55，152	比較群の設定 82
世界保健機構 208		非生物学的環境 3
積極的支援 34		必要量 178
摂取範囲 176		ヒューマン・リレーションズ 17
戦時最低栄養要求量 181	**な**	
戦術 38	内臓脂肪症候群（メタボリックシンドローム） 167	評価 80
選択バイアス 105		評価研究のデザイン 84
戦闘 38	21世紀における国民健康づくり運動(健康日本21) 15, 19, 28, 31, 33, 67, 145, 158, 167, 171, 182, 192, 211	評価指標の事後測定 82
専任スタッフ 41		評価指標の事前設定 82
戦略 38		表現型 3
相対危険 129		ひょうご健康づくり県民行動指標 75
測定誤差 112	21世紀に向けたヘルスプロモーション 158	
組織づくり 37		標準食料 180
	24時間思い出し法 116	標準偏差 113
た	二次予防 10	病的老化 166
代理人バイアス 115	日間変動 109	平野千代吉 169
第六次改定日本人の栄養所要量(食事摂取基準) 182	日常生活自立度(寝たきり度)判定基準 162	微量栄養素摂取基準量 181
		比例案分法 184
高木兼寛 98，169	二変量分析 94	不確実性因子(UF) 179
妥当性 120	日本国民食栄養規準 181	副食品多食型パターン 139
短期目標 37	日本人栄養要求量標準 181	plan(計画) 24
単変量分析 94	日本人に必要な摂取栄養量 181	プランニング 24
地域の実態把握のための調査項目 26		プランの実施 24
	日本人年齢別，性別，労作別栄養摂取基準量 181	プレゼンテーション 44
地域のリーダー 41		プレゼンテーションテクニック 45
地域保健法 46，74，171	日本人1人1日あたり所要摂取量 181	
地球環境問題 153		分析疫学 100
地区診断 36	人間の行動にかかわる環境 3	平均 113
致命率 128		平均寿命 157
注意喚起表示 72		平均余命 157
中間指標 80		ヘルシーピープル2000

索引

	158, 211	
ヘルスプロモーション		
	13, 34	
ヘルスプロモーション憲章		
	58	
変数	94	
変動係数	113	
変量	94	
牧畜型	204	
保健医療職種	51	
保健栄養学級講座	171	
保健機能食品	71	
保険指導	35, 167	
保健所栄養士	170	
保健食料	180	
保健所施行令	170	
保健所の活動	47	
母子保健法	59	
母子保健施策	60	
ホメオスタシス	4	
ボランティア	41, 51	

ま

マクガバン報告	210
マーケティングリサーチ	41
マッチング	83
無作為化対照試験	85, 100
無作為割り付け	81, 83

6つの基礎食品	170
名称独占	172
目安量（AI）	178
目標の評価	79
目標量（DG）	178
モニター制度	18
森林太郎	169

や・ら・わ

有病率	128
要介護	158
要介護認定	163
ランダム化割付比較試験	
	85, 100
罹患率	128
累積寄与率法	118
連携機関と人材	42
老人性食欲不振症	165
老人福祉法	168
老人保健計画	34
老人保健法	
	34, 66, 166, 167
ローマ宣言	209
私のピラミッド	
（My Pyramid.gov）	211

A～Z

AI	178
BMI	98, 165
DG	178
do（実施）	24
EAR	177
EBN	1, 176
FAO/WHO 合同食品規格委員会	209
FFQ	115, 118
Food Pyramid	211
JAS 制度	150
JSD	171
LOAEL	179
My Pyramid.gov	211
NHD	209
NOAEL	179
Nutrition and Your Health, Dietary Guidelines for Americans	211
plan（計画）	24
PR 活動	17
QOL	
	15, 68, 133, 157, 194
RDA	178
see（評価）	24
THP	55, 152
UF	179
UL	178

編者略歴

赤羽　正之(あかばね　まさゆき)
1927年　東京都生まれ
1954年　東京都立大学工学部卒業
現　在　東京農業大学名誉教授

| 第1版　第1刷　2005年8月31日 | エキスパート管理栄養士養成シリーズ 19 |
| 第5刷　2016年3月1日 | **公衆栄養学** |

検印廃止

JCOPY　〈(社)出版者著作権管理機構委託出版物〉
本書の無断複写は著作権法上での例外を除き禁じられています．複写される場合は，そのつど事前に，(社)出版者著作権管理機構（電話 03-3513-6969, FAX 03-3513-6979, e-mail: info@jcopy.or.jp）の許諾を得てください．

本書のコピー，スキャン，デジタル化などの無断複製は著作権法上での例外を除き禁じられています．本書を代行業者などの第三者に依頼してスキャンやデジタル化することは，たとえ個人や家庭内の利用でも著作権法違反です．

編　　者　赤羽　正之
発　行　者　曽根　良介
発　行　所　㈱化学同人
〒600-8074 京都市下京区仏光寺通柳馬場西入ル
編集部　TEL 075-352-3711　FAX 075-352-0371
営業部　TEL 075-352-3373　FAX 075-351-8301
振　替　01010-7-5702
E-mail webmaster@kagakudojin.co.jp
URL http://www.kagakudojin.co.jp
印　刷・製　本　西濃印刷株式会社

Printed in Japan　© Masayuki Akabane 2005　　ISBN978-4-7598-1219-0
乱丁・落丁本は送料小社負担にてお取りかえいたします．無断転載・複製を禁ず

ガイドライン準拠
エキスパート 管理栄養士養成シリーズ

● シリーズ編集委員 ●

小川　正・下田妙子・上田隆史・大中政治・辻　悦子・坂井堅太郎
(京都大学名誉教授) (天使大学) (元 神戸学院大学名誉教授) (関西福祉科学大学名誉教授) (前 神奈川工科大学) (広島女学院大学)

- □ 「高度な専門的知識および技術をもった資質の高い管理栄養士の養成と育成」に必須の内容をそろえた教科書シリーズ．
- □ ガイドラインに記載されている，すべての項目を網羅．国家試験対策としても役立つ．
- □ 各巻B5，2色刷，本体1900～3200円．

公衆衛生学[第3版]	木村美恵子 徳留信寛・圓藤吟史 編	食品衛生学[第3版]	白石　淳・小林秀光 編
健康・栄養管理学	辻　悦子 編	基礎栄養学[第4版]	坂井堅太郎 編
社会福祉概論	杉本敏夫 編	分子栄養学	金本龍平 編
生化学[第2版]	村松陽治 編	応用栄養学[第3版]	大中政治 編
解剖生理学[第2版]	高野康夫 編	運動生理学[第3版]	山本順一郎 編
微生物学[第3版]	小林秀光・白石　淳 編	臨床栄養学[第3版](疾病編)	嶋津　孝・下田妙子 編
臨床病態学	伊藤節子 編	臨床栄養学[第3版](栄養ケアとアセスメント編)	下田妙子 編　Web教材付
食べ物と健康1[第2版](食品学総論的な内容)	池田清和 柴田克己 編		
食べ物と健康2(食品学各論的な内容)	田主澄三・小川　正 編	公衆栄養学	赤羽正之 編
食べ物と健康3(食品加工学的な内容)	森　友彦・河村幸雄 編	公衆栄養学実習[第3版]	上田伸男 編
		栄養教育論[第2版]	川田智恵子・村上　淳 編
調理学[第3版]	青木三惠子 編	給食経営管理論	坂口久美子・植田哲雄 編

詳細情報は，化学同人ホームページをご覧ください．http://www.kagakudojin.co.jp

～好評既刊本～

管理栄養士国家試験に合格するための
カタカナ語辞典

天野信子・山本良一 著
A5・2色刷・256頁・本体2200円

国家試験問題を徹底分析して，よく登場するカタカナ語約500をピックアップ．語の組み立てや語源からカタカナ語が理解できる．

図解 栄養士・管理栄養士をめざす人の
文章術ハンドブック
—ノート、レポート、手紙・メールから、履歴書・エントリーシート、卒論まで

西川真理子 著／A5・2色刷・192頁・本体1800円

見開き1テーマとし，図とイラストをふんだんに使いながらポイントをわかりやすく示す．文章の書き方をひととおり知っておくための必携書．

ケーススタディで学ぶ
臨床栄養学実習

山東勤弥・幣憲一郎・保木昌徳 編
B5・2色刷・232頁・本体2600円

代表的な症例はケーススタディ形式で具体的に解説．実践力をつけた管理栄養士の養成に役立つ．

栄養教育論演習・実習
—ライフステージから臨床まで

下田妙子 編著
B5・2色刷・186頁・本体2300円

管理栄養士が修得しなければならない調査法や科学的考え方を，実習や演習を通して体験できるように構成．

1-1 対象とする個人および集団の範囲

　食事摂取基準の対象は，健康な個人および健康な者を中心として構成されている集団とし，生活習慣病等に関する危険因子を有していたり，また，高齢者においてはフレイルに関する危険因子を有していたりしても，おおむね自立した日常生活を営んでいる者およびこのような者を中心として構成されている集団は含むものとする．具体的には，歩行や家事などの身体活動を行っている者であり，体格〔body mass index：BMI，体重 (kg) ÷身長 $(m)^2$〕が標準より著しく外れていない者とする．なお，フレイルについては，現在のところ世界的に統一された概念は存在せず，フレイルを健常状態と要介護状態の中間的な段階に位置づける考え方と，ハイリスク状態から重度障害状態までをも含める考え方があるが，食事摂取基準においては，食事摂取基準の対象範囲を踏まえ，前者の考え方を採用する．

　また，疾患を有していたり，疾患に関する高いリスクを有していたりする個人および集団に対して治療を目的とする場合は，食事摂取基準におけるエネルギーおよび栄養素の摂取に関する基本的な考え方を必ず理解した上で，その疾患に関連する治療ガイドライン等の栄養管理指針を用いることになる．

1-2 策定するエネルギーおよび栄養素

　食事摂取基準は，健康増進法に基づき，厚生労働大臣が定めるものとされている表1に示したエネルギー（熱量）および栄養素について，その摂取量の基準を策定するものである．

　併せて，国民の健康の保持・増進を図る上で重要な栄養素であり，かつ十分な科学的根拠に基づき，望ましい摂取量の基準を策定できるものがあるかについて，諸外国の食事摂取基準も参考に検討する．

1-3 指標の目的と種類

●エネルギーの指標

　エネルギーについては，エネルギー摂取の過不足の回避を目的とする指標を設定する．

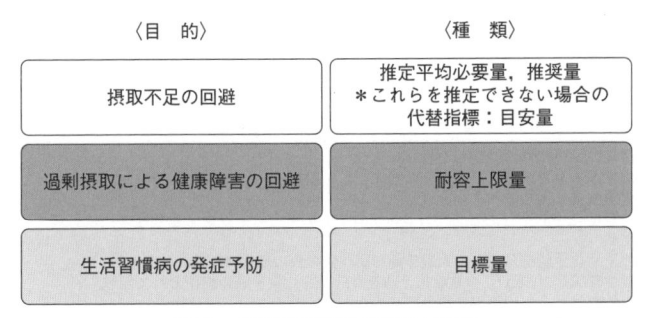

〈目的〉	〈種類〉
摂取不足の回避	推定平均必要量，推奨量 ＊これらを推定できない場合の代替指標：目安量
過剰摂取による健康障害の回避	耐容上限量
生活習慣病の発症予防	目標量

図2　栄養素の指標の目的と種類

＊十分な科学的根拠がある栄養素については，上記の指標とは別に，生活習慣病の重症化予防およびフレイル予防を目的とした量を設定．

●栄養素の指標

栄養素の指標は，三つの目的からなる五つの指標で構成する．具体的には，摂取不足の回避を目的とする3種類の指標，過剰摂取による健康障害の回避を目的とする指標および生活習慣病の発症予防を目的とする指標から構成する（図2，表1）．なお，食事摂取基準

表1 基準を策定した栄養素と指標[1]（1歳以上）

栄養素			推定平均必要量 (EAR)	推奨量 (RDA)	目安量 (AI)	耐容上限量 (UL)	目標量 (DG)
たんぱく質[2]			○[b]	○[b]	—	—	○[3]
脂質		脂質	—	—	—	—	○[3]
		飽和脂肪酸[4]	—	—	—	—	○[3]
		n-6系脂肪酸	—	—	○	—	—
		n-3系脂肪酸	—	—	○	—	—
		コレステロール[5]	—	—	—	—	—
炭水化物		炭水化物	—	—	—	—	○[3]
		食物繊維	—	—	—	—	○
		糖類	—	—	—	—	—
主要栄養素バランス[2]			—	—	—	—	○[3]
ビタミン	脂溶性	ビタミンA	○[a]	○[a]	—	○	—
		ビタミンD[2]	—	—	○	○	—
		ビタミンE	—	—	○	○	—
		ビタミンK	—	—	○	—	—
	水溶性	ビタミンB₁	○[c]	○[c]	—	—	—
		ビタミンB₂	○[c]	○[c]	—	—	—
		ナイアシン	○[a]	○[a]	—	○	—
		ビタミンB₆	○[b]	○[b]	—	○	—
		ビタミンB₁₂	○[a]	○[a]	—	—	—
		葉酸	○[a]	○[a]	—	○[7]	—
		パントテン酸	—	—	○	—	—
		ビオチン	—	—	○	—	—
		ビタミンC	○[x]	○[x]	—	—	—
ミネラル	多量	ナトリウム[6]	○[a]	—	—	—	○
		カリウム	—	—	○	—	○
		カルシウム	○[b]	○[b]	—	○	—
		マグネシウム	○[b]	○[b]	—	○[7]	—
		リン	—	—	○	○	—
	微量	鉄	○[x]	○[x]	—	○	—
		亜鉛	○[b]	○[b]	—	○	—
		銅	○[b]	○[b]	—	○	—
		マンガン	—	—	○	○	—
		ヨウ素	○[a]	○[a]	—	○	—
		セレン	○[a]	○[a]	—	○	—
		クロム	—	—	○	—	—
		モリブデン	○[b]	○[b]	—	○	—

1 一部の年齢区分についてだけ設定した場合も含む．
2 フレイル予防を図る上での留意事項を表の脚注として記載．
3 総エネルギー摂取量に占めるべき割合（％エネルギー）．
4 脂質異常症の重症化予防を目的としたコレステロールの量と，トランス脂肪酸の摂取に関する参考情報を表の脚注として記載．
5 脂質異常症の重症化予防を目的とした量を飽和脂肪酸の表の脚注に記載．
6 高血圧及び慢性腎臓病（CKD）の重症化予防を目的とした量を表の脚注として記載．
7 通常の食品以外の食品からの摂取について定めた．
a 集団内の半数の者に不足又は欠乏の症状が現れ得る摂取量をもって推定平均必要量とした栄養素．
b 集団内の半数の者で体内量が維持される摂取量をもって推定平均必要量とした栄養素．
c 集団内の半数の者で体内量が飽和している摂取量をもって推定平均必要量とした栄養素．
x 上記以外の方法で推定平均必要量が定められた栄養素．

で扱う生活習慣病は，高血圧，脂質異常症，糖尿病および慢性腎臓病（chronic kidney disease：CKD）を基本とするが，わが国において大きな健康課題であり，栄養素との関連が明らかであるとともに栄養疫学的に十分な科学的根拠が存在する場合には，その他の疾患も適宜含める．また，脳血管疾患および虚血性心疾患は，生活習慣病の重症化に伴って生じると考え，重症化予防の観点から扱うこととする．

摂取不足の回避を目的として，「推定平均必要量」（estimated average requirement：EAR）を設定する．推定平均必要量は，半数の者が必要量を満たす量である．推定平均必要量を補助する目的で「推奨量」（recommended dietary allowance：RDA）を設定する．推奨量は，ほとんどの者が充足している量である．

十分な科学的根拠が得られず，推定平均必要量と推奨量が設定できない場合は，「目安量」（adequate intake：AI）を設定する．一定の栄養状態を維持するのに十分な量であり，目安量以上を摂取している場合は不足のリスクはほとんどない．

過剰摂取による健康障害の回避を目的として，「耐容上限量」（tolerable upper intake level：UL）を設定する．十分な科学的根拠が得られない栄養素については設定しない．

一方，生活習慣病の発症予防を目的として食事摂取基準を設定する必要のある栄養素が存在する．しかしながら，そのための研究の数および質はまだ十分ではない．そこで，これらの栄養素に関して，「生活習慣病の発症予防のために現在の日本人が当面の目標とすべき摂取量」として「目標量」（tentative dietary goal for preventing life-style related diseases：DG）を設定する．なお，生活習慣病の重症化予防およびフレイル予防を目的として摂取量の基準を設定できる栄養素については，発症予防を目的とした量（目標量）とは区別して示す．

2　参照体位

参照体位（参照身長，参照体重）[1]

性　別	男　性		女　性 [2]	
年齢等	参照身長（cm）	参照体重（kg）	参照身長（cm）	参照体重（kg）
0～5（月）	61.5	6.3	60.1	5.9
6～11（月）	71.6	8.8	70.2	8.1
6～8（月）	69.8	8.4	68.3	7.8
9～11（月）	73.2	9.1	71.9	8.4
1～2（歳）	85.8	11.5	84.6	11.0
3～5（歳）	103.6	16.5	103.2	16.1
6～7（歳）	119.5	22.2	118.3	21.9
8～9（歳）	130.4	28.0	130.4	27.4
10～11（歳）	142.0	35.6	144.0	36.3
12～14（歳）	160.5	49.0	155.1	47.5
15～17（歳）	170.1	59.7	157.7	51.9
18～29（歳）	171.0	64.5	158.0	50.3
30～49（歳）	171.0	68.1	158.0	53.0
50～64（歳）	169.0	68.0	155.8	53.8
65～74（歳）	165.2	65.0	152.0	52.1
75以上（歳）	160.8	59.6	148.0	48.8

1　0～17歳は，日本小児内分泌学会・日本成長学会合同標準値委員会による小児の体格評価に用いる身長，体重の標準値を基に，年齢区分に応じて，当該月齢および年齢区分の中央時点における中央値を引用した．ただし，公表数値が年齢区分と合致しない場合は，同様の方法で算出した値を用いた．18歳以上は，平成28年国民健康・栄養調査における当該の性および年齢区分における身長・体重の中央値を用いた．
2　妊婦，授乳婦を除く．

参考　食事摂取基準の各指標を理解するための概念

　推定平均必要量や耐容上限量などの指標を理解するための概念図を下記に示す．この図は，習慣的な摂取量と摂取不足または過剰摂取に由来する健康障害のリスク，すなわち，健康障害が生じる確率との関係を概念的に示している．この概念を集団に当てはめると，摂取不足を生じる人の割合または過剰摂取によって健康障害を生じる人の割合を示す図として理解することもできる．

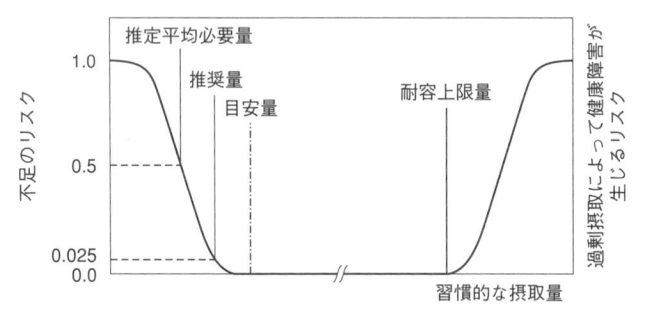

食事摂取基準の各指標（推定平均必要量，推奨量，目安量，耐容上限量）を理解するための概念図

　縦軸は，個人の場合は不足または過剰によって健康障害が生じる確率を，集団の場合は不足状態にある人または過剰摂取によって健康障害を生じる人の割合を示す．
　不足の確率が推定平均必要量では 0.5（50％）あり，推奨量では 0.02〜0.03（中間値として 0.025）（2〜3％または 2.5％）あることを示す．耐容上限量以上の量を摂取した場合には，過剰摂取による健康障害が生じる潜在的なリスクが存在することを示す．そして，推奨量と耐容上限量との間の摂取量では，不足のリスク，過剰摂取による健康障害が生じるリスクともに 0（ゼロ）に近いことを示す．
　目安量については，推定平均必要量および推奨量と一定の関係をもたない．しかし，推奨量と目安量を同時に算定することが可能であれば，目安量は推奨量よりも大きい（図では右方）と考えられるため，参考として付記した．
　目標量は，ここに示す概念や方法とは異なる性質のものであることから，ここには図示できない．

3 活用の基本的考え方

　健康な個人または集団を対象として，健康の保持・増進，生活習慣病の発症予防および重症化予防のための食事改善に，食事摂取基準を活用する場合は，PDCAサイクルに基づく活用を基本とする．その概要を下図に示す．まず，食事摂取状況のアセスメントにより，エネルギー・栄養素の摂取量が適切かどうかを評価する．食事評価に基づき，食事改善計画の立案，食事改善を実施し，それらの検証を行う．検証を行う際には，食事評価を行う．検証結果を踏まえ，計画や実施の内容を改善する．

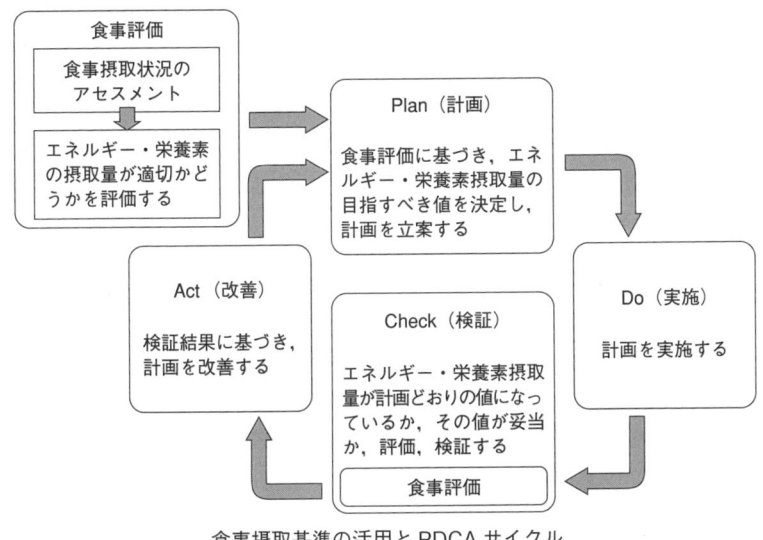

食事評価
- 食事摂取状況のアセスメント
- エネルギー・栄養素の摂取量が適切かどうかを評価する

Plan（計画）
食事評価に基づき，エネルギー・栄養素摂取量の目指すべき値を決定し，計画を立案する

Do（実施）
計画を実施する

Check（検証）
エネルギー・栄養素摂取量が計画どおりの値になっているか，その値が妥当か，評価，検証する
食事評価

Act（改善）
検証結果に基づき，計画を改善する

食事摂取基準の活用とPDCAサイクル

4　目的に応じた活用上の留意点

個人の食事改善を目的として食事摂取基準を活用する場合の基本的事項

目的	用いる指標	食事摂取状況のアセスメント	食事改善の計画と実施
エネルギー摂取の過不足の評価	体重変化量 BMI	○体重変化量を測定 ○測定されたBMIが、目標とするBMIの範囲を下回っていれば「不足」、上回っていれば「過剰」の恐れがないか、他の要因も含め、総合的に判断	○BMIが目標とする範囲内に留まること、またはその方向に体重が改善することを目的として立案 〈留意点〉おおむね4週間ごとに体重を計測記録し、16週間以上フォローを行う
栄養素の摂取不足の評価	推定平均必要量 推奨量 目安量	○測定された摂取量と推定平均必要量および推奨量から不足の可能性とその確率を推定 ○目安量を用いる場合は、測定された摂取量と目安量を比較し、不足していないことを確認	○推奨量よりも摂取量が少ない場合は、推奨量を目指す計画を立案 ○摂取量が目安量付近かそれ以上であれば、その量を維持する計画を立案 〈留意点〉測定された摂取量が目安量を下回っている場合は、不足の有無やその程度を判断できない
栄養素の過剰摂取の評価	耐容上限量	○測定された摂取量と耐容上限量から過剰摂取の可能性の有無を推定	○耐容上限量を超えて摂取している場合は耐容上限量未満になるための計画を立案 〈留意点〉耐容上限量を超えた摂取は避けるべきであり、それを超えて摂取していることが明らかになった場合は、問題を解決するために速やかに計画を修正、実施
生活習慣病の発症予防を目的とした評価	目標量	○測定された摂取量と目標量を比較。ただし、発症予防を目的としている生活習慣病が関連する他の栄養関連因子および非栄養性の関連因子の存在とその程度も測定し、これらを総合的に考慮した上で評価	○摂取量が目標量の範囲に入ることを目的とした計画を立案 〈留意点〉発症予防を目的としている生活習慣病が関連する他の栄養関連因子および非栄養性の関連因子の存在と程度を明らかにし、これらを総合的に考慮した上で、対象とする栄養素の摂取量の改善の程度を判断。また、生活習慣病の特徴から考えて、長い年月にわたって実施可能な改善計画の立案と実施が望ましい

集団の食事改善を目的として食事摂取基準を活用する場合の基本的事項

目的	用いる指標	食事摂取状況のアセスメント	食事改善の計画と実施
エネルギー摂取の過不足の評価	体重変化量 BMI	○体重変化量を測定 ○測定されたBMIの分布から、BMIが目標とするBMIの範囲を下回っている、あるいは上回っている者の割合を算出	○BMIが目標とする範囲内に留まっている者の割合を増やすことを目的として計画を立案 〈留意点〉一定期間をおいて2回以上の評価を行い、その結果に基づいて計画を変更し、実施
栄養素の摂取不足の評価	推定平均必要量 目安量	○測定された摂取量の分布と推定平均必要量から、推定平均必要量を下回る者の割合を算出 ○目安量を用いる場合は、摂取量の中央値と目安量を比較し、不足していないことを確認	○推定平均必要量では、推定平均必要量を下回って摂取している者の集団内における割合をできるだけ少なくするための計画を立案 ○目安量では、摂取量の中央値が目安量付近かそれ以上であれば、その量を維持するための計画を立案 〈留意点〉摂取量の中央値が目安量を下回っている場合、不足状態にあるかどうかは判断できない
栄養素の過剰摂取の評価	耐容上限量	○測定された摂取量の分布と耐容上限量から、過剰摂取の可能性を有する者の割合を算出	○集団全員の摂取量が耐容上限量未満になるための計画を立案 〈留意点〉耐容上限量を超えた摂取は避けるべきであり、超えて摂取している者がいることが明らかになった場合は、問題を解決するために速やかに計画を修正、実施
生活習慣病の発症予防を目的とした評価	目標量	○測定された摂取量の分布と目標量から、目標量の範囲を逸脱する者の割合を算出する。ただし、発症予防を目的としている生活習慣病が関連する他の栄養関連因子および非栄養性の関連因子の存在と程度も測定し、これらを総合的に考慮した上で評価	○摂取量が目標量の範囲に入る者または近づく者の割合を増やすことを目的とした計画を立案 〈留意点〉発症予防を目的としている生活習慣病が関連する他の栄養関連因子および非栄養性の関連因子の存在と程度を明らかにし、これらを総合的に考慮した上で、対象とする栄養素の摂取量の改善の程度を判断。また、生活習慣病の特徴から考え、長い年月にわたって実施可能な改善計画の立案と実施が望ましい

5 エネルギー，栄養素
●エネルギー

```
           ┌─────────────────────┐
           │  エネルギー必要量の推定  │
           └──────────┬──────────┘
              ┌───────┴───────┐
         ┌────┴────┐     ┌────┴────┐
         │  摂取量  │     │  消費量  │
         └────┬────┘     └────┬────┘
              │               │
         ┌────┴────┐     ┌────┴────┐
         │食事アセスメント│     │ 二重標識水法 │
         └─────────┘     └─────────┘
                         ┌─────────┐
                         │ 基礎代謝量 │
                         └─────────┘
                         ┌──────────────┐
                         │身体活動レベル（PAL）│
                         └──────────────┘
                         ┌──────────────────────┐
                         │推定式（基礎代謝量，PAL，性，│
                         │年齢，身長，体重を用いるもの）│
                         └──────────────────────┘
                                          ┌──────────────┐
                                          │推定エネルギー必要量│
                                          └──────────────┘
         ┌────────────────┐
         │体重の変化，体格（BMI）│
         └────────────────┘
```

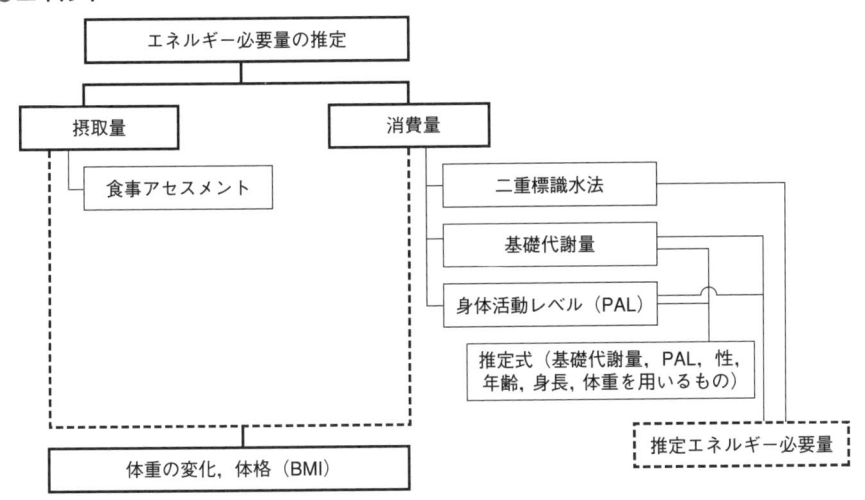

エネルギー必要量を推定するための測定法と体重変化，体格(BMI)，推定エネルギー必要量との関連

目標とする BMI の範囲（18 歳以上）[1,2]

年齢（歳）	目標とする BMI （kg/m^2）
18～49	18.5～24.9
50～64	20.0～24.9
65～74[3]	21.5～24.9
75 以上[3]	21.5～24.9

1 男女共通．あくまでも参考として使用すべきである．
2 観察疫学研究において報告された総死亡率が最も低かった BMI を基に，疾患別の発症率と BMI の関連，死因と BMI との関連，喫煙や疾患の合併による BMI や死亡リスクへの影響，日本人の BMI の実態に配慮し，総合的に判断し目標とする範囲を設定．
3 高齢者では，フレイルの予防および生活習慣病の発症予防の両者に配慮する必要があることも踏まえ，当面目標とする BMI の範囲を 21.5～24.9 kg/m^2 とした．

参照体重における基礎代謝量

性別 年齢（歳）	男性			女性		
	基礎代謝基準値 (kcal/kg 体重/日)	参照体重 (kg)	基礎代謝量 (kcal/日)	基礎代謝基準値 (kcal/kg 体重/日)	参照体重 (kg)	基礎代謝量 (kcal/日)
1～2	61.0	11.5	700	59.7	11.0	660
3～5	54.8	16.5	900	52.2	16.1	840
6～7	44.3	22.2	980	41.9	21.9	920
8～9	40.8	28.0	1,140	38.3	27.4	1,050
10～11	37.4	35.6	1,330	34.8	36.3	1,260
12～14	31.0	49.0	1,520	29.6	47.5	1,410
15～17	27.0	59.7	1,610	25.3	51.9	1,310
18～29	23.7	64.5	1,530	22.1	50.3	1,110
30～49	22.5	68.1	1,530	21.9	53.0	1,160
50～64	21.8	68.0	1,480	20.7	53.8	1,110
65～74	21.6	65.0	1,400	20.7	52.1	1,080
75 以上	21.5	59.6	1,280	20.7	48.8	1,010

身体活動レベル別にみた活動内容と活動時間の代表例

身体活動レベル[1]	低い（Ⅰ） 1.50（1.40～1.60）	ふつう（Ⅱ） 1.75（1.60～1.90）	高い（Ⅲ） 2.00（1.90～2.20）
日常生活の内容[2]	生活の大部分が座位で，静的な活動が中心の場合	座位中心の仕事だが，職場内での移動や立位での作業・接客等，通勤・買い物での歩行，家事，軽いスポーツ，のいずれかを含む場合	移動や立位の多い仕事への従事者，あるいは，スポーツ等余暇における活発な運動習慣を持っている場合
中程度の強度（3.0～5.9メッツ）の身体活動の1日当たりの合計時間（時間/日）[3]	1.65	2.06	2.53
仕事での1日当たりの合計歩行時間（時間/日）[3]	0.25	0.54	1.00

1 代表値．（ ）内はおよその範囲．
2 Black, et al., Ishikawa-Takata, et al. を参考に，身体活動レベル（PAL）に及ぼす仕事時間中の労作の影響が大きいことを考慮して作成．
3 Ishikawa-Takata, et al. による．

年齢階級別にみた身体活動レベルの群分け（男女共通）

身体活動レベル	Ⅰ（低い）	Ⅱ（ふつう）	Ⅲ（高い）
1～2（歳）	—	1.35	—
3～5（歳）	—	1.45	—
6～7（歳）	1.35	1.55	1.75
8～9（歳）	1.40	1.60	1.80
10～11（歳）	1.45	1.65	1.85
12～14（歳）	1.50	1.70	1.90
15～17（歳）	1.55	1.75	1.95
18～29（歳）	1.50	1.75	2.00
30～49（歳）	1.50	1.75	2.00
50～64（歳）	1.50	1.75	2.00
65～74（歳）	1.45	1.70	1.95
75以上（歳）	1.40	1.65	—

〈参考　推定エネルギー必要量（kcal/日）〉

性別	男性			女性		
身体活動レベル[1]	Ⅰ	Ⅱ	Ⅲ	Ⅰ	Ⅱ	Ⅲ
0～5（月）	—	550	—	—	500	—
6～8（月）	—	650	—	—	600	—
9～11（月）	—	700	—	—	650	—
1～2（歳）	—	950	—	—	900	—
3～5（歳）	—	1,300	—	—	1,250	—
6～7（歳）	1,350	1,550	1,750	1,250	1,450	1,650
8～9（歳）	1,600	1,850	2,100	1,500	1,700	1,900
10～11（歳）	1,950	2,250	2,500	1,850	2,100	2,350
12～14（歳）	2,300	2,600	2,900	2,150	2,400	2,700
15～17（歳）	2,500	2,800	3,150	2,050	2,300	2,550
18～29（歳）	2,300	2,650	3,050	1,700	2,000	2,300
30～49（歳）	2,300	2,700	3,050	1,750	2,050	2,350
50～64（歳）	2,200	2,600	2,950	1,650	1,950	2,250
65～74（歳）	2,050	2,400	2,750	1,550	1,850	2,100
75以上（歳）[2]	1,800	2,100	—	1,400	1,650	—
妊婦（付加量）[3] 初期				+50	+50	+50
中期				+250	+250	+250
後期				+450	+450	+450
授乳婦（付加量）				+350	+350	+350

1 身体活動レベルは，低い，ふつう，高いの三つのレベルとして，それぞれⅠ，Ⅱ，Ⅲで示した．
2 レベルⅡは自立している者，レベルⅠは自宅にいてほとんど外出しない者に相当する．レベルⅠは高齢者施設で自立に近い状態で過ごしている者にも適用できる値である．
3 妊婦個々の体格や妊娠中の体重増加量および胎児の発育状況の評価を行うことが必要である．
注1：活用に当たっては，食事摂取状況のアセスメント，体重およびBMIの把握を行い，エネルギーの過不足は，体重の変化またはBMIを用いて評価すること．
注2：身体活動レベルⅠの場合，少ないエネルギー消費量に見合った少ないエネルギー摂取量を維持することになるため，健康の保持・増進の観点からは，身体活動量を増加させる必要がある．

● たんぱく質（推定平均必要量，推奨量，目安量：g/日，目標量：％エネルギー）

性別	男性				女性			
年齢等	推定平均必要量	推奨量	目安量	目標量[1]	推定平均必要量	推奨量	目安量	目標量[1]
0～5 （月）	—	—	10	—	—	—	10	—
6～8 （月）	—	—	15	—	—	—	15	—
9～11 （月）	—	—	25	—	—	—	25	—
1～2 （歳）	15	20	—	13～20	15	20	—	13～20
3～5 （歳）	20	25	—	13～20	20	25	—	13～20
6～7 （歳）	25	30	—	13～20	25	30	—	13～20
8～9 （歳）	30	40	—	13～20	30	40	—	13～20
10～11 （歳）	40	45	—	13～20	40	50	—	13～20
12～14 （歳）	50	60	—	13～20	45	55	—	13～20
15～17 （歳）	50	65	—	13～20	45	55	—	13～20
18～29 （歳）	50	65	—	13～20	40	50	—	13～20
30～49 （歳）	50	65	—	13～20	40	50	—	13～20
50～64 （歳）	50	65	—	14～20	40	50	—	14～20
65～74 （歳）[2]	50	60	—	15～20	40	50	—	15～20
75 以上（歳）[2]	50	60	—	15～20	40	50	—	15～20
妊婦(付加量)初期					+0	+0	—	—[3]
中期					+5	+5	—	—[3]
後期					+20	+25	—	—[4]
授乳婦(付加量)					+15	+20	—	—[4]

1 範囲に関しては，おおむねの値を示したものであり，弾力的に運用すること．
2 65歳以上の高齢者について，フレイル予防を目的とした量を定めることは難しいが，身長・体重が参照体位に比べて小さい者や，特に75歳以上であって加齢に伴い身体活動量が大きく低下した者など，必要エネルギー摂取量が低い者では，下限が推奨量を下回る場合があり得る．この場合でも，下限は推奨量以上とすることが望ましい．
3 妊婦（初期・中期）の目標量は，13～20％エネルギーとした．
4 妊婦（後期）および授乳婦の目標量は，15～20％エネルギーとした．

● 脂質

脂質（％エネルギー）

性別	男性		女性	
年齢等	目安量	目標量[1]	目安量	目標量[1]
0～5 （月）	50	—	50	—
6～11 （月）	40	—	40	—
1～2 （歳）	—	20～30	—	20～30
3～5 （歳）	—	20～30	—	20～30
6～7 （歳）	—	20～30	—	20～30
8～9 （歳）	—	20～30	—	20～30
10～11 （歳）	—	20～30	—	20～30
12～14 （歳）	—	20～30	—	20～30
15～17 （歳）	—	20～30	—	20～30
18～29 （歳）	—	20～30	—	20～30
30～49 （歳）	—	20～30	—	20～30
50～64 （歳）	—	20～30	—	20～30
65～74 （歳）	—	20～30	—	20～30
75 以上（歳）	—	20～30	—	20～30
妊 婦			—	20～30
授乳婦			—	20～30

1 範囲に関しては，おおむねの値を示したものである．

性別	男性	女性	男性	女性	男性	女性
	n-6系脂肪酸（g/日）		n-3系脂肪酸（g/日）		飽和脂肪酸(%エネルギー)[1,2]	
年齢等	目安量	目安量	目安量	目安量	目標量	目標量
0～5（月）	4	4	0.9	0.9	—	—
6～11（月）	4	4	0.8	0.8	—	—
1～2（歳）	4	4	0.7	0.8	—	—
3～5（歳）	6	6	1.1	1.0	10以下	10以下
6～7（歳）	8	7	1.5	1.3	10以下	10以下
8～9（歳）	8	7	1.5	1.3	10以下	10以下
10～11（歳）	10	8	1.6	1.6	10以下	10以下
12～14（歳）	11	9	1.9	1.6	10以下	10以下
15～17（歳）	13	9	2.1	1.6	8以下	8以下
18～29（歳）	11	8	2.0	1.6	7以下	7以下
30～49（歳）	10	8	2.0	1.6	7以下	7以下
50～64（歳）	10	8	2.2	1.9	7以下	7以下
65～74（歳）	9	8	2.2	2.0	7以下	7以下
75以上（歳）	8	7	2.1	1.8	7以下	7以下
妊婦		9		1.6		7以下
授乳婦		10		1.8		7以下

1 飽和脂肪酸と同じく，脂質異常症および循環器疾患に関与する栄養素としてコレステロールがある．コレステロールに目標量は設定しないが，これは許容される摂取量に上限が存在しないことを保証するものではない．また，脂質異常症の重症化予防の目的からは，200 mg/日未満に留めることが望ましい．
2 飽和脂肪酸と同じく，冠動脈疾患に関与する栄養素としてトランス脂肪酸がある．日本人の大多数は，トランス脂肪酸に関する世界保健機関（WHO）の目標（1%エネルギー未満）を下回っており，トランス脂肪酸の摂取による健康への影響は，飽和脂肪酸の摂取によるものと比べて小さいと考えられる．ただし，脂質に偏った食事をしている者では，留意する必要がある．トランス脂肪酸は人体にとって不可欠な栄養素ではなく，健康の保持・増進を図る上で積極的な摂取は勧められないことから，その摂取量は1%エネルギー未満に留めることが望ましく，1%エネルギー未満でもできるだけ低く留めることが望ましい．

● 炭水化物

性別	男性	女性	男性	女性
	炭水化物（%エネルギー）		食物繊維（g/日）	
年齢等	目標量[1,2]	目標量[1,2]	目標量	目標量
0～5（月）	—	—	—	—
6～11（月）	—	—	—	—
1～2（歳）	50～65	50～65	—	—
3～5（歳）	50～65	50～65	8以上	8以上
6～7（歳）	50～65	50～65	10以上	10以上
8～9（歳）	50～65	50～65	11以上	11以上
10～11（歳）	50～65	50～65	13以上	13以上
12～14（歳）	50～65	50～65	17以上	17以上
15～17（歳）	50～65	50～65	19以上	18以上
18～29（歳）	50～65	50～65	21以上	18以上
30～49（歳）	50～65	50～65	21以上	18以上
50～64（歳）	50～65	50～65	21以上	18以上
65～74（歳）	50～65	50～65	20以上	17以上
75以上（歳）	50～65	50～65	20以上	17以上
妊婦		50～65		18以上
授乳婦		50～65		18以上

1 範囲に関しては，おおむねの値を示したものである．
2 アルコールを含む．ただし，アルコールの摂取を勧めるものではない．

●エネルギー産生栄養素バランス（％エネルギー）

性別	男性				女性			
	目標量[1,2]				目標量[1,2]			
年齢等	たんぱく質[3]	脂 質[4]		炭水化物[5,6]	たんぱく質[3]	脂 質[4]		炭水化物[5,6]
		脂質	飽和脂肪酸			脂質	飽和脂肪酸	
0～11（月）	—	—	—	—	—	—	—	—
1～ 2（歳）	13～20	20～30	—	50～65	13～20	20～30	—	50～65
3～14（歳）	13～20	20～30	10 以下	50～65	13～20	20～30	10 以下	50～65
15～17（歳）	13～20	20～30	8 以下	50～65	13～20	20～30	8 以下	50～65
18～49（歳）	13～20	20～30	7 以下	50～65	13～20	20～30	7 以下	50～65
50～64（歳）	14～20	20～30	7 以下	50～65	14～20	20～30	7 以下	50～65
65～74（歳）	15～20	20～30	7 以下	50～65	15～20	20～30	7 以下	50～65
75 以上（歳）	15～20	20～30	7 以下	50～65	15～20	20～30	7 以下	50～65
妊婦　初期					13～20			
中期					13～20	20～30	7 以下	50～65
後期					15～20			
授乳婦					15～20			

1 必要なエネルギー量を確保した上でのバランスとすること．
2 範囲に関しては，おおむねの値を示したものであり，弾力的に運用すること．
3 65歳以上の高齢者について，フレイル予防を目的とした量を定めることは難しいが，身長・体重が参照体位に比べて小さい者や，特に75歳以上であって加齢に伴い身体活動量が大きく低下した者など，必要エネルギー摂取量が低い者では，下限が推奨量を下回る場合があり得る．この場合でも，下限は推奨量以上とすることが望ましい．
4 脂質については，その構成成分である飽和脂肪酸など，質への配慮を十分に行う必要がある．
5 アルコールを含む．ただし，アルコールの摂取を勧めるものではない．
6 食物繊維の目標量を十分に注意すること．

●脂溶性ビタミン

ビタミンA（μgRAE/日）[1]

性 別	男 性				女 性			
年齢等	推定平均必要量[2]	推奨量[2]	目安量[3]	耐容上限量[3]	推定平均必要量[2]	推奨量[2]	目安量[3]	耐容上限量[3]
0～ 5（月）	—	—	300	600	—	—	300	600
6～11（月）	—	—	400	600	—	—	400	600
1～ 2（歳）	300	400	—	600	250	350	—	600
3～ 5（歳）	350	450	—	700	350	500	—	850
6～ 7（歳）	300	400	—	950	300	400	—	1,200
8～ 9（歳）	350	500	—	1,200	350	500	—	1,500
10～11（歳）	450	600	—	1,500	400	600	—	1,900
12～14（歳）	550	800	—	2,100	500	700	—	2,500
15～17（歳）	650	900	—	2,500	500	650	—	2,800
18～29（歳）	600	850	—	2,700	450	650	—	2,700
30～49（歳）	650	900	—	2,700	500	700	—	2,700
50～64（歳）	650	900	—	2,700	500	700	—	2,700
65～74（歳）	600	850	—	2,700	500	700	—	2,700
75 以上（歳）	550	800	—	2,700	450	650	—	2,700
妊婦（付加量）初期					+0	+0	—	—
中期					+0	+0	—	—
後期					+60	+80	—	—
授乳婦（付加量）					+300	+450	—	—

1 レチノール活性当量（μgRAE）
  ＝レチノール（μg）＋β-カロテン（μg）×1/12＋α-カロテン（μg）×1/24＋β-クリプトキサンチン（μg）×1/24＋ その他のプロビタミンAカロテノイド（μg）×1/24
2 プロビタミンAカロテノイドを含む．
3 プロビタミンAカロテノイドを含まない．

ビタミン D（μg/日）[1]

性別	男性		女性	
年齢等	目安量	耐容上限量	目安量	耐容上限量
0～5（月）	5.0	25	5.0	25
6～11（月）	5.0	25	5.0	25
1～2（歳）	3.0	20	3.5	20
3～5（歳）	3.5	30	4.0	30
6～7（歳）	4.5	30	5.0	30
8～9（歳）	5.0	40	6.0	40
10～11（歳）	6.5	60	8.0	60
12～14（歳）	8.0	80	9.5	80
15～17（歳）	9.0	90	8.5	90
18～29（歳）	8.5	100	8.5	100
30～49（歳）	8.5	100	8.5	100
50～64（歳）	8.5	100	8.5	100
65～74（歳）	8.5	100	8.5	100
75以上（歳）	8.5	100	8.5	100
妊婦			8.5	―
授乳婦			8.5	―

1　日照により皮膚でビタミン D が産生されることを踏まえ，フレイル予防を図る者はもとより，全年齢区分を通じて，日常生活において可能な範囲内での適度な日光浴を心掛けるとともに，ビタミン D の摂取については，日照時間を考慮に入れることが重要である．

ビタミン E（mg/日）[1]　　ビタミン K（μg/日）

性別	男性		女性		男性	女性
年齢等	目安量	耐容上限量	目安量	耐容上限量	目安量	目安量
0～5（月）	3.0	―	3.0	―	4	4
6～11（月）	4.0	―	4.0	―	7	7
1～2（歳）	3.0	150	3.0	150	50	60
3～5（歳）	4.0	200	4.0	200	60	70
6～7（歳）	5.0	300	5.0	300	80	90
8～9（歳）	5.0	350	5.0	350	90	110
10～11（歳）	5.5	450	5.5	450	110	140
12～14（歳）	6.5	650	6.0	600	140	170
15～17（歳）	7.0	750	5.5	650	160	150
18～29（歳）	6.0	850	5.0	650	150	150
30～49（歳）	6.0	900	5.5	700	150	150
50～64（歳）	7.0	850	6.0	700	150	150
65～74（歳）	7.0	850	6.5	650	150	150
75以上（歳）	6.5	750	6.5	650	150	150
妊婦			6.5	―		150
授乳婦			7.0	―		150

1　α-トコフェロールについて算定した．α-トコフェロール以外のビタミン E は含んでいない．

●水溶性ビタミン

ビタミン B_1 （mg/日）[1,2]

性別	男性			女性		
年齢等	推定平均必要量	推奨量	目安量	推定平均必要量	推奨量	目安量
0～5（月）	—	—	0.1	—	—	0.1
6～11（月）	—	—	0.2	—	—	0.2
1～2（歳）	0.4	0.5	—	0.4	0.5	—
3～5（歳）	0.6	0.7	—	0.6	0.7	—
6～7（歳）	0.7	0.8	—	0.7	0.8	—
8～9（歳）	0.8	1.0	—	0.8	0.9	—
10～11（歳）	1.0	1.2	—	0.9	1.1	—
12～14（歳）	1.2	1.4	—	1.1	1.3	—
15～17（歳）	1.3	1.5	—	1.0	1.2	—
18～29（歳）	1.2	1.4	—	0.9	1.1	—
30～49（歳）	1.2	1.4	—	0.9	1.1	—
50～64（歳）	1.1	1.3	—	0.9	1.1	—
65～74（歳）	1.1	1.3	—	0.9	1.1	—
75以上（歳）	1.0	1.2	—	0.8	0.9	—
妊婦（付加量）				+0.2	+0.2	—
授乳婦（付加量）				+0.2	+0.2	—

1 チアミン塩化物塩酸塩（分子量＝337.3）の重量として示した．
2 身体活動レベルⅡの推定エネルギー必要量を用いて算定した．
特記事項：推定平均必要量は，ビタミン B_1 の欠乏症である脚気を予防するに足る最小必要量からではなく，尿中にビタミン B_1 の排泄量が増大し始める摂取量（体内飽和量）から算定．

ビタミン B_2 （mg/日）[1]

性別	男性			女性		
年齢等	推定平均必要量	推奨量	目安量	推定平均必要量	推奨量	目安量
0～5（月）	—	—	0.3	—	—	0.3
6～11（月）	—	—	0.4	—	—	0.4
1～2（歳）	0.5	0.6	—	0.5	0.5	—
3～5（歳）	0.7	0.8	—	0.6	0.8	—
6～7（歳）	0.8	0.9	—	0.7	0.9	—
8～9（歳）	0.9	1.1	—	0.9	1.0	—
10～11（歳）	1.1	1.4	—	1.0	1.3	—
12～14（歳）	1.3	1.6	—	1.2	1.4	—
15～17（歳）	1.4	1.7	—	1.2	1.4	—
18～29（歳）	1.3	1.6	—	1.0	1.2	—
30～49（歳）	1.3	1.6	—	1.0	1.2	—
50～64（歳）	1.2	1.5	—	1.0	1.2	—
65～74（歳）	1.2	1.5	—	1.0	1.2	—
75以上（歳）	1.1	1.3	—	0.9	1.0	—
妊婦（付加量）				+0.2	+0.3	—
授乳婦（付加量）				+0.5	+0.6	—

1 身体活動レベルⅡの推定エネルギー必要量を用いて算定した．
特記事項：推定平均必要量は，ビタミン B_2 の欠乏症である口唇炎，口角炎，舌炎などの皮膚炎を予防するに足る最小摂取量からではなく，尿中にビタミン B_2 の排泄量が増大し始める摂取量（体内飽和量）から算定．

ナイアシン (mgNE/日)[1,2]

性別	男性				女性			
年齢等	推定平均必要量	推奨量	目安量	耐容上限量[3]	推定平均必要量	推奨量	目安量	耐容上限量[3]
0〜5 (月)[4]	—	—	2	—	—	—	2	—
6〜11 (月)	—	—	3	—	—	—	3	—
1〜2 (歳)	5	6	—	60 (15)	4	5	—	60 (15)
3〜5 (歳)	6	8	—	80 (20)	6	7	—	80 (20)
6〜7 (歳)	7	9	—	100 (30)	7	8	—	100 (30)
8〜9 (歳)	9	11	—	150 (35)	8	10	—	150 (35)
10〜11 (歳)	11	13	—	200 (45)	10	10	—	150 (45)
12〜14 (歳)	12	15	—	250 (60)	12	14	—	250 (60)
15〜17 (歳)	14	17	—	300 (70)	11	13	—	250 (65)
18〜29 (歳)	13	15	—	300 (80)	9	11	—	250 (65)
30〜49 (歳)	13	15	—	350 (85)	10	12	—	250 (65)
50〜64 (歳)	12	14	—	350 (85)	9	11	—	250 (65)
65〜74 (歳)	12	14	—	300 (80)	9	11	—	250 (65)
75 以上 (歳)	11	13	—	300 (75)	9	10	—	250 (60)
妊 婦(付加量)					+0	+0	—	—
授乳婦(付加量)					+3	+3	—	—

1 ナイアシン当量 (NE)＝ナイアシン＋1/60 トリプトファンで示した．
2 身体活動レベルⅡの推定エネルギー必要量を用いて算定した．
3 ニコチンアミドの重量 (mg/日)，( ) 内はニコチン酸の重量 (mg/日)．
4 単位は mg/日．

ビタミン B_6 (mg/日)[1]

性別	男性				女性			
年齢等	推定平均必要量	推奨量	目安量	耐容上限量[2]	推定平均必要量	推奨量	目安量	耐容上限量[2]
0〜5 (月)	—	—	0.2	—	—	—	0.2	—
6〜11 (月)	—	—	0.3	—	—	—	0.3	—
1〜2 (歳)	0.4	0.5	—	10	0.4	0.5	—	10
3〜5 (歳)	0.5	0.6	—	15	0.5	0.6	—	15
6〜7 (歳)	0.7	0.8	—	20	0.6	0.7	—	20
8〜9 (歳)	0.8	0.9	—	25	0.8	0.9	—	25
10〜11 (歳)	1.0	1.1	—	30	1.0	1.1	—	30
12〜14 (歳)	1.2	1.4	—	40	1.0	1.3	—	40
15〜17 (歳)	1.2	1.5	—	50	1.0	1.3	—	45
18〜29 (歳)	1.1	1.4	—	55	1.0	1.1	—	45
30〜49 (歳)	1.1	1.4	—	60	1.0	1.1	—	45
50〜64 (歳)	1.1	1.4	—	55	1.0	1.1	—	45
65〜74 (歳)	1.1	1.4	—	50	1.0	1.1	—	40
75 以上 (歳)	1.1	1.4	—	50	1.0	1.1	—	40
妊 婦(付加量)					+0.2	+0.2	—	—
授乳婦(付加量)					+0.3	+0.3	—	—

1 たんぱく質の推奨量を用いて算定した（妊婦・授乳婦の付加量は除く）．
2 ピリドキシン（分子量＝169.2）の重量として示した．

ビタミン B_{12} （μg/日）[1]

性別	男性			女性		
年齢等	推定平均必要量	推奨量	目安量	推定平均必要量	推奨量	目安量
0～5 （月）	—	—	0.4	—	—	0.4
6～11 （月）	—	—	0.5	—	—	0.5
1～2 （歳）	0.8	0.9	—	0.8	0.9	—
3～5 （歳）	0.9	1.1	—	0.9	1.1	—
6～7 （歳）	1.1	1.3	—	1.1	1.3	—
8～9 （歳）	1.3	1.6	—	1.3	1.6	—
10～11 （歳）	1.6	1.9	—	1.6	1.9	—
12～14 （歳）	2.0	2.4	—	2.0	2.4	—
15～17 （歳）	2.0	2.4	—	2.0	2.4	—
18～29 （歳）	2.0	2.4	—	2.0	2.4	—
30～49 （歳）	2.0	2.4	—	2.0	2.4	—
50～64 （歳）	2.0	2.4	—	2.0	2.4	—
65～74 （歳）	2.0	2.4	—	2.0	2.4	—
75 以上 （歳）	2.0	2.4	—	2.0	2.4	—
妊 婦(付加量)				+0.3	+0.4	—
授乳婦(付加量)				+0.7	+0.8	—

1 シアノコバラミン（分子量=1,355.37）の重量として示した．

葉酸 （μg/日）[1]

性別	男性				女性			
年齢等	推定平均必要量	推奨量	目安量	耐容上限量[2]	推定平均必要量	推奨量	目安量	耐容上限量[2]
0～5 （月）	—	—	40	—	—	—	40	—
6～11 （月）	—	—	60	—	—	—	60	—
1～2 （歳）	80	90	—	200	90	90	—	200
3～5 （歳）	90	110	—	300	90	110	—	300
6～7 （歳）	110	140	—	400	110	140	—	400
8～9 （歳）	130	160	—	500	130	160	—	500
10～11 （歳）	160	190	—	700	160	190	—	700
12～14 （歳）	200	240	—	900	200	240	—	900
15～17 （歳）	220	240	—	900	200	240	—	900
18～29 （歳）	200	240	—	900	200	240	—	900
30～49 （歳）	200	240	—	1,000	200	240	—	1,000
50～64 （歳）	200	240	—	1,000	200	240	—	1,000
65～74 （歳）	200	240	—	900	200	240	—	900
75 以上 （歳）	200	240	—	900	200	240	—	900
妊 婦(付加量)[3,4]					+200	+240	—	—
授乳婦(付加量)					+80	+100	—	—

1 プテロイルモノグルタミン酸（分子量=441.40）の重量として示した．
2 通常の食品以外の食品に含まれる葉酸（狭義の葉酸）に適用する．
3 妊娠を計画している女性，妊娠の可能性がある女性および妊娠初期の妊婦は，胎児の神経管閉鎖障害のリスク低減のために，通常の食品以外の食品に含まれる葉酸（狭義の葉酸）を 400 μg/日摂取することが望まれる．
4 付加量は，中期および後期にのみ設定した．

パントテン酸（mg/日）　　　ビオチン（μg/日）

性別	男性	女性	男性	女性
年齢等	目安量	目安量	目安量	目安量
0～5（月）	4	4	4	4
6～11（月）	5	5	5	5
1～2（歳）	3	4	20	20
3～5（歳）	4	4	20	20
6～7（歳）	5	5	30	30
8～9（歳）	6	5	30	30
10～11（歳）	6	6	40	40
12～14（歳）	7	6	50	50
15～17（歳）	7	6	50	50
18～29（歳）	5	5	50	50
30～49（歳）	5	5	50	50
50～64（歳）	6	5	50	50
65～74（歳）	6	5	50	50
75以上（歳）	6	5	50	50
妊婦		5		50
授乳婦		6		50

ビタミンC（mg/日）[1]

性別	男性			女性		
年齢等	推定平均必要量	推奨量	目安量	推定平均必要量	推奨量	目安量
0～5（月）	—	—	40	—	—	40
6～11（月）	—	—	40	—	—	40
1～2（歳）	35	40	—	35	40	—
3～5（歳）	40	50	—	40	50	—
6～7（歳）	50	60	—	50	60	—
8～9（歳）	60	70	—	60	70	—
10～11（歳）	70	85	—	70	85	—
12～14（歳）	85	100	—	85	100	—
15～17（歳）	85	100	—	85	100	—
18～29（歳）	85	100	—	85	100	—
30～49（歳）	85	100	—	85	100	—
50～64（歳）	85	100	—	85	100	—
65～74（歳）	80	100	—	80	100	—
75以上（歳）	80	100	—	80	100	—
妊婦（付加量）				+10	+10	—
授乳婦（付加量）				+40	+45	—

1　L-アスコルビン酸（分子量＝176.12）の重量で示した．
特記事項：推定平均必要量は，ビタミンCの欠乏症である壊血病を予防するに足る最小量からではなく，心臓血管系の疾病予防効果および抗酸化作用の観点から算定．

●多量ミネラル

ナトリウム〔mg/日，（ ）は食塩相当量（g/日）〕[1]

性別	男性			女性		
年齢等	推定平均必要量	目安量	目標量	推定平均必要量	目安量	目標量
0〜5（月）	—	100（0.3）	—	—	100（0.3）	—
6〜11（月）	—	600（1.5）	—	—	600（1.5）	—
1〜2（歳）	—	—	(3.0 未満)	—	—	(3.0 未満)
3〜5（歳）	—	—	(3.5 未満)	—	—	(3.5 未満)
6〜7（歳）	—	—	(4.5 未満)	—	—	(4.5 未満)
8〜9（歳）	—	—	(5.0 未満)	—	—	(5.0 未満)
10〜11（歳）	—	—	(6.0 未満)	—	—	(6.0 未満)
12〜14（歳）	—	—	(7.0 未満)	—	—	(6.5 未満)
15〜17（歳）	—	—	(7.5 未満)	—	—	(6.5 未満)
18〜29（歳）	600（1.5）	—	(7.5 未満)	600（1.5）	—	(6.5 未満)
30〜49（歳）	600（1.5）	—	(7.5 未満)	600（1.5）	—	(6.5 未満)
50〜64（歳）	600（1.5）	—	(7.5 未満)	600（1.5）	—	(6.5 未満)
65〜74（歳）	600（1.5）	—	(7.5 未満)	600（1.5）	—	(6.5 未満)
75 以上（歳）	600（1.5）	—	(7.5 未満)	600（1.5）	—	(6.5 未満)
妊婦				600（1.5）	—	(6.5 未満)
授乳婦				600（1.5）	—	(6.5 未満)

1 高血圧および慢性腎臓病（CKD）の重症化予防のための食塩相当量の量は，男女とも 6.0 g/日未満とした．

カリウム（mg/日）

性別	男性		女性	
年齢等	目安量	目標量	目安量	目標量
0〜5（月）	400	—	400	—
6〜11（月）	700	—	700	—
1〜2（歳）	900	—	900	—
3〜5（歳）	1,000	1,400 以上	1,000	1,400 以上
6〜7（歳）	1,300	1,800 以上	1,200	1,800 以上
8〜9（歳）	1,500	2,000 以上	1,500	2,000 以上
10〜11（歳）	1,800	2,200 以上	1,800	2,000 以上
12〜14（歳）	2,300	2,400 以上	1,900	2,400 以上
15〜17（歳）	2,700	3,000 以上	2,000	2,600 以上
18〜29（歳）	2,500	3,000 以上	2,000	2,600 以上
30〜49（歳）	2,500	3,000 以上	2,000	2,600 以上
50〜64（歳）	2,500	3,000 以上	2,000	2,600 以上
65〜74（歳）	2,500	3,000 以上	2,000	2,600 以上
75 以上（歳）	2,500	3,000 以上	2,000	2,600 以上
妊婦			2,000	2,600 以上
授乳婦			2,200	2,600 以上

カルシウム（mg/日）

性別	男性				女性			
年齢等	推定平均必要量	推奨量	目安量	耐容上限量	推定平均必要量	推奨量	目安量	耐容上限量
0〜5（月）	—	—	200	—	—	—	200	—
6〜11（月）	—	—	250	—	—	—	250	—
1〜2（歳）	350	450	—	—	350	400	—	—
3〜5（歳）	500	600	—	—	450	550	—	—
6〜7（歳）	500	600	—	—	450	550	—	—
8〜9（歳）	550	650	—	—	600	750	—	—
10〜11（歳）	600	700	—	—	600	750	—	—
12〜14（歳）	850	1,000	—	—	700	800	—	—
15〜17（歳）	650	800	—	—	550	650	—	—
18〜29（歳）	650	800	—	2,500	550	650	—	2,500
30〜49（歳）	600	750	—	2,500	550	650	—	2,500
50〜64（歳）	600	750	—	2,500	550	650	—	2,500
65〜74（歳）	600	750	—	2,500	550	650	—	2,500
75 以上（歳）	600	700	—	2,500	500	600	—	2,500
妊婦（付加量）					+0	+0	—	—
授乳婦（付加量）					+0	+0	—	—

マグネシウム (mg/日)

性別	男性				女性			
年齢等	推定平均必要量	推奨量	目安量	耐容上限量[1]	推定平均必要量	推奨量	目安量	耐容上限量[1]
0～5（月）	—	—	20	—	—	—	20	—
6～11（月）	—	—	60	—	—	—	60	—
1～2（歳）	60	70	—	—	60	70	—	—
3～5（歳）	80	100	—	—	80	100	—	—
6～7（歳）	110	130	—	—	110	130	—	—
8～9（歳）	140	170	—	—	140	160	—	—
10～11（歳）	180	210	—	—	180	220	—	—
12～14（歳）	250	290	—	—	240	290	—	—
15～17（歳）	300	360	—	—	260	310	—	—
18～29（歳）	280	340	—	—	230	270	—	—
30～49（歳）	310	370	—	—	240	290	—	—
50～64（歳）	310	370	—	—	240	290	—	—
65～74（歳）	290	350	—	—	230	280	—	—
75 以上（歳）	270	320	—	—	220	260	—	—
妊婦（付加量）					+30	+40	—	—
授乳婦（付加量）					+0	+0	—	—

1 通常の食品以外からの摂取量の耐容上限量は，成人の場合 350 mg/日，小児では 5 mg/kg 体重/日とした．それ以外の通常の食品からの摂取の場合，耐容上限量は設定しない．

リン (mg/日)

性別	男性		女性	
年齢等	目安量	耐容上限量	目安量	耐容上限量
0～5（月）	120	—	120	—
6～11（月）	260	—	260	—
1～2（歳）	500	—	500	—
3～5（歳）	700	—	700	—
6～7（歳）	900	—	800	—
8～9（歳）	1,000	—	1,000	—
10～11（歳）	1,100	—	1,000	—
12～14（歳）	1,200	—	1,000	—
15～17（歳）	1,200	—	900	—
18～29（歳）	1,000	3,000	800	3,000
30～49（歳）	1,000	3,000	800	3,000
50～64（歳）	1,000	3,000	800	3,000
65～74（歳）	1,000	3,000	800	3,000
75 以上（歳）	1,000	3,000	800	3,000
妊婦			800	—
授乳婦			800	—

● 微量ミネラル

鉄（mg/日）

性別	男性				女性					
年齢等	推定平均必要量	推奨量	目安量	耐容上限量	月経なし		月経あり		目安量	耐容上限量
					推定平均必要量	推奨量	推定平均必要量	推奨量		
0～5（月）	―	―	0.5	―	―	―	―	―	0.5	―
6～11（月）	3.5	5.0	―	―	3.5	4.5	―	―	―	―
1～2（歳）	3.0	4.5	―	25	3.0	4.5	―	―	―	20
3～5（歳）	4.0	5.5	―	25	4.0	5.5	―	―	―	25
6～7（歳）	5.0	5.5	―	30	4.5	5.5	―	―	―	30
8～9（歳）	6.0	7.0	―	35	6.0	7.5	―	―	―	35
10～11（歳）	7.0	8.5	―	35	7.0	8.5	10.0	12.0	―	35
12～14（歳）	8.0	10.0	―	40	7.0	8.5	10.0	12.0	―	40
15～17（歳）	8.0	10.0	―	50	5.5	7.0	8.5	10.5	―	40
18～29（歳）	6.5	7.5	―	50	5.5	6.5	8.5	10.5	―	40
30～49（歳）	6.5	7.5	―	50	5.5	6.5	9.0	10.5	―	40
50～64（歳）	6.5	7.5	―	50	5.5	6.5	9.0	11.0	―	40
65～74（歳）	6.0	7.5	―	50	5.0	6.0	―	―	―	40
75以上（歳）	6.0	7.0	―	50	5.0	6.0	―	―	―	40
妊婦（付加量）初期					+2.0	+2.5	―	―	―	―
中期・後期					+8.0	+9.5	―	―	―	―
授乳婦（付加量）					+2.0	+2.5	―	―	―	―

亜鉛（mg/日）

性別	男性				女性			
年齢等	推定平均必要量	推奨量	目安量	耐容上限量	推定平均必要量	推奨量	目安量	耐容上限量
0～5（月）	―	―	2	―	―	―	2	―
6～11（月）	―	―	3	―	―	―	3	―
1～2（歳）	3	3	―	―	2	3	―	―
3～5（歳）	3	4	―	―	3	3	―	―
6～7（歳）	4	5	―	―	3	4	―	―
8～9（歳）	5	6	―	―	4	5	―	―
10～11（歳）	6	7	―	―	5	6	―	―
12～14（歳）	9	10	―	―	7	8	―	―
15～17（歳）	10	12	―	―	7	8	―	―
18～29（歳）	9	11	―	40	7	8	―	35
30～49（歳）	9	11	―	45	7	8	―	35
50～64（歳）	9	11	―	45	7	8	―	35
65～74（歳）	9	11	―	40	7	8	―	35
75以上（歳）	9	10	―	40	6	8	―	30
妊婦（付加量）					+1	+2	―	―
授乳婦（付加量）					+3	+4	―	―

銅 (mg/日)

性別	男性				女性			
年齢等	推定平均必要量	推奨量	目安量	耐容上限量	推定平均必要量	推奨量	目安量	耐容上限量
0～5 (月)	―	―	0.3	―	―	―	0.3	―
6～11 (月)	―	―	0.3	―	―	―	0.3	―
1～2 (歳)	0.3	0.3	―	―	0.2	0.3	―	―
3～5 (歳)	0.3	0.4	―	―	0.3	0.3	―	―
6～7 (歳)	0.4	0.4	―	―	0.4	0.4	―	―
8～9 (歳)	0.4	0.5	―	―	0.4	0.5	―	―
10～11 (歳)	0.5	0.6	―	―	0.5	0.6	―	―
12～14 (歳)	0.7	0.8	―	―	0.6	0.8	―	―
15～17 (歳)	0.8	0.9	―	―	0.6	0.7	―	―
18～29 (歳)	0.7	0.9	―	7	0.6	0.7	―	7
30～49 (歳)	0.7	0.9	―	7	0.6	0.7	―	7
50～64 (歳)	0.7	0.9	―	7	0.6	0.7	―	7
65～74 (歳)	0.7	0.9	―	7	0.6	0.7	―	7
75以上 (歳)	0.7	0.8	―	7	0.6	0.7	―	7
妊婦(付加量)					+0.1	+0.1	―	―
授乳婦(付加量)					+0.5	+0.6	―	―

マンガン (mg/日)

性別	男性		女性	
年齢等	目安量	耐容上限量	目安量	耐容上限量
0～5 (月)	0.01	―	0.01	―
6～11 (月)	0.5	―	0.5	―
1～2 (歳)	1.5	―	1.5	―
3～5 (歳)	1.5	―	1.5	―
6～7 (歳)	2.0	―	2.0	―
8～9 (歳)	2.5	―	2.5	―
10～11 (歳)	3.0	―	3.0	―
12～14 (歳)	4.0	―	4.0	―
15～17 (歳)	4.5	―	3.5	―
18～29 (歳)	4.0	11	3.5	11
30～49 (歳)	4.0	11	3.5	11
50～64 (歳)	4.0	11	3.5	11
65～74 (歳)	4.0	11	3.5	11
75以上 (歳)	4.0	11	3.5	11
妊婦			3.5	―
授乳婦			3.5	―

ヨウ素（μg/日）

性別	男性				女性			
年齢等	推定平均必要量	推奨量	目安量	耐容上限量	推定平均必要量	推奨量	目安量	耐容上限量
0〜5（月）	—	—	100	250	—	—	100	250
6〜11（月）	—	—	130	250	—	—	130	250
1〜2（歳）	35	50	—	300	35	50	—	300
3〜5（歳）	45	60	—	400	45	60	—	400
6〜7（歳）	55	75	—	550	55	75	—	550
8〜9（歳）	65	90	—	700	65	90	—	700
10〜11（歳）	80	110	—	900	80	110	—	900
12〜14（歳）	95	140	—	2,000	95	140	—	2,000
15〜17（歳）	100	140	—	3,000	100	140	—	3,000
18〜29（歳）	95	130	—	3,000	95	130	—	3,000
30〜49（歳）	95	130	—	3,000	95	130	—	3,000
50〜64（歳）	95	130	—	3,000	95	130	—	3,000
65〜74（歳）	95	130	—	3,000	95	130	—	3,000
75以上（歳）	95	130	—	3,000	95	130	—	3,000
妊婦（付加量）					+75	+110	—	—[1]
授乳婦（付加量）					+100	+140	—	—[1]

1　妊婦および授乳婦の耐容上限量は，2,000 μg/日とした．

セレン（μg/日）

性別	男性				女性			
年齢等	推定平均必要量	推奨量	目安量	耐容上限量	推定平均必要量	推奨量	目安量	耐容上限量
0〜5（月）	—	—	15	—	—	—	15	—
6〜11（月）	—	—	15	—	—	—	15	—
1〜2（歳）	10	10	—	100	10	10	—	100
3〜5（歳）	10	15	—	100	10	10	—	100
6〜7（歳）	15	15	—	150	15	15	—	150
8〜9（歳）	15	20	—	200	15	20	—	200
10〜11（歳）	20	25	—	250	20	25	—	250
12〜14（歳）	25	30	—	350	25	30	—	300
15〜17（歳）	30	35	—	400	20	25	—	350
18〜29（歳）	25	30	—	450	20	25	—	350
30〜49（歳）	25	30	—	450	20	25	—	350
50〜64（歳）	25	30	—	450	20	25	—	350
65〜74（歳）	25	30	—	450	20	25	—	350
75以上（歳）	25	30	—	400	20	25	—	350
妊婦（付加量）					+5	+5	—	—
授乳婦（付加量）					+15	+20	—	—

クロムの食事摂取基準（μg/日）

性別	男性		女性	
年齢等	目安量	耐容上限量	目安量	耐容上限量
0～5（月）	0.8	—	0.8	—
6～11（月）	1.0	—	1.0	—
1～2（歳）	—	—	—	—
3～5（歳）	—	—	—	—
6～7（歳）	—	—	—	—
8～9（歳）	—	—	—	—
10～11（歳）	—	—	—	—
12～14（歳）	—	—	—	—
15～17（歳）	—	—	—	—
18～29（歳）	10	500	10	500
30～49（歳）	10	500	10	500
50～64（歳）	10	500	10	500
65～74（歳）	10	500	10	500
75以上（歳）	10	500	10	500
妊婦			10	—
授乳婦			10	—

モリブデン（μg/日）

性別	男性				女性			
年齢等	推定平均必要量	推奨量	目安量	耐容上限量	推定平均必要量	推奨量	目安量	耐容上限量
0～5（月）	—	—	2	—	—	—	2	—
6～11（月）	—	—	5	—	—	—	5	—
1～2（歳）	10	10	—	—	10	10	—	—
3～5（歳）	10	10	—	—	10	10	—	—
6～7（歳）	10	15	—	—	10	15	—	—
8～9（歳）	15	20	—	—	15	15	—	—
10～11（歳）	15	20	—	—	15	20	—	—
12～14（歳）	20	25	—	—	20	25	—	—
15～17（歳）	25	30	—	—	20	25	—	—
18～29（歳）	20	30	—	600	20	25	—	500
30～49（歳）	25	30	—	600	20	25	—	500
50～64（歳）	25	30	—	600	20	25	—	500
65～74（歳）	20	30	—	600	20	25	—	500
75以上（歳）	20	25	—	600	20	25	—	500
妊婦(付加量)					+0	+0	—	—
授乳婦(付加量)					+3	+3	—	—

メモ

メモ

メモ

「日本人の食事摂取基準（2020年版）」策定検討会報告書，「日本人の食事摂取基準」策定検討会，最終更新：令和2年1月21日．
https://www.mhlw.go.jp/content/10904750/000586553.pdf より作成．